Cristiano Goldenberg

Km 19

Onde caí e levantei para recomeçar

2ª Edição

Cristiano Goldenberg

Km 19

Onde caí e levantei para recomeçar

2ª Edição

EDITORA ATHENEU CULTURA

EDITORA
ATHENEU

São Paulo — Rua Jesuíno Pascoal, 30
Tel.: (11) 2858-8750
Fax: (11) 2858-8766
E-mail: atheneu@atheneu.com.br

Rio de Janeiro — Rua Bambina, 74
Tel.: (21)3094-1295
Fax: (21)3094-1284
E-mail: atheneu@atheneu.com.br

Belo Horizonte — Rua Domingos Vieira, 319 — conj. 1.104

CAPA: Paulo Verardo

PRODUÇÃO EDITORIAL: Fernando Palermo

CIP-BRASIL. CATALOGAÇÃO NA PUBLICAÇÃO
SINDICATO NACIONAL DOS EDITORES DE LIVROS, RJ

G566k
2. ed.
Goldenberg, Cristiano
Km 19 : onde caí e levantei para recomeçar / Cristiano Goldenberg. - 2. ed. - Rio de Janeiro : Atheneu, 2017.
14 x 21 cm: 274 p.

Inclui bibliografia
ISBN: 978-85-388-0804-6

1. Emergências cardíacas. 2. Corredores de longa distância - Brasil - Narrativas pessoais. I. Título.

17-42214 CDD: 796.420981
CDU: 796.422(81)

31/05/2017 01/06/2017

GOLDENBERG, C.

Km 19 – Onde caí e levantei para recomeçar – email: contato@km19.com.br

---

Agradecimentos

A Marcelo Kalichsztein, que ao saber que eu havia escrito um livro, colocou-me imediatamente em contato com Alexandre Massa, da Editora Atheneu.

Aos profissionais de comunicação Rafael Honório, André Gallindo, Walteman Júnior, Ronaldo Gonçalo e equipe, que contaram o que aconteceu comigo na corrida e na vida, em duas reportagens "espetaculares" para a televisão.

E, finalmente, a Alexandre Massa e à Editora Atheneu, que acreditaram e aprovaram a publicação do livro em inacreditáveis quatro dias.

A todos vocês que "correram", muito obrigado!

Dedicatória

A meus pais e meus melhores amigos, Isaac e Maria, que me deram a vida em março de 1975, e a Bruno Bussade, que me trouxe a vida de volta, 40 anos depois, em abril de 2015.

Apresentações

Bruno Bussade Monteiro de Barros

Médico cardiologista

E se um dia isso acontecer comigo?

E se um dia eu estiver na rua, no avião ou em algum lugar movimentado e alguém passar mal de verdade, ou pior, tiver uma parada cardíaca? Sozinho, sem ajuda e sem qualquer tipo de estrutura. Todo médico já fez essa reflexão um dia e certamente uma prece para que isso nunca aconteça. E se um dia isso acontecer comigo? Pois é, aconteceu.

Eu estava participando da minha segunda meia maratona, já no final da corrida no Elevado do Joá, um pouco mais confortável após passar pela subida do elevado eu avistei uma pessoa caída no chão cerca de 100 metros na minha frente. Na hora não achei que fosse algo grave e continuei correndo na sua direção, mas quando cheguei perto vi um outro corredor o segurando pelo tronco e notei que ele tinha uma respiração difícil e ruidosa, quase agônica. Parei ao seu lado, pedi ao corredor que o estava segurando sentado que o deitasse no chão e tentei palpar seu pulso. Não tinha pulso palpável. Pensei: "meu Deus ele está parado".

Em casos de parada cardiorrespiratória (PCR), mesmo dentro do hospital, o cenário tende a ser caótico. Todas as ações visam reestabelecer um ritmo cardíaco com pulso no menor tempo possível e com a menor chance de sequelas. Às vezes, a ânsia de resolver logo leva a um atendimento mal feito com manobras ineficazes e uma chance menor de êxito. Para que se tenha um bom atendimento a um paciente em PCR é preciso treinamento e fácil acesso a equipamentos primordiais, como o desfibrilador.

Naquele momento na rua eu não tinha uma equipe treinada, tampouco acesso aos materiais necessários para a ressuscitação cardiopulmonar (RCP). Então, comecei a fazer o que tem de ser feito em momentos como esse, o que eu tinha treinado e que eu estava acostumado a fazer no meu dia a dia na UTI e emergência. Comecei a realizar a massagem cardíaca. Como era de se esperar, em pouco tempo o caos se instalou. Muitas pessoas se aglomeraram em volta e algumas de fato atrapalharam. Certa hora, um corredor questionou o que eu estava fazendo e chegou a me empurrar para ver se realmente ele estava sem pulso. Mas após isso as coisas começaram a se acalmar. A ajuda já havia sido chamada e aguardávamos ansiosos pelo desfibrilador. Outras pessoas dispostas a ajudar também chegaram e de fato ajudaram (muitos se revezaram realizando massagem cardíaca). Duas delas foram imprescindíveis, a médica Patricia Albuquerque e a enfermeira Thatiane Delatorre. Já com a ambulância no local e o desfibrilador em mãos, realizamos o primeiro choque, sem sucesso. As massagens continuaram, fizemos drogas (que haviam chegado junto com a ambulância) e, após o segundo choque, o coração voltou a bater. Toda aquela angústia se transformou em alegria e euforia. Os corredores que passavam nesse momento percebiam a nossa vitória e também gritavam e comemoravam. Assim que a euforia inicial diminuiu, decidimos esperar alguns minutos antes de realizar algum procedimento mais invasivo e esperar para ver se ele acordava. E ele acordou, lembrou-se de onde morava e de onde estava e disse seu nome: Cristiano. Após a ambulância sair já com Cristiano em segurança, novos abraços e gritos de comemoração aconteceram. Um grupo de desconhecidos havia formado uma equipe para salvar a vida de um desconhecido e o fizemos com sucesso. E quando me vi sozinho no Elevado do Joá, exausto, resolvi correr até a linha de chegada. Foram 2 quilômetros corridos com uma sensação de alívio e alegria muito grandes, pois tinha acontecido comigo aquilo que a maioria dos médicos teme e tinha dado tudo certo, uma tragédia foi evitada.

Depois desse dia, eu e Cristiano passamos a manter contato, assim como várias outras pessoas envolvidas no caso. Essa história ganhou uma importância muito grande nas redes sociais e na mídia, e motivou muita gente. Após ter um episódio de "morte súbita abortada" durante uma corrida, Cristiano teve coragem de voltar a correr, claro que após liberação médica. Fizemos alguns treinos juntos e eu vi a sua empolgação em terminar a corrida que não acabou. Pois bem, no dia 15 de maio de 2016 nós corremos os 21 quilômetros, até o final, e dessa vez sem sustos. Parabéns, Cristiano, pela sua história.

* * *

Fabrício Braga

Médico cardiologista

Um corredor acabou de ter uma parada cardiorrespiratória. Ele precisa receber massagem cardíaca o mais rápido possível. Sua probabilidade de sobreviver reduz-se a cada segundo. A sua única chance é outro corredor. Se você fosse o corredor que se aproxima saberia o que fazer? E se fosse aquele que sofreu a PCR? Certamente gostaria de ser ajudado.

Paradas cardíacas durante atividades físicas são eventos tão raros quanto dramáticos. No maior estudo sobre o tema, pesquisadores analisaram cerca de 11 milhões de corredores de maratona e meia maratona. Durante dez anos, apenas 59 pessoas sofreram parada cardíaca, o que gera uma frequência de 1 para 100 mil corredores de maratona e 1 para 400 mil corredores de meia maratona. Só para se ter uma ideia, em quaisquer 42 km de rodovias americanas durante quatro horas, tempo médio de conclusão de uma maratona, morrem no mínimo quatro vezes mais pessoas de acidentes de automóvel do que corredores, se essas rodovias estiverem fechadas para a realização de uma maratona. O problema é que com todo suporte médico e paramédico que existe numa corrida de rua, a chance de se sobreviver a uma parada cardíaca em um evento como esse está muito aquém do que deveria ser.

Só para se ter uma ideia, das 59 vítimas de parada cardíaca que citei anteriormente, apenas 17 sobreviveram. Menos de 30%.

Mas por que, a despeito de todo esse suporte que vemos hoje nos grandes eventos de corrida de rua, não temos um resultado melhor?

Porque na verdade, a vida de quem sofre uma PCR em uma corrida de rua depende quase exclusivamente da boa vontade de um outro corredor. Também no estudo citado os sobreviventes foram os que receberam pronto-atendimento por uma testemunha ocular da PCR.

E para aumentar a chance da boa vontade virar sucesso – leia-se uma reanimação cardíaca bem-sucedida – deve-se estar bem capacitado.

Para a felicidade do Cristiano, o Bruno estava lá, muito bem capacitado. Para nossa felicidade, o Cristiano continua por aqui, sem sequela alguma. Mas aquele corredor lá do primeiro parágrafo precisa muito da sua ajuda. Tomara que ele também tenha a mesma felicidade que o Cristiano.

* * *

Marcelo Kalichsztein

Médico cardiologista

A vida é feita de vírgulas, vírgulas, vírgulas e apenas um ponto final. Tudo que fazemos na nossa trajetória, quando pensamos em saúde, tem como objetivo ultrapassar as vírgulas e adiar esse ponto final.

Em geral, temos tempo para estruturar nossos problemas de saúde, fazer *check-ups*, tomar medicamentos, mudar hábitos de vida e colher os frutos desse esforço. É desse modo que prolongamos a nossa existência.

Mas há situações da vida em que a vírgula se confunde com o ponto final. Eles estão absolutamente próximos, eventualmente coincidentes. Nesses momentos, que não temos como nos planejar, o acaso, o inponderável, o fantástico, é necessário, para que este ponto final, seja novamente jogado para longe do nosso destino.

O fantástico aconteceu com o Cristiano. O acaso o levou a estar perto de um médico instrutor de reanimação cardíaca, no momento exato da necessidade. Isto é incrível, sorte. A vida de um jovem foi salva. Mas quantas outras mais poderiam ser salvas se boa parte da população conhecesse simples mecanismos de ressuscitação cardiopulmonar?

Se a leitura deste livro servir para aumentar a vontade da população em aprender como ressuscitar pessoas ou das autoridades, em criar educação pública sobre esse assunto, toda a aventura, vírgula e quase ponto final da história de Cristiano já terão valido a pena, não apenas para ele, mas para toda a população.

* * *

Leonardo Arantes

Médico cardiologista

Pessoas encaram adversidades de maneira diferente, muitas se contentam com o que já conseguiram e agradecem a sorte que tiveram até aquele momento, enquanto outros encaram apenas como motivação para perseverar e ultrapassar limites.

Cristiano nos mostrou que a nossa maior corrida será sempre aquela que está por vir.

Parabéns, Cristiano, nunca pare!

Prefácio da 2ª edição

Foi com imensa alegria que atendi uma ligação no final de fevereiro de 2017. Era a editora Atheneu me informando que, seis meses após o lançamento, a primeira edição deste livro estava esgotada. Foi uma agradável surpresa para alguém que estava lançando seu primeiro livro.

Entre agosto de 2016 e fevereiro de 2017, recebi inúmeras mensagens de leitores falando sobre este livro. Muitas delas de pessoas que não conheço, mas que foram um grande incentivo para que começasse a escrever meu segundo livro. Trechos de duas lindas mensagens, da Marise e da Glória, estão na contracapa desta nova segunda edição que você tem em mãos.

Sim, estou finalizando um segundo livro. Ele não é exatamente uma continuação do Km 19, no sentido literal da palavra. Mas seguramente o Km 19 me mostrou novos caminhos que me permitiram pensar em escrevê-lo. Deixarei para falar mais deste segundo livro quando ele for lançado. Espero que seja em breve.

Lançar esta segunda edição me dá a certeza de que o Km 19 está correndo por aí. Espero que ele ainda possa correr muitos quilômetros compartilhando essa história de gratidão e de vida.

PREFÁCIO DA 1ª EDIÇÃO

Nunca pensei em escrever um livro antes. Você, leitor, deve estar se perguntando: "Afinal, quem é Cristiano Goldenberg?" Eu vou me apresentar te contando como as coisas aconteceram.

Eu andava cabisbaixo, insatisfeito com o trabalho que eu realizava, preocupado com o comportamento das pessoas e com as notícias ruins que tomava conhecimento pelos jornais, pela televisão, pela internet e pelo rádio diariamente. Estava achando o mundo muito louco e queria "sumir" do mapa. E eu quase tive o meu desejo atendido, no final de uma corrida de 21 quilômetros, em 12 de abril de 2015, não fosse o fato de ter sido salvo por alguns anjos corredores que interromperam a minha morte.

Este livro começou a tomar forma em outubro de 2015. Sentei pra escrever sobre aquela corrida de abril para não esquecer de todas as impressionantes histórias e coincidências que aconteceram desde então. Escrevi sobre os incríveis personagens que eu conheci. E comecei a fazer uma retrospectiva da minha vida até o dia que eu nasci e, através de muitas experiências próprias, trouxe algumas questões e situações que merecem a atenção de todos nós. Relatei como aquele inesperado 12 de abril impactou a minha vida daí pra frente. Em apenas dois meses, no final de 2015, quando me dei conta, estava com o livro quase pronto. Mas ainda faltava escrever um dos capítulos mais importantes, sobre a realização da mesma prova de 21 quilômetros pouco mais de um ano depois, o que só aconteceu em maio de 2016. Então o livro ficou "no forno" por pouco mais de quatro meses. No mesmo dia que eu cruzei aquela tão desejada linha de chegada, no dia 15 de maio de 2016, eu terminei de escrevê-lo à noite. Dormi com a sensação de missão cumprida.

Na realidade, o livro começou quando tudo parecia ter terminado. Ele fala de mudança de rumos, de caminhos, de escolhas, de revisão de valores, de conceitos, questionamentos sobre formas e modelos preexistentes e, sobretudo, de renovação de vida e de esperança. De ruptura e de recomeço. Fala de eventos e acontecimentos, muitas vezes inesperados, que de alguma maneira nos sacodem violentamente, escancaram nossos olhos quando eles pareciam estar fechados e nos fazem parar para repensar a vida para que ela faça mais sentido. Fala de muita coragem e pouco medo para seguir em frente.

Pra quem acredita, eu recebi um recado naquela corrida. Alguns, na realidade. Um deles é que viver vale muito a pena e que se a gente não está feliz, a gente tem que mudar o que for preciso pra ser feliz. Se o mundo anda muito louco, a gente pode contribuir pra que ele deixe de ser tão louco assim. Basta fazermos a nossa parte e termos um olhar diferente. Outro recado, é que nada que acontece na vida da gente é por acaso. Absolutamente nada. E existem outros recados que você vai descobrir ao longo da história.

Espero que seja prazeroso pra você ler este livro, do mesmo modo que foi, para mim, escrevê-lo.

Que você possa descobrir o seu quilômetro 19.

Isso também não vai ser por acaso.

Divirta-se!

Introdução

Todos os dias muita gente nasce e morre por aí. Tem gente até que morre em vida. Surgem novas doenças e novas descobertas de cura. Todos os dias milhares de voos decolam e pousam em todo o mundo, muita gente se casa, outro tanto se separa, rios são poluídos, outros despoluídos. Novas amizades são feitas, outras desfeitas. Brigas e reconciliações acontecem. Muitos prédios são construídos, outros muitos demolidos. Acordos selados, outros rompidos. Alguns conseguem o primeiro emprego, outros trocam de emprego, aposentam-se ou abrem seu próprio negócio. Pessoas são demitidas ou pedem demissão. Tomamos conhecimento do surgimento de novas armas, mas também da celebração de novos acordos de paz. Alguns novos negócios surgem e outros somem do mapa ou são engavetados. Muitas notícias de gravidez e de aborto. Festejamos aniversários e choramos a morte. Sentimos saudade e comemoramos os tempos ruins que ficaram no passado.

Gente que defende, gente que ataca. Alguns plantam árvores e outros derrubam florestas inteiras. Enquanto orquídeas são plantadas nas marginais dos rios Pinheiros e Tietê, em São Paulo, outras são arrancadas da natureza. Gente que ganha muito dinheiro e gente que perde tudo. Gente que nunca teve dinheiro. Gente emagrecendo e engordando. Gente que gosta mais do dia, e outros que preferem a noite. Gente que acelera na faixa de pedestres e gente que freia para o pedestre atravessar. Gente. Muita gente. O mundo parece lotado. Ainda cabe mais gente? Qual a lotação do planeta?

O mundo não para um só segundo sequer. A vida é *non-stop*. Enquanto você está lendo esse livro, tem um mundo acontecendo lá fora de forma frenética. A Terra não para de rodopiar pela galáxia, no meio de asteroides, cometas e outros planetas que sequer conhecemos. Tudo está em movimento, até mesmo quando está parado.

Tem chuva, enchente, tem seca, água evaporando, tem água congelando, gelo derretendo e água acabando.

Tem gente fazendo o bem, gente fazendo o mal, mas também tem gente não fazendo absolutamente nada. Tem gente corrompendo, sendo corrupta e gente lutando contra a corrupção. Muitos comem mais do que deveriam e gente com fome. Tem muito desperdício de comida, mas muita doação a quem precisa. Tem gente usando a voz para gritar, brigar e semear a discórdia, enquanto outros usam a voz para selar a paz e cantar o amor. Gente fechando portas e gente abrindo sorrisos.

Tem gente parada e gente correndo. De sapato, descalço ou de tênis. Correm quilômetros a perder de vista.

Gente matando e gente salvando vidas.

Foi meu pai que me ensinou a entrar de forma divertida nos túneis da cidade e foi num elevado, logo depois de passar correndo por um túnel, que tudo aconteceu no quilômetro 19, muitos anos depois, num domingo de sol no Rio.

Foram os 16 minutos mais longos e transformadores da minha vida.

ÍNDICE

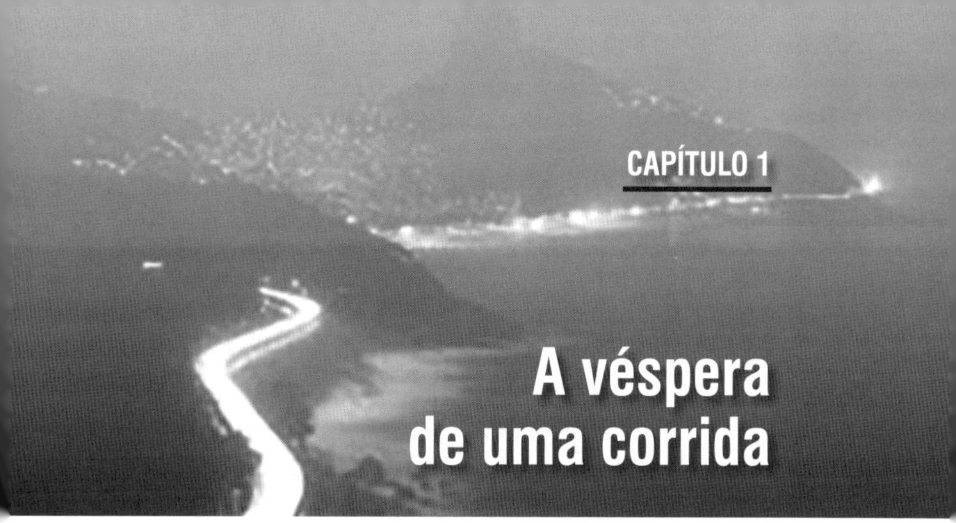

CAPÍTULO 1

A véspera de uma corrida

Abril de 2015. Um casal de amigos tinha dois pares de ingressos para assistir a um espetáculo de música no Theatro Municipal do Rio. Éramos quatro num dos camarotes. Uma apresentação de um divertido e talentoso grupo musical. Por coincidência, minha mãe também estava lá com algumas amigas. Foi uma noite muito agradável. Terminado o espetáculo, meus amigos sugeriram sair para comer e beber alguma coisa. Ponderei que tinha uma meia maratona pra correr no dia seguinte muito cedo e que, por isso, precisava ir pra casa dormir. Eles não insistiram, e me deixaram em casa por volta de meia noite. Troquei de roupa, comi alguma coisa e deitei.

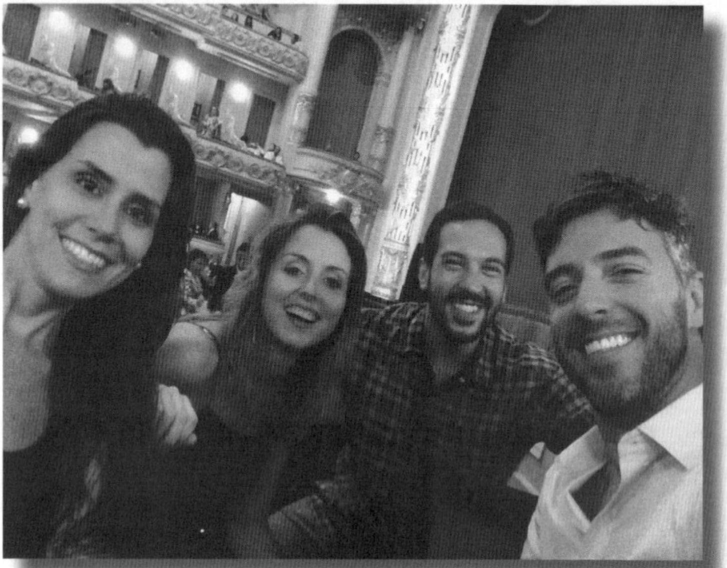

Um dia antes de tudo acontecer: Rafaela Aucar, Roberta Zuchelli, Ítalo Seixas e eu no Theatro Municipal do Rio.

No dia seguinte, despertei às 5:15, tomei um táxi, e às 6:30 já estava na concentração da corrida para a largada. Seria apenas mais uma meia maratona de tantas que já havia completado.

Mas aquela seria a corrida mais importante da minha vida.

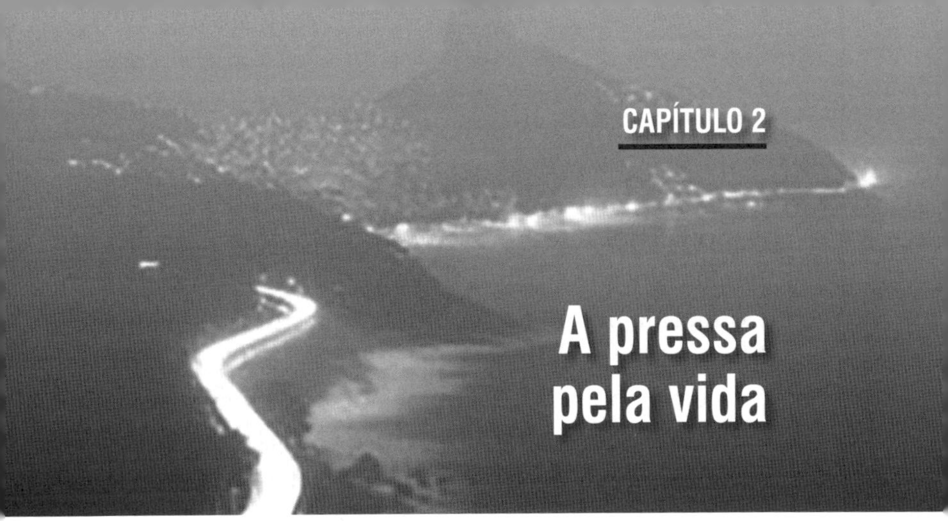

CAPÍTULO 2

A pressa pela vida

Dez dias antes do meu nascimento, minha mãe escreveu o seguinte texto para meu pai, que ficou registrado no meu livro de bebê:

> *Meu filho, teu filho, nosso filho. Que o nosso filho divino se transforme em formas perfeitas para bendizer a vida que nós dois, eu e você, a ele possibilitamos. Que saiba ver a vida, vida estranha, com sábia magia e elevado encanto. No entanto, que nós dois possamos dar a ele o verbo benfazejo de um amparo, esperança e ensinamento. Que venha mais um filho desejado há tanto e traga com ele todo ensinamento a nos ditar os passos. E sem que percebamos, seja para o alto e para Deus, num infinito encanto. Em cada parte de mim, vibra um ser outro, que faz parte de mim mesma neste instante e que a espera incessante do grande momento seja em breve coroada com a chegada desse santo.*

Sou carioca de 1975, terceiro filho de uma tradicional família tijucana – bairro da zona norte do Rio de Janeiro. Conhecida por alguns como "a zona sul da zona norte". Mamãe foi para a Beneficência Portuguesa, na Glória, nas primeiras horas daquela manhã de 11 de março para uma cesárea. Naquela época não existia ultrassonografia. Não se sabia o sexo do bebê com antecedência. Essa revelação era uma notícia esperada com muita ansiedade pela família e pelos amigos, que faziam apostas na tentativa de acertar o sexo da criança. Se a barriga era esparramada, era menina – diziam os mais entendidos. Se pontuda e alta, menino. Nasci às 8:05 da manhã, prematuro, com pouco menos de sete meses de vida, medindo 47 cm e pesando 2.870 Kg, o que me obrigou a ficar numa incubadora. Meus pulmões – ainda não completamente formados – tinham membrana hialina, atualmente conhecida como síndrome da angústia respiratória. "Pulmões hipoventilados, com aspecto finamente granuloso. Compatível com membrana hialina" foi o diagnóstico. Os alvéolos – sacos aéreos – dos pulmões não permaneciam abertos sozinhos e eu não conseguia respirar sem a ajuda de aparelhos. A incubadora foi minha primeira casa pelos dias seguintes.

Meus irmãos mais velhos se chamam Eduardo e Fernando. O combinado entre papai e mamãe era que eu me chamaria Gustavo para que as letras iniciais de nossos nomes formassem uma sequência do alfabeto: E, F e G. Por alguma razão, papai mudou os planos de última hora e me registrou como Cristiano. Vá entender...

Seríamos cinco filhos homens, não fosse o fato de mamãe ter perdido dois bebês nas gravidezes pares, por eritroblastose fetal – um problema na combinação de seu fator sanguíneo com o do papai. Talvez eu nem tivesse nascido.

E assim começou a minha vida: numa incubadora, com um nome que mudou de repente, apressado pra chegar logo nesse mundo e com muita vontade de viver.

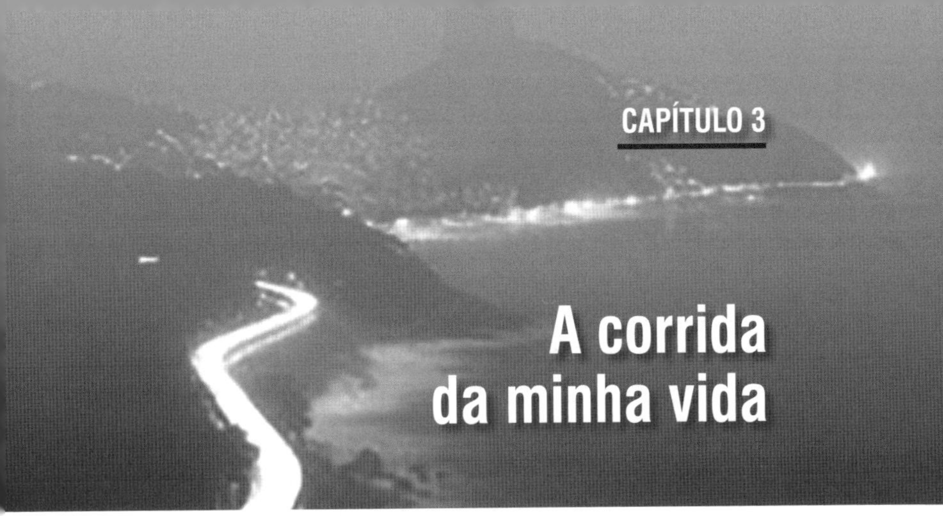

CAPÍTULO 3

A corrida da minha vida

Normalmente eu não vou sozinho às provas de corrida. Sempre combino de ir com alguém. E não seria diferente daquela vez. Porém, uma amiga querida que correria comigo passou a semana indisposta, disse que não estava treinando como gostaria e por isso havia desistido de correr aquela prova. E eu iria assim mesmo, sozinho. Porém, ela havia cedido sua inscrição para outra amiga nossa que já havia combinado de correr com outro amigo. Nós três nos conhecemos, e a ideia era corrermos juntos, mas como ambos moram na zona sul do Rio e eu na Barra da Tijuca, acabamos nos desencontrando na largada. Deixei meus pertences no guarda-volumes da prova e fui sozinho me posicionar para a largada. Certamente nos encontraríamos na chegada.

Sete horas em ponto começava a Golden4 etapa Rio de Janeiro, uma corrida de 21 km que vai do Recreio dos Bandeirantes até São Conrado, percorrendo 16 km da orla carioca, quase totalmente plana do início ao fim. Eu nunca havia corrido essa prova antes. Meu número de peito era 1657. Minha lembrança é de um dia muito abafado e úmido, típico do verão carioca, mesmo que já estivéssemos em abril. Corri relativamente bem até o quilômetro 16, no final da orla da Barra na altura do quebra-mar, recebi um SMS da organização da prova me informando que cruzei o quilômetro 10 às 7:50, e corri essa distância com um *pace* de 05:14 min/km. Eu estava muito bem! Pouco adiante, no km 17, na subida do Elevado do Joá, comecei a sentir um cansaço enorme, bem acima da média. Eu estava muito ofegante. Nesse momento, senti meu coração batendo muito acelerado, parei de correr e comecei a caminhar. Era algo novo, a primeira vez que isso acontecia comigo numa meia maratona urbana. Foi um primeiro sinal, que eu obviamente associei a um cansaço normal de final de prova. Faltavam apenas quatro quilômetros, o dia estava quente, então achei que estava tudo dentro da normalidade. Alternei então caminhadas e corridas entre os quilômetros 17 e 19. No quilômetro 19, senti meu coração muito acelerado novamente – parecia que ia sair pela boca – levei a mão ao peito e não me lembro de mais nada.

Caí sem vida.

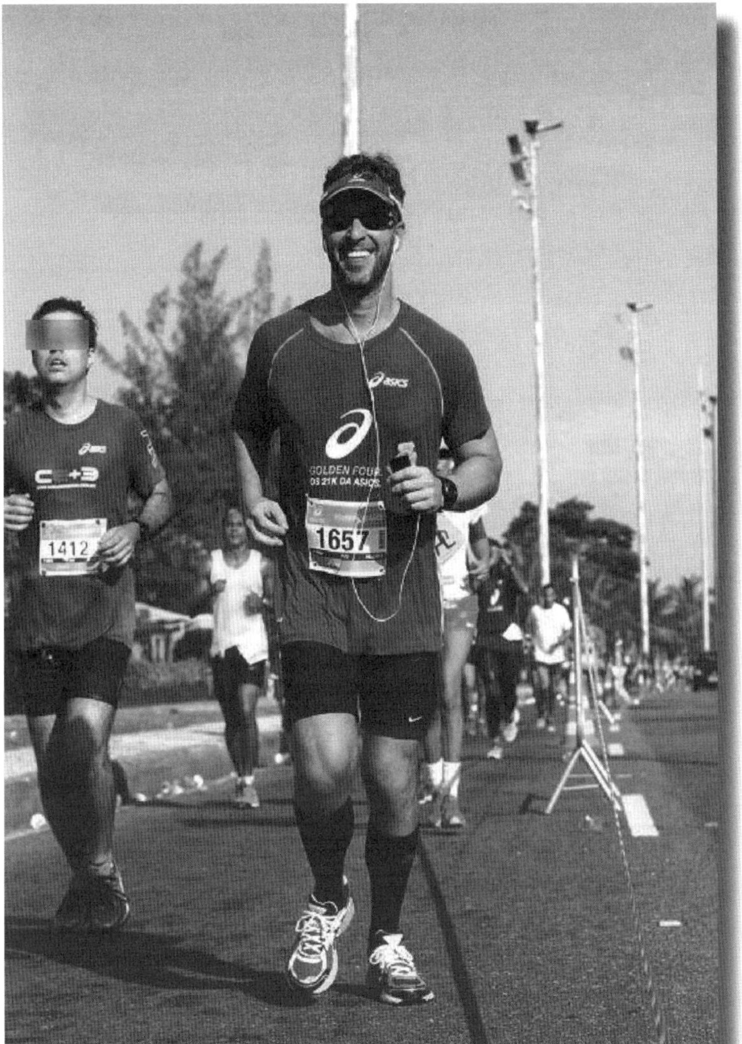

Foto da Golden4, poucos minutos antes da minha queda no quilômetro 19.

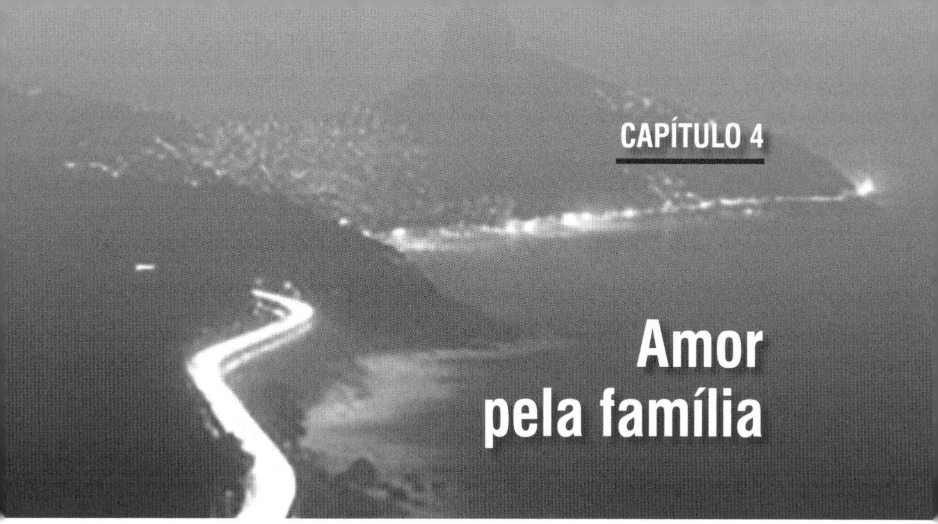

CAPÍTULO 4

Amor pela família

Minhas lembranças de infância são absolutamente felizes. Tive o enorme privilégio de conhecer meus quatro avós e minha bisavó Matilde, que era o ponto central de nossa família – só de lembrar me dá uma saudade daquelas que sufoca o peito. Tudo girava em torno dela. Minha "Bia" morava com meus avós maternos – Milton e Matilde – no segundo andar de uma casa de vila na Tijuca, próximo da igreja de São Francisco Xavier. Minha avó e minha bisavó tinham o mesmo nome. Sentia minha Bia se aproximar pelo cheiro da água de Alfazema e do talco que usava em abundância a cada banho tomado. Eram suas marcas registradas. Dizia ela que se não usasse talco ficava com brotoejas. Os talcos vinham em embalagens de acrílico redondas com esponjas de arminho.

Lembro-me também do cheiro do pão fresco que vinha na imensa cesta de vime do padeiro que passava, religiosamente, na casa da vovó todos os dias e na mesma hora, trazendo não só pães, mas também doces, chocolates e sonhos. Ela sempre comprava aquelas pastilhas retangulares brancas de hortelã porque tinha pigarro – uma palavra quase em desuso. A Bia e minha tia bisavó "Idinha", que também morava na mesma casa, tinham um ritual diário de rezar com pequenas bíblias e terços que corriam nas mãos enrugadas pelo tempo. Entre uma oração e outra, abanavam-se com leques aristocráticos que movimentavam o ar quente do ambiente. Elas tinham muitos leques diferentes. As rugas das duas me protegiam. Era assim que eu me sentia. São lembranças que ainda estão muito vivas e frescas em mim, exatamente como a água verde de Alfazema da minha Bia.

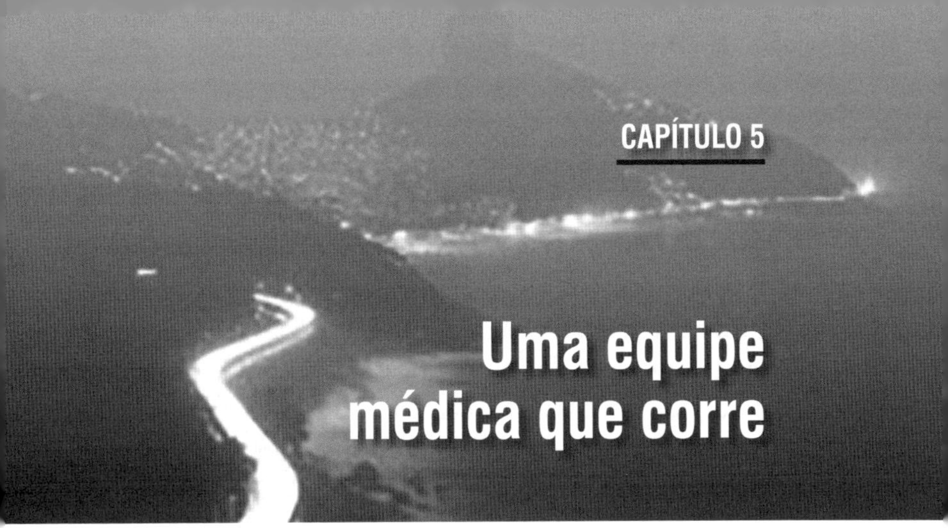

CAPÍTULO 5

Uma equipe médica que corre

Imediatamente, atletas que participavam da prova e viram minha queda, pararam de correr e vieram me socorrer. Eu havia caído de frente, com o rosto no asfalto e quebrado os dentes. Ajudaram como puderam e como acharam ser correto. Jogaram água em mim, colocaram-me sentado, deram aqueles tapinhas no rosto para tentar me reanimar – acharam que eu tinha desmaiado – mas nada disso funcionava. Sou grato a cada um desses atletas que parou de correr pra tentar me reanimar. Eles deram o melhor de si.

Atrás de mim corria um desconhecido que também parou para ver o que estava acontecendo quando me viu no chão. Um médico cardiologista. Ele logo identificou que a coisa era mais séria do que parecia: eu estava sem sinais vitais, num quadro de parada cardiorrespiratória. Assim, começou imediatamente a realizar as massagens cardíacas de reanimação. Com o cansaço de final de prova, pediu ajuda de outras pessoas para que revezassem com ele as massagens cardíacas. Logo apareceram uma médica ortopedista e uma enfermeira, que também corriam a prova. Estava, então, formada uma equipe médica de atendimento no calor do asfalto. Em paralelo, um atleta de ponta, que corria esta prova apenas para incentivar uma amiga que estava começando a correr – já havia partido em disparada para acionar a UTI móvel da prova que estava na linha de chegada. O médico cardiologista, a médica ortopedista e a enfermeira revezaram as massagens cardíacas até que a UTI móvel chegou com o desfibrilador externo. Puncionaram uma de minhas veias, para medicação. Foi dado o primeiro choque, mas eu não reagi. Nesse momento, muita gente já não acreditava mais que eu fosse viver. Algumas pessoas chegaram a consolar o médico corredor cardiologista que coordenava todo o atendimento e o uso do desfibrilador.

> *Não fique assim, foi uma fatalidade. Você fez tudo o que podia ser feito... (...)... Você fez tudo que era possível fazer... (...)... Não se culpe, você deu o seu máximo. Foi mesmo uma fatalidade.*

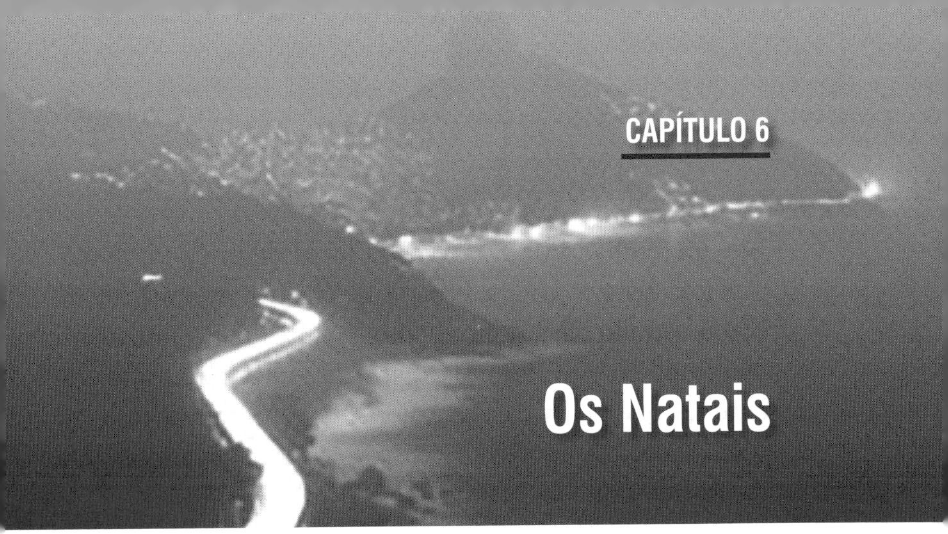

CAPÍTULO 6

Os Natais

Era sempre muita gente lá em casa, parentes próximos, parentes distantes, e muita molecada.

Os Natais eram um evento à parte. Arrumar a casa pro Natal era um acontecimento esperado com muita ansiedade já quando novembro começava. Eu, meus pais e meus irmãos retirávamos todas aquelas caixas lotadas com enfeites de Natal de cima dos armários pra começar a arrumar tudo. Absolutamente tudo tinha cheiro de festa. Papai comprava pinheiros naturais e a gente sempre esperava que chegasse um maior do que aquele do ano anterior. O pinheiro era tão pesado que papai vinha arrastando a árvore pelo corredor do prédio onde morávamos na Tijuca. Lembro-me também do cheiro característico e fresco do pinheiro. Eu ainda podia senti-lo.

Do emaranhado de fios com as luzes de pisca-pisca que a gente testava uma a uma, a cada nova arrumação de Natal. Aquilo dava um trabalho gigante, mas o prazer era maior ainda. Em minutos, a árvore estava abarrotada de enfeites que pesavam nos galhos. Arrumávamos tudo ao som de música natalina e a casa ficava enfeitada na espera da grande noite de Natal.

As rabanadas da minha Bia eram as melhores do planeta. Posso apostar... Os bolinhos de bacalhau eram feitos em casa, massa preparada com batata, bacalhau desfiado, temperos especiais, especiarias. A Bia preparava tudo com um avental de pano com motivos natalinos que só era usado nessa época do ano. A comida era tanta que faltava espaço na mesa. Era tudo muito saboroso. À meia-noite do dia 24 de dezembro era o ponto alto da festa para cumprir um ritual: sempre o mais novo da casa ia até o presépio para colocar o menino Jesus na manjedoura. Eu fiz isso durante muitos anos. Era uma deliciosa tradição. E, claro, que o mais novo era sempre alvo de chacota de alguns dos primos – hoje em dia isso poderia ser considerado *bullying,* mas naquela época esse termo nem existia, pois em segundos estávamos brincando felizes novamente e ninguém lembrava mais disso. Nenhum dos que colocou o menino Jesus na manjedoura ficou traumatizado com as brincadeiras da molecada. Algumas vezes, para agradar os três filhos, cada um segurava numa parte da pequena estátua do menino Jesus: um em cada braço e o outro pelos pés entrelaçados. E assim todos os filhos depositavam o menino Jesus na manjedoura. Uma tradição que acabou naturalmente com o tempo, sem que ninguém me sucedesse nessa tarefa.

Todo dia 6 de janeiro, uma tia organizava em casa uma tradicional reunião da família para celebrar o dia de Reis. Era como se o ano não começasse sem essa reunião. Era também o dia que a gente desmontava a decoração de Natal para colocar os enfeites nas caixas que voltavam novamente pra parte de cima dos armários pra mais uma temporada de recolhimento. Era outro importante evento da família. Tia Irene sempre preparava um pão de miga montado de várias camadas, alternando doce e salgado, e nós comíamos junto com salgadinhos, sucos e refrigerantes que rolavam a tarde toda. O pão era tão comprido que ia de uma ponta à outra da mesa. Para marcar a data, ela gostava sempre de dar uma lembrancinha para as crianças da família e como éramos muitos, era sempre algo bem simples. Ao longo dos anos, ganhamos porta-moedas, chaveiro, pequenos cadernos, agendas de telefone – naquela época as pessoas ainda usavam isso. Em determinado ano, Tia Irene comprou um cabide de madeira para cada um de nós. Um cabide. Imaginem a decepção – e a sinceridade – de uma criança ao ganhar um cabide de presente. Por conta disso, naquele ano, alguns brigadeiros foram parar no corredor do prédio e outros devorados antes da hora. Essa história é apenas uma das muitas que temos na família e sempre gargalhamos muito quando lembramos disso.

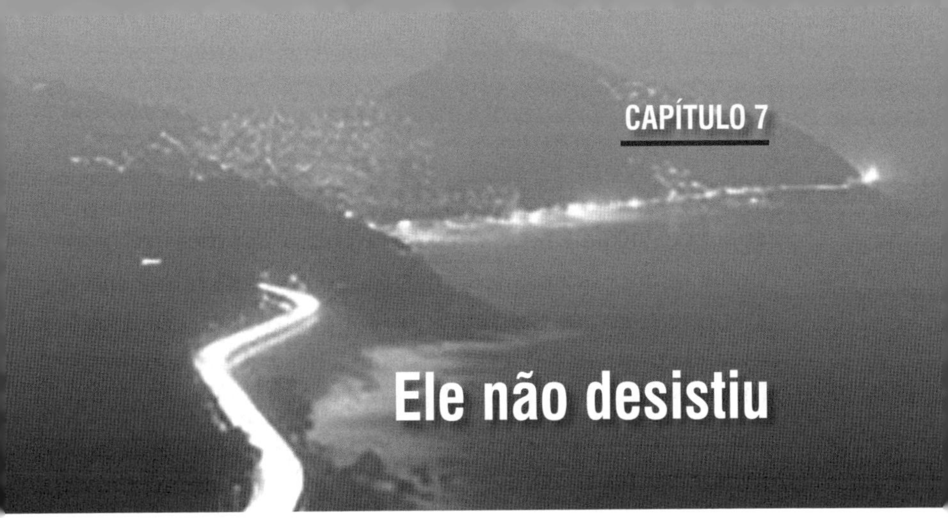

CAPÍTULO 7

Ele não desistiu

Parecendo não escutar nada que o fizesse desistir de trazer uma vida de volta, alguns minutos depois o médico corredor aplicou um segundo choque com o desfibrilador e então eu voltei a apresentar sinais vitais. Após longos 16 minutos, abri os olhos, voltei a respirar e não entendi nada do que estava acontecendo, deitado no chão, praticamente sem roupa, com os dentes quebrados, rodeado por todas aquelas pessoas que falavam alto e comemoravam alguma coisa que eu não sabia o que era.

— Meus dentes... Eles estão quebrados – Foi o que falei.

De repente, fui cuidadosamente deslizado para uma prancha de imobilização de madeira e me colocaram um colar cervical. Eu chamava a atenção das pessoas pros meus dentes quebrados, mas ninguém parecia me ouvir. Por que estavam me retirando da prova e me colocando naquela prancha? Por que eu estava descalço e sem meias? Onde estava meu tênis? Eu sentia meu corpo todo, podia me movimentar. Eu achava que tinha condições de levantar e terminar a corrida! Mas foi tudo muito rápido que não deu tempo de fazer nada. Fui colocado numa ambulância, ouvi uma sirene bem alta, uma confusão de sons e vozes, o barulho seco da porta batendo atrás de mim e o carro arrancando. Estava totalmente imobilizado, deitado, e só conseguia olhar pro teto da ambulância. Estava sendo levado para algum lugar quando apareceu o rosto de uma médica que me perguntou:

— Oi, você sabe o seu nome?

— Claro. Cristiano, respondi sem pestanejar.

— Sabe onde você mora?

— Na Barra da Tijuca.

— E você sabe o que estava fazendo?

— Sim, eu estava correndo, me senti mal, desmaiei e caí.

Nesse momento ela desviou o olhar pras outras pessoas que estavam ali atrás na ambulância e disse:

— Gente, ele não precisa ser entubado. Está totalmente lúcido.

Entubado? Que exagero para alguém que passou mal e desmaiou na corrida! Questionei porque falavam em me entubar e ela pediu que eu ficasse bem quieto, pois estavam me levando para o hospital para exames.

Fiquei assustado. Ainda sem entender tudo que acontecia, pedi para informar meus pais sobre o que estava acontecendo.

— Tudo bem, mas como você vai avisá-los?

— Você se incomoda de usar o seu telefone para ligar? – era minha única opção.

— Claro que não, mas como você vai ligar? – a médica não acreditava que eu estivesse em condições de me lembrar de algum número de telefone.

Respondi fornecendo o número do telefone da minha mãe e ainda falei:

— Mas coloca um 9 na frente, por favor.

A médica ligou, quase sem acreditar que o telefone estava correto e eu, querendo proteger a mamãe do susto da notícia, pedi que o aparelho dela fosse colocado no meu ouvido. Eu não conseguia me mover, todo preso naquela prancha de madeira. O telefone chamou, chamou, mas minha mãe não atendeu. É muito difícil ela atender chamadas no celular: o aparelho sempre está na bolsa e por conta disso ela não escuta ele tocar ou simplesmente ele está fora do alcance.

E a ambulância seguia seu rumo pra algum hospital.

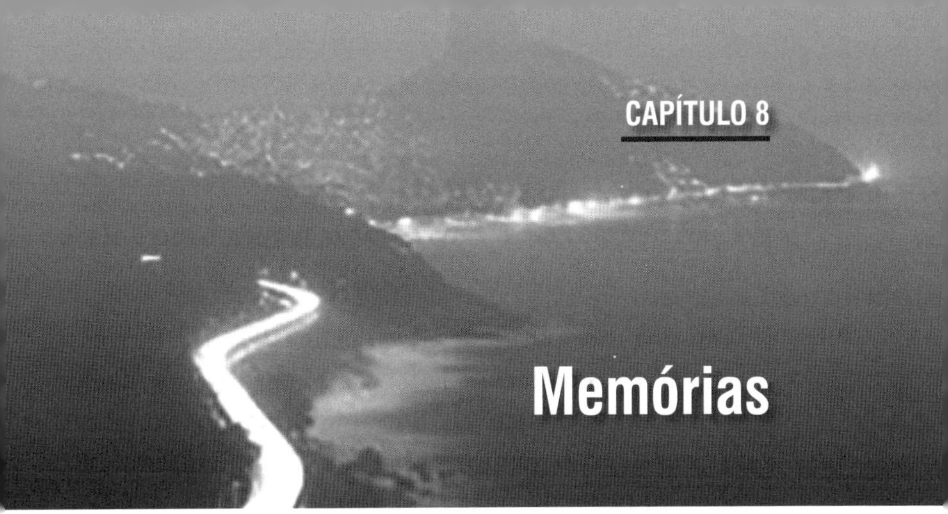

CAPÍTULO 8

Memórias

Os réveillons. Papai sempre gravava uma fita cassete – artigo de museu atualmente – com músicas que iam "esquentando" ao longo da noite. Ele cronometrava para saber exatamente quantos minutos tinha para dar o *play* no exato momento nos primeiros minutos depois das 11 da noite do dia 31. Era uma ansiedade para saber o que papai tinha escolhido para aquele ano. O que tocaria à meia-noite? Qual seria a surpresa? Que emoção a gente teria dessa vez? A casa era cuidadosamente preparada por mamãe, alguns móveis eram afastados, as bebidas e comidas preparadas na véspera, a louça e os copos ficavam expostos na mesa de jantar e a casa estava sempre lotada de amigos. A festa terminava tarde quando todos já estavam exaustos de tanto dançar, comer, beber, suar e comemorar a chegada do novo ano.

Lembro-me com riqueza de detalhes da casa de meus avós maternos naquela vila na rua São Francisco Xavier – a vila e a casa existem até hoje, quase 40 anos depois. A casa ocupa um segundo andar e tem um pé direito alto, lembro da porta de entrada de ferro e de vidro, dos azulejos azuis da cozinha, da escada de mármore branco – que semanalmente era escovada com água sanitária – da samambaia no canto da escada e do quadro negro com giz que vovó tinha na área de serviço para os netos brincarem. O chão da área de serviço era de cacos coloridos de cerâmica. No banheiro de azulejos cor de mostarda tinha um box bem comprido, onde gastei alguns frascos de xampu pra fazer farra no banho. O box nem devia ser tão comprido assim, mas era assim que eu o enxergava.

Durante anos seguidos, as férias escolares de janeiro e fevereiro foram em Caxambu, no Sul de Minas Gerais. Ficávamos no Edifício Ely – na época um dos poucos da cidade. Chegava a passar quase dois meses inteiros por lá com meus avós maternos, até que papai e mamãe pudessem chegar para o carnaval. Eram dias de muita liberdade, sem horário pra chegar em casa, coisa que não acontecia no Rio. Eram muitos apartamentos no edifício, e com isso, muita criança pra brincar. Foi em Caxambu que beijei pela primeira vez uma menina e que tomei meu primeiro porre num carnaval – com apenas uma garrafa de 600 mL de cerveja Malt 90, vejam vocês. Nem fabricam mais. Foi em Caxambu também que desfilei pela primeira vez numa escola de samba – a Santa Rita, rival da Santa Teresa – e que fui num baile noturno de carnaval no Hotel Glória. Lanchonete Xodó, boate Katacumba com caixa de ovo no teto e luz negra, fliperama, corredeira, pizza no restaurante Rair, cavalos do Fernandinho, Parque das Águas, gêiser, bingo pra marcar os números sorteados com grãos de milho. A molecada era tanta que tínhamos até um hino do prédio: "Um, dois, três, quatro, o Ely é um barato... Quatro, três, dois, um ele vence qualquer um".

Foram anos deliciosos e tudo parece que foi ontem.

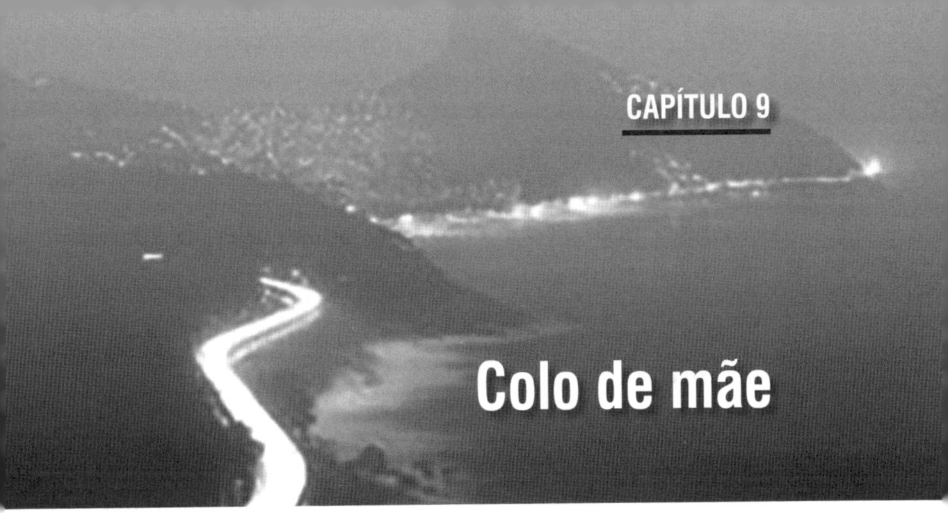

CAPÍTULO 9

Colo de mãe

Enquanto eu ia de ambulância para o hospital, meus pais faziam tranquilamente uma feira de produtos orgânicos. Minha mãe havia deixado o telefone celular dentro do carro. Quando voltaram, depois da feira feita, mamãe pega o telefone, vê uma chamada não atendida de um número desconhecido, vira-se para o papai e fala:

— Me ligaram de um número desconhecido... vou apagar.

Numa fração de segundos, sem saber exatamente o porquê, mamãe muda de ideia e resolve retornar a chamada. Ela nunca faz isso. Dentro da ambulância, o telefone da médica toca:

— Acho que é a sua mãe! Parece com o número que você me forneceu há pouco.

Então pedi novamente que, ao atender, o aparelho dela fosse colocado na minha orelha.

— Oi mainha, tudo bem? – é assim que chamo a minha mãe.

— Cris? Que número é esse meu filho?

— É o telefone de uma médica. Eu desmaiei na corrida.

Mamãe não entendia o barulho da sirene que escutava.

— Telefone de uma médica? Onde está o *seu* telefone? E que barulho é esse de ambulância?

Nesse momento, perguntei para onde me levavam. Hospital Municipal Miguel Couto, no Leblon, zona sul do Rio.

— Por que hospital se você teve apenas um desmaio? O que aconteceu, meu filho? Me conta!

Tranquilizei minha mãe, pois ela estava me ouvindo e eu estava consciente, falava perfeitamente, de forma bem articulada. E assim, meus pais mudaram o caminho de casa, deram meia volta e foram direto pro Miguel Couto.

De repente começo a gritar dentro da ambulância por conta de uma câimbra muito forte na panturrilha esquerda. Não conseguia nem apontar para a perna por conta da imobilização da prancha de salvamento. Até conseguir explicar para os médicos que estavam ali que se tratava apenas de uma câimbra, pensei que fosse ser finalmente entubado.

Quando cheguei ao Miguel Couto – onde recebi um atendimento excelente – fui logo levado para a emergência. Grudaram muitas ventosas no meu peito e eu ainda preocupado com meus dentes quebrados, mas ninguém prestava atenção nisso. Estava atento a tudo. Os primeiros exames devem ter mostrado bons resultados, pela reação dos médicos. Nesse momento, eu estava nu, coberto por um lençol e também não entendi porque estava completamente sem roupa. *"Por que arrancaram minha roupa toda?"*

Em pouco tempo, vejo mamãe entrar apressada pela porta da emergência, ela se aproxima da minha maca, nos abraçamos e choramos muito.

— Mainha, eu tô muito assustado... Olha os meus dentes.

E mamãe respondeu com a credibilidade que só as mães conseguem transmitir nesses momentos:

— Eu também estou meu filho, mas tenha calma que tudo vai acabar bem! Depois a gente resolve os seus dentes rapidinho. Isso é o de menos.

— Mainha, fica aqui comigo. Só um pouquinho.

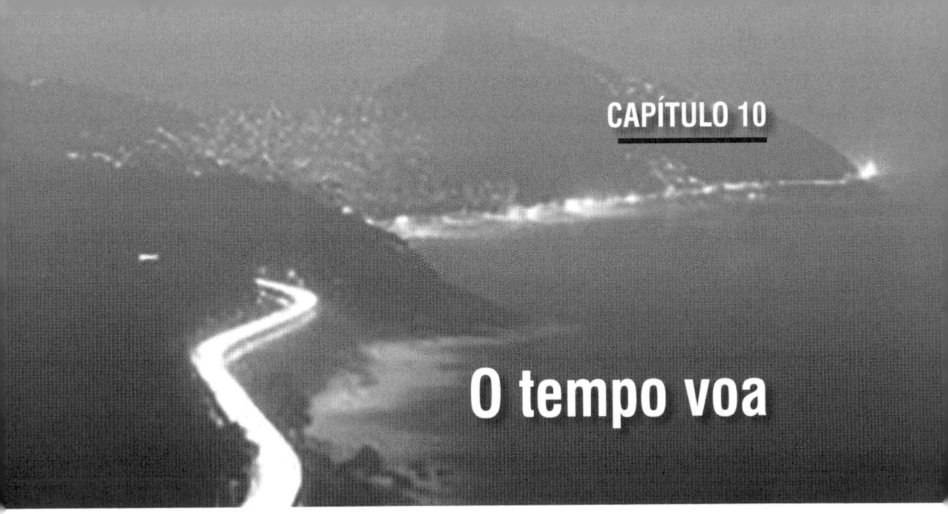

CAPÍTULO 10

O tempo voa

Eram tempos do palhaço Bozo – sempre tive medo de palhaços, mas o Bozo em especial batia recordes de esquisitice, aquele cabelo vermelho que mais parecia uma marquise não me convencia de jeito algum. Nós fomos muitos domingos almoçar numa churrascaria na rua Marquês de Valença, na Tijuca. Outro palhaço, o Carequinha, quase sempre estava por lá. Quem disse que eu queria ir lá brincar e ver o palhaço? Ficava agarrado à mesa por mais que papai e mamãe insistissem pra que eu fosse. Eu tinha vontade de chorar cada vez que chegava perto dele. Papai comprou muito "estalinho" pra mim enquanto esperávamos mesa pra sentar. Era um minúsculo saquinho branco com pólvora que a gente atirava no chão e ele produzia um pequeno estalo com faísca. Eu fui baixinho da Xuxa – assistia ela chegar e partir naquele disco voador que soltava fumaça – mas também da Mara Maravilha e da Angélica. O tempo passou muito depressa, correndo...

Alguns filmes daquela época de moleque me marcaram pra sempre. "A Hora do Lobisomem", de 1985 – assisti inclusive no único cinema que existia em Caxambu. O filme parecia absolutamente bem feito pra época, mas assistindo novamente 30 anos depois, parece uma produção caseira. "A Lagoa Azul", de 1980, com a belíssima Brooke Shields. "O Destino do Poseidon", que apesar de ter sido lançado em 1972, eu assisti ainda moleque alguns anos depois, assim como "E o Vento Levou", de 1939, tendo como pano de fundo a guerra civil americana. Nesse filme, a cena mais marcante pra mim é aquela da Scarlet O'Hara – personagem vivida por Vivien Leigh – pegando um punhado de terra no alto da colina e jurando pra si mesma que jamais passaria fome outra vez. A atrevida Scarlet não perdia o rebolado. Em determinada parte do filme, sem dinheiro e sem roupa para ir numa festa, ela criativamente arranca as cortinas de veludo verde de casa – pouco do que ainda restava por ali – e faz o vestido. Revolucionário! "A Fantástica Fábrica de Chocolates", de 1971, também fez parte da minha infância. Willy Wonka, Charlie, Vovô Joe e os Oompa-Loompas, os pigmeus que trabalhavam na fábrica de chocolates de Willy. São filmes e personagens que vivem em mim até hoje num único filme.

Com a morte de minha bisavó em 1981, com 89 anos – ela morreu cheia de planos preparando a festa de 90 anos – a família começou lentamente a se distanciar. E com o passar o tempo, os mais velhos foram morrendo, a gente foi crescendo, alguns foram casando, outros separando, as decorações de Natal já não eram mais um evento, a reunião do dia de Reis deixou de existir quando tia Irene morreu, Caxambu ficou pra trás e cada um foi seguindo seu rumo na vida.

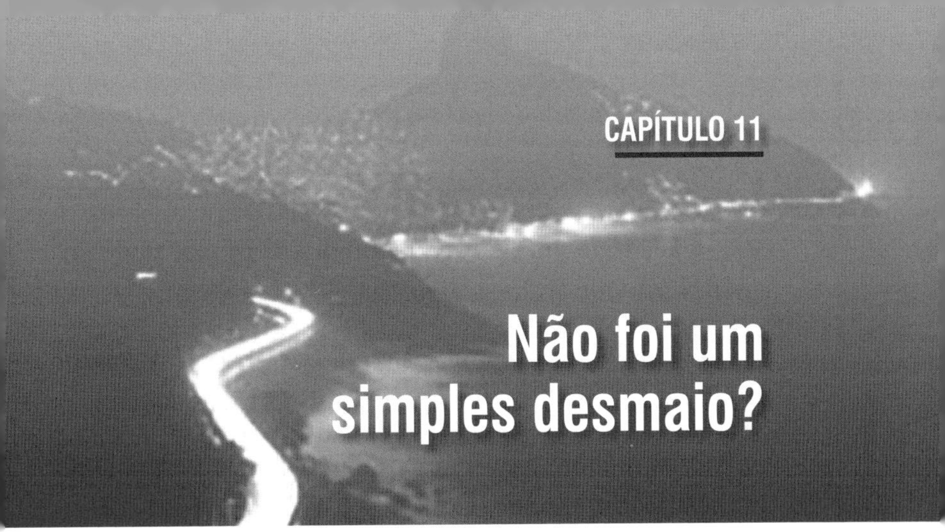

CAPÍTULO 11

Não foi um simples desmaio?

Do lado de fora do hospital, papai, bastante apreensivo e nervoso, gastava a sola do tênis de um lado pro outro na calçada e falava com frequência com a mamãe pelo celular para saber notícias minhas. Conhecendo o pai que eu tenho, eu sabia que se tivesse ligado para o celular dele para dar a notícia, ele poderia ter tido um *piripaque* também.

Depois de alguns minutos de muito chamego e muitos beijos e abraços, falei pra minha mãe que eu estava me sentindo muito bem, mexendo braços, pernas, mas com uma dor muito grande no esterno, aquele osso que fica no meio do peito. Doía muito, só de respirar profundamente e estufar o peito. Parecia que eu tinha levado uns socos ali. E meus dentes quebrados e moles, que ninguém dava importância alguma.

— Mainha, foi só um desmaio, você não está vendo? Eu já estou bem e com fome! Vamos embora daqui.

Minha mãe perguntou a uma médica se eu tinha alguma restrição alimentar. Como estava liberado para comer, ela foi até a cantina do hospital comprar alguma coisa pra mim e saindo da emergência, chamou essa médica que me acompanhava e disse já do lado de fora:

— Eu sou a mãe daquele corredor que passou mal numa corrida. Sei que ele passou mal e desmaiou, mas agora que o susto passou e está tudo bem, ele já não pode ir embora? Ele comentou que está com fome inclusive.

A médica, com cara de espanto é direta e sem rodeios:

— Minha senhora, não minimize o que aconteceu: seu filho teve uma parada cardiorrespiratória durante a corrida, ficou muitos minutos com o coração parado e, infelizmente, ele ainda não pode ir embora. Estamos monitorando e investigando as causas dessa morte súbita.

Mamãe disse que sentiu o chão sumir sob seus pés, o coração quase sair pela boca e se sentiu zonza. Precisou sentar. Em minutos, com um sanduíche e um suco nas mãos, ela voltou pra emergência pra me comunicar o que realmente tinha acontecido.

— Meu filho, tenha calma, mas deixa eu te contar... (...)

Surpresa. Alegria. Choro. Aumento da frequência cardíaca.

Eu estava vivo e com fome.

Viva!

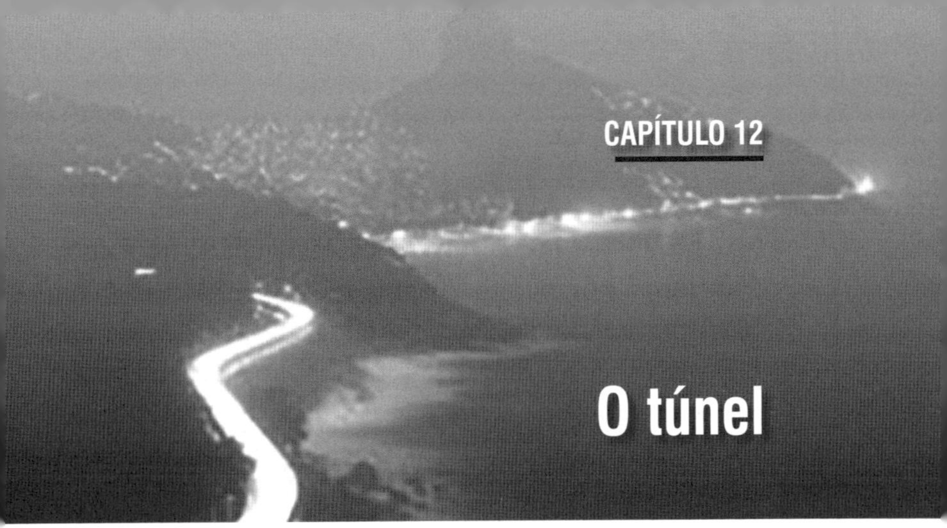

CAPÍTULO 12

O túnel

Adolescente, recordo-me dos shows no Canecão, em Botafogo, no Rio. A cidade não tinha outro lugar melhor para isso. Grandes nomes da música passaram por lá. Atualmente está abandonado que dá dó de ver, em função de uma briga judicial envolvendo a UFRJ, que conseguiu a reintegração de posse do terreno. O incrível bar e restaurante Caneco 70, que ficava na orla no final do Leblon, na Delfim Moreira, deu lugar a um prédio residencial. De lá eu ainda conseguia sentir o cheiro da maresia. O auditório do redondo Hotel Nacional na praia de São Conrado era o maior da cidade. Abrigava anualmente o Free Jazz Festival, quando ficava um burburinho na cidade. Nessa época ainda era possível marcas de cigarro patrocinarem eventos como esse e era muito bacana e moderno fumar. Nada disso existe mais.

Ah... O parque de diversões Tívoli Park, na Lagoa! Funcionou por mais de 20 anos, de 1973 a 1995, e era um oásis pra criançada. Era programa "se passasse de ano no colégio". Os brinquedos eram muito ruins, mas mesmo assim foi uma febre enquanto existiu e todo mundo se divertia muito. Trem fantasma, montanha russa, roda gigante, bicho da seda, bate-bate, casa das bruxas. Recordo-me uma vez que mamãe foi comigo no brinquedo "rotor". Eu segurava uma casquinha de sorvete e na época usava óculos. Quando terminamos de girar, os óculos não tinham saído do meu rosto por milagre e eu só tinha uma casquinha na mão, o sorvete havia voado em cima de alguém. Tenho uma vaga lembrança de uma atração que se chamava "Conga, a mulher gorila". Eu nunca entendi direito aquela brincadeira. Alguém vestido com roupa de gorila – imagina o calor que devia passar naquela roupa – ficava "acorrentado" num espaço quase sem iluminação, não se enxergava nada. Tinham aqueles ruídos de terror e tal, quando de repente, a Conga arrebentava as correntes e corria em direção à molecada, que partia em disparada e acabava rapidamente com a brincadeira. Não havia outro parque de diversões melhor na cidade: três anos depois do fim do Tívoli, em 1998, o modernoso parque Terra Encantada tentou emplacar na Barra da Tijuca, mas fechou as portas 12 anos depois, em 2010. Em 1997, no mesmo espaço ocupado pelo Tívoli, começou a funcionar ali uma enorme academia de ginástica e musculação, praticamente um clube. Na época, chegou a ser a melhor da cidade. Funcionou até 2012, quando fechou as portas, o terreno ficou alguns anos fechado e abandonado e agora se prepara para uma revitalização por conta dos Jogos Olímpicos de 2016, que o Rio sediará.

As idas à praia com meus pais e irmãos, normalmente em São Conrado e depois em Ipanema, eram muito animadas. Naquela época ninguém alugava nada na areia, então o carro ia abarrotado de cadeiras, toalhas, barraca, baldes e brinquedos. Até hoje não sei como cabia tanta coisa no carro. No caminho da Tijuca pra praia, antes de entrar no Rebouças, papai pedia que a gente abaixasse a cabeça e eu e meus irmãos começávamos o coro:

— Túnel... pã pã pã! Túnel... pã pã pa!

E nós cantávamos felizes em voz alta até chegarmos na Lagoa. Papai era – e ainda é – extremamente cuidadoso com o carro. Então, na volta, a gente tirava toda a areia dos pés com água do mar levada em baldes e garrafas, os bancos do carro eram meticulosamente forrados com plástico bolha e depois com toalhas, pras nossas pernas suadas não grudarem. A gente vinha o caminho inteiro estourando aquelas bolhas... Papai teve "fases longas" de carros e era fiel ao mesmo fabricante: Variante, Brasília, Passat. Até que mamãe conseguiu convencê-lo a variar. Eu já era grandinho quando isso aconteceu.

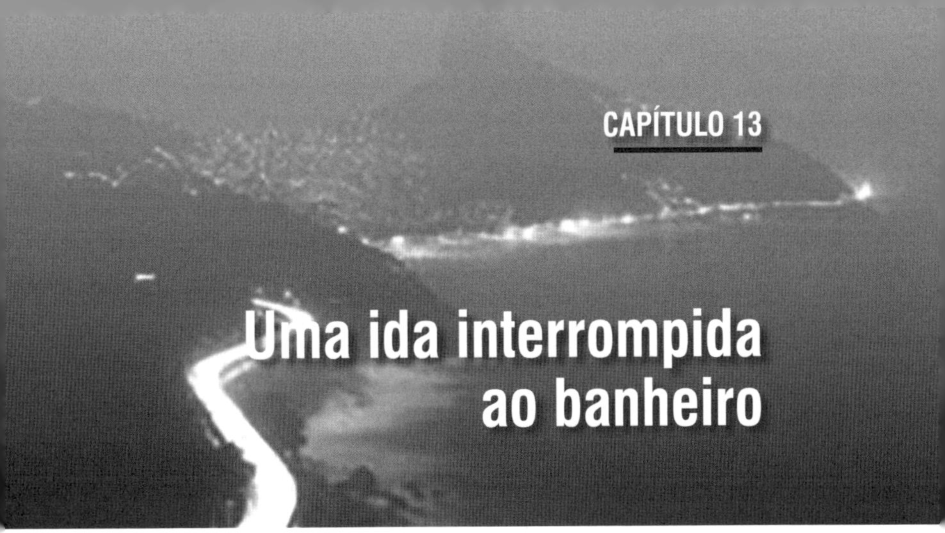

CAPÍTULO 13

Uma ida interrompida ao banheiro

Logo compreendi a dor intensa que sentia no esterno. Ao me queixar com uma das enfermeiras, ela me explicou que isso era resultado das massagens cardíacas que tinham feito em mim, que me permitiram estar vivo e sem sequelas. Durante o tempo que eu fiquei apagado, alguém havia bombeado meu sangue, de forma mecânica, para o cérebro. Sem parar, de forma ininterrupta. Até então, eu não sabia quem tinha feito isso por mim. Afinal, que anjo havia feito essas massagens cardíacas e salvado a minha vida?

Como eu estava em um hospital público e possuía plano de saúde particular, mamãe me perguntou pela carteirinha do plano.

— Está na mochila que deixei nos ônibus guarda-volumes da corrida. Eles estão em São Conrado agora, lá na chegada da prova.

E lá foram meus pais pra São Conrado pra tentar recuperar a minha mochila. Eles levavam meu número de peito, o 1657 – alguém havia deixado cuidadosamente o papel amassado debaixo do meu braço. Nesse meio tempo, eu não parava de chorar e agradecer pela minha vida e pela vida de quem havia me salvado.

Da maca onde estava, pra passar o tempo mais rápido, eu lia os nomes dos medicamentos dispostos numa grande estante de fórmica branca que estava na minha frente. Olhava pros lados e via pacientes de olhos fechados, que pareciam estar em estado grave, quase sem vida, respirando com a ajuda de aparelhos. Em algum momento, um dos pacientes foi colocado num daqueles sacos pretos com zíper. Será que eu estava delirando? Será que eu estava mesmo vivo? Eu precisava sair logo dali. Cheguei a sentar-me na maca e os fios das ventosas no meu peito se esticaram, quando passou uma médica perguntando:

— O que você está fazendo?

— Eu preciso ir ao banheiro.

Levei uma bronca e recebi um "patinho" para ficar ali mesmo.

— Ainda vai demorar muito pra eu sair daqui? – perguntei esperançoso.

— Tenha paciência. Vamos ver como as coisas se comportam, mas por enquanto está tudo sob controle.

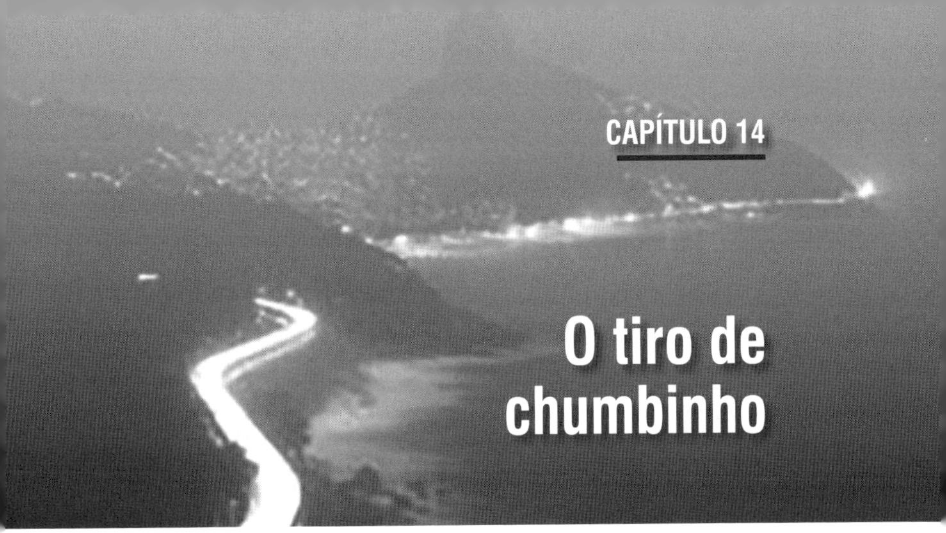

CAPÍTULO 14

O tiro de chumbinho

Meus pais tomaram muitos sustos comigo e com meus irmãos quando pequenos. A gente aprontava muito. Algumas brincadeiras acabavam com um de nós machucados.

Numa noite, fiquei sozinho com a moça que trabalhava lá em casa, pois meus pais haviam saído para jantar, um de meus irmãos estava numa colônia de férias e o outro na casa de praia de um coleguinha.

— Se o telefone tocar, não deixe o Cris atender. Atenda você e anote o recado, por favor – eu ouvi bem as orientações da mamãe.

— Pode deixar que eu faço isso, Dona Maria. Fique tranquila.

Uma época sem telefone celular. O telefone tocou e... claro, eu atendi. A moça até fez um movimento para atender antes de mim, mas eu corri ligeiro na frente e atendi primeiro. Era a mãe do coleguinha do meu irmão Fernando:

— Sua mãe está, meu filho?

— Não, mas pode falar comigo que eu dou o recado pra ela – falei como adulto, cheio de propriedade.

— Ótimo, então avise a ela que seu irmãozinho estava brincando com o Mauro, eles estavam com uma espingarda de chumbinho e sem querer eles dispararam o gatilho e o tiro foi no dedinho dele. Mas, não foi nada grave, só diga a sua mãezinha que ele está bem, tá? E desligou. Mais tarde, papai e mamãe chegaram e antes mesmo que perguntassem alguma coisa eu corri pra dar o recado:

— A mãe do Mauro ligou e falou que o Fernando levou um tiro.

Eles nem trocaram a roupa. Saíram em disparada pra Mangaratiba e quando lá chegaram de manhã cedo, meu irmão brincava tranquilamente com o amiguinho no jardim da casa, com um *band-aid* no dedo. Obviamente, levei uma merecida bronca e fiquei de castigo.

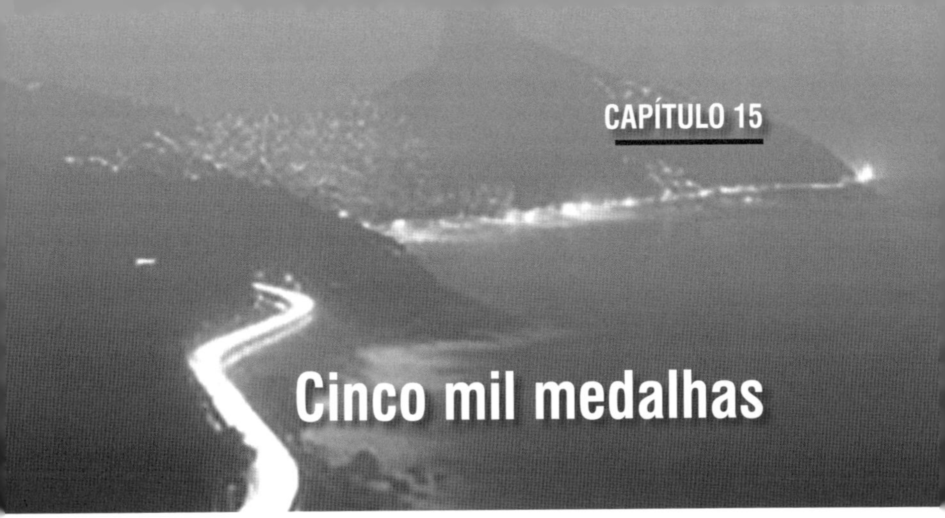

CAPÍTULO 15

Cinco mil medalhas

Meus pais voltaram algum tempo depois com todos os meus pertences e começaram a organizar a minha transferência para um hospital particular. Mas para onde ir? Hospital em que bairro? Zona Sul? Zona Norte? Zona Oeste? De repente, aparece uma pessoa no corredor da emergência perguntando:

— Quem está com o paciente Cristiano Goldenberg?

Numa situação dessas, quando já estamos fragilizados, e onde tudo pode acontecer, qualquer coisa nos tira dos eixos, e infelizmente minha mãe pensou no pior. Uma nova parada cardiorrespiratória? Mas a notícia era boa:

— Ligaram pro hospital pra falar sobre o Cristiano, mas não tinha ninguém aqui. Um homem chamado Fabrício pediu para retornarem pra ele.

Entregou um pedaço de papel com o nome e o telefone dele.

Fabrício Braga é um médico cardiologista e pesquisador e também correu a Golden4 naquele dia. Mamãe ligou para o número fornecido e se identificou. Ele disse que trabalhava na Casa de Saúde São José (CSSJ), no Humaitá, que tinha tomado conhecimento do meu caso e que havia um leito disponível lá na UTI para me receber. Eles queriam estudar o meu caso. Estava resolvida a questão da minha transferência de hospital.

Chegando na Casa de Saúde São José, permitiram-me usar o celular. Meu Facebook tinha centenas de mensagens de pessoas preocupadas comigo, de amigos e de desconhecidos que haviam descoberto meu nome, souberam o que havia acontecido na corrida e pediam notícias. Eu não sabia nem por onde começar... Mas uma coisa em especial me fez chorar muito – de emoção, de alegria e de gratidão. Muita gratidão. Era um *post* de Marcelo Kalichsztein, que até então eu também não sabia quem era. Marcelo escreveu naquele mesmo 12 de abril de 2015:

Leiam com Atenção. Solicito os Aplausos

Quem uma vez disse que campeão era aquele que chegava em primeiro lugar estava completamente errado. Trata-se apenas daquele que chega em primeiro lugar.

" GOLDEN FOUR, Rio de Janeiro, 12 de abril de 2015.

Quilômetro 19. Dentro do viaduto do Joá, um rapaz de 30 anos, nome Cristiano, cai desacordado. Em parada cardíaca!!! Pessoas se acumulam. Logo atrás vem o seu anjo da guarda, que além deste predicado é um dos médicos mais competentes que eu já conheci. Assume a situação, inicia a massagem cardíaca e, quando chega a ambulância, inicia a sequência de choques, que fez com que ele pudesse saber o nome do Cristiano."

Hoje os campeões sem dúvida foram eles. O por hora desconhecido Cristiano e Bruno Bussade, que com seus predicados e tudo mais, SALVOU A VIDA DE UM ATLETA DE 30 ANOS.

Bruno, TODAS as 5.000 medalhas dos participantes de hoje são para você!! E é uma honra tê-lo trabalhando conosco na Casa de Saúde São José.

Esse *post* do Marcelo – que também é um médico cardiologista da CSSJ e que também correu a mesma prova – tinha as fotos do Bruno. Esse era então o nome do meu anjo da guarda – como Marcelo mesmo escreveu – do cara que salvou a minha vida: Bruno Bussade. Eu precisava conhecê-lo o mais rápido possível para agradecer por tudo!

Quando eu caí no quilômetro 19, estava exatamente entre o Marcelo – que corria à minha frente – e o Bruno – que corria atrás de mim.

Marcelo cruzou a linha de chegada e logo chegou uma notícia de que um atleta havia morrido no quilômetro 19. E nada do Bruno chegar. Com aproximadamente 30 minutos de atraso, Bruno cruza a linha de chegada e Marcelo compartilha a informação:

— Você viu que triste o que aconteceu? Um atleta que estava correndo essa prova morreu no quilômetro 19.

— Não morreu não, eu salvei ele. Ele foi colocado na UTI móvel da prova e levado pro hospital com vida.

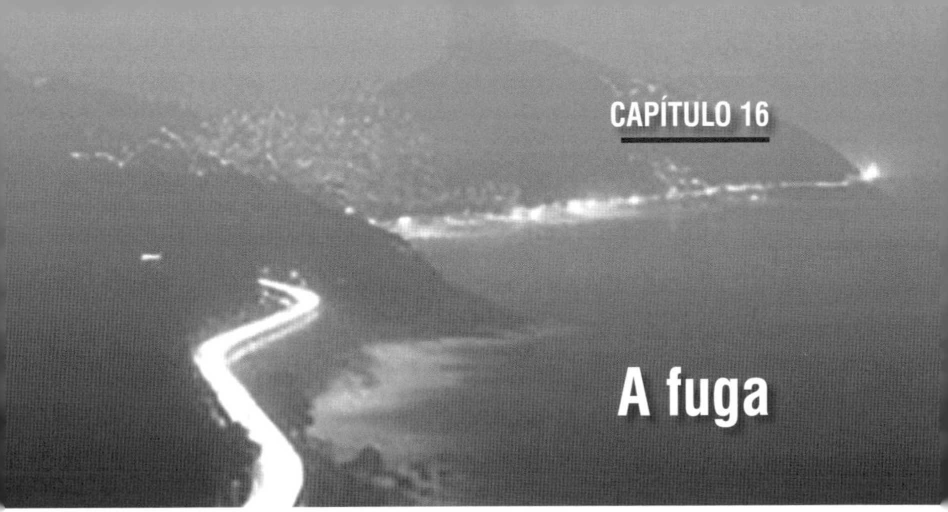

CAPÍTULO 16

A fuga

Quando eu já alcançava a maçaneta da porta e sabia como girá-la, "fugi" pra casa da vovó e do vovô sem avisar nada pra ninguém. Vale dizer que nós morávamos num prédio praticamente grudado na vila onde meus avós moravam. Existia apenas uma casa separando um do outro. Peguei o elevador, saí do nosso prédio, contornei a casa e entrei na vila. Na ponta dos pés, toquei a campainha da casa dos meus avós. Vovó pergunta toda feliz:

— Oi Cris! Que surpresa gostosa! Sua mãezinha sabe que você está aqui, meu filhinho? – Vovó era mestra em usar diminutivos.

— Sabe sim, vó.

Sabia nada. E eu fiquei lá na casa da vovó, brincando e me divertindo. Até que o telefone toca. Vovó atende. Do outro lado da linha, minha mãe muito nervosa:

— Mamãe, por favor, me ajude! Estou doida aqui! O Cris sumiu! Já procurei em tudo que é lugar e eu não sei o que pode ter acontecido.

— Minha filhinha, se acalme! Ele está aqui comigo e me disse que tinha te avisado que estava aqui.

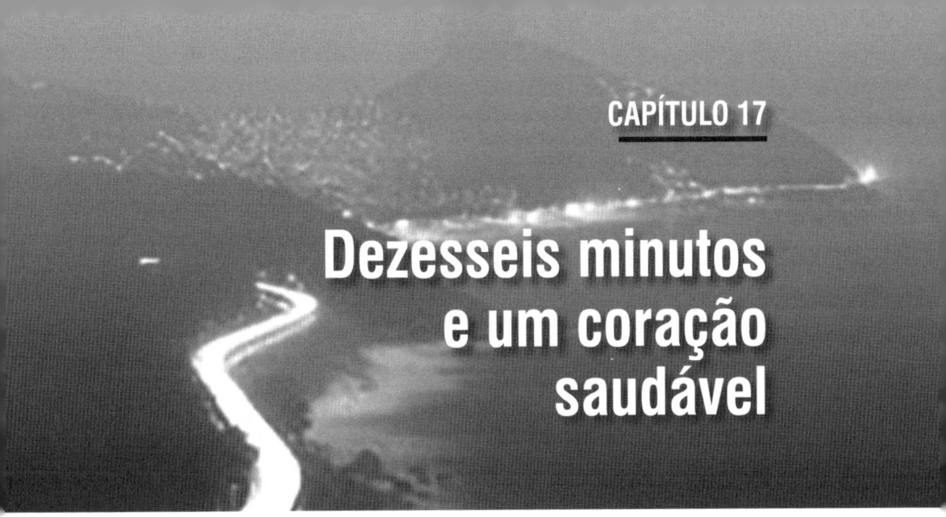

CAPÍTULO 17

Dezesseis minutos e um coração saudável

Logo iniciaram uma bateria de exames lá na São José. Eu entrava e saía do quarto com frequência, sonolento por conta dos medicamentos. Um vaivém de amigos e família, o que me deixou muito feliz. Alguns amigos que eu não encontrava há tempos... Minhas amigas – e irmãs – de uma vida inteira, Adriana e Fabiana Magliano, meu amigo de infância e responsável pelo meu sorriso, Alexandre Matias – foi correndo pra lá quando soube que eu havia quebrado os dentes na queda – Luciana Potsch, minha afilhada de casamento e um dos meus portos seguros que "invadiu" o CTI atrás de mim, meu amigo de coração gigante e primeira lembrança de vida profissional, Edmo Chagas, minha outra afilhada de casamento, Fernanda Goulart – sempre presente, meu amigo predileto de "arranca-rabo" Alexandre Camarotti – ele é durão, mas tem o coração mole – minha fada madrinha Ana Seara – ela dormiu uma noite no hospital pra cuidar de mim e me fazer companhia – minha amiga que me apresentou pras corridas, Patrícia Montenegro – foi com ela que corri minha primeira corrida oficial de 10 km – Rafaela Aucar, outra amiga dentista que chegou "correndo" com uma caixa de bombons, Ítalo Seixas e Roberta Zuchelli – amigos que foram lá quase me resgatar do hospital. Rafaela, Ítalo e Roberta estavam comigo na noite de véspera da Golden4 no Teatro Municipal. Pedro Paulo Sampaio, amigo de infância que também apareceu de repente do meu lado super preocupado no CTI, Rodrigo Barbosa, meu arquiteto que chegou ao hospital com flores no dia que viajaria para o exterior, mas mesmo assim não abriu mão de ir lá me ver, Elaine Britto, amiga de longa data que chegou lá "por dois", levando também o abraço do marido, outro amigo de infância Daniel Barbério, Vera Castro, minha "tia" postiça, amiga e sócia de minha mãe que já chegou logo perguntando quando eu ia embora dali. Não sou capaz de citar todos que foram me visitar no hospital, mas cada um que lá esteve me deu forças pra minha rápida recuperação. A visita de todos foi muito importante. Obrigado a todos vocês!

Entre um exame e outro, lembro de estar "passeando" de maca pelos corredores do hospital quando passei por alguém que me parecia familiar. Falei pra enfermeira que empurrava a minha maca:

— Foi a atriz Nathalia Timberg que passou por nós andando, não foi? Estão gravando alguma cena de novela aqui?

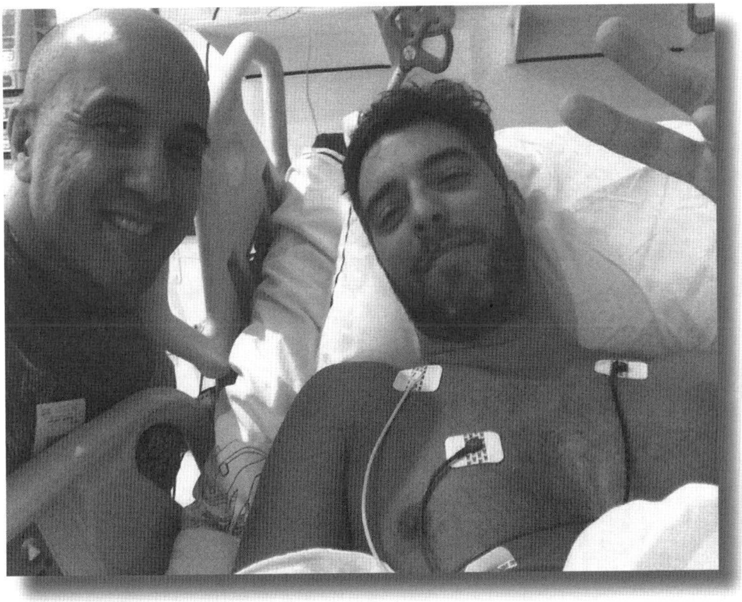

Recebendo a visita de Alexandre Camarotti, ainda com a boca machucada da queda, numa das únicas fotos que tenho dos dias em que estive hospitalizado na CSSJ. Ele queria que eu sorrisse, mas eu ainda estava com os dentes quebrados.

— Menino, você não perde uma! Você está ótimo pelo visto, não? Mas vamos focar na sua saúde.

Em dado momento, depois do exame, escuto baterem na porta do meu quarto, e Marcelo Kalichsztein aparece perguntando:

— Você conhece esse cara aqui?

Eis que surge o rosto do Bruno, que eu imediatamente reconheci das fotos da publicação que Marcelo fez no

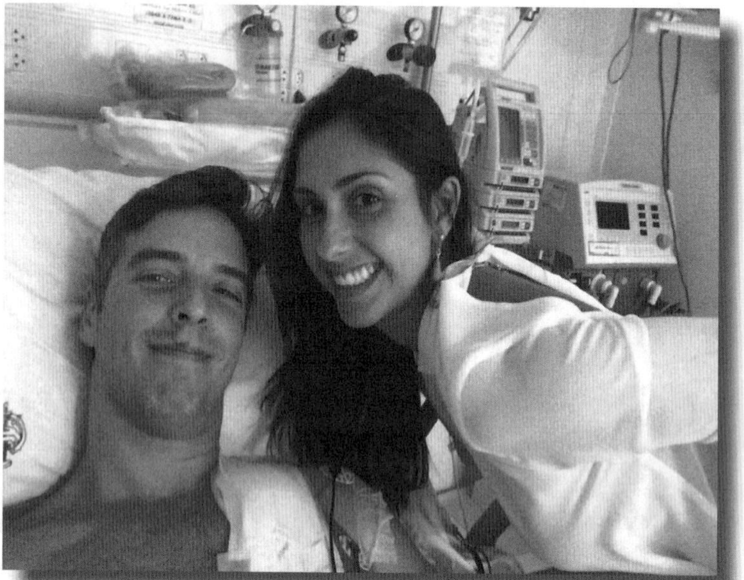

Registro da visita da amiga Luciana Potsch no CTI pós-operatório.

Facebook. Não me lembro da última vez que chorei tanto nessa vida, eu mal conseguia respirar e minha frequência cardíaca foi na Lua. Pela primeira vez, eu estava diante do cara que salvou a minha vida! Como agradecer tudo que ele fez por mim e demonstrar minha gratidão eterna? Eu não sabia o que falar. Aliás, eu não conseguia falar nada. Não sabia o que fazer. Como me comportar. Qualquer coisa seria pouco para demonstrar todo meu agradecimento.

Bruno foi me visitar nos cinco dias que estive hospitalizado na CSSJ. Numa das vezes, ele me contou que quando começou a fazer as massagens cardíacas em mim, ele parou o cronômetro do relógio que utilizava na prova.

Depois que eu fui colocado com vida dentro da ambulância e sem conseguir sair do Elevado do Joá de alguma outra forma, ele voltou o cronômetro e correu até a linha de chegada, os dois quilômetros que faltavam. Seu relógio registrou os longos 16 minutos de atendimento até que eu voltasse à vida.

Num dos dias, pedi que ficasse sozinho com ele no quarto. Nos momentos em que o uso do celular era permitido, eu já havia pesquisado na internet sobre paradas cardiorrespiratórias, morte súbita, as causas prováveis, etc. Tudo que não deve ser feito, eu sei... Mas vai que tinha algo muito grave que não estavam me falando para me poupar do susto? E então eu acabei lendo em alguns artigos, que a cada minuto de uma PCR você reduz em 10% as chances de sobrevivência do acidentado. Foram 16 minutos. A conta não fechava... parecia exagero.

— Bruno, foram mesmo 16 minutos?

— Foi o que registrei no meu relógio da prova.

— Por que você não desistiu antes disso? Foi muito tempo...

— Porque não.

Essa resposta não estava suficiente pra mim.

— Mas por que não? Tem que ter alguma outra explicação.

E Bruno me disse que enquanto achava que tinha chances de reverter o quadro de PCR e trazer minha vida de volta, ele ficou ali tentando. E deu certo!

Foi um apagão pra mim. Eu não vi túnel nenhum, não vi a luz, não vi meu corpo lá do alto. Não teve nada disso. Eu não lembro de absolutamente nada desses intermináveis 16 minutos.

Reviraram-me do avesso no hospital. Foram dois dias intensos para tentar identificar a causa da morte súbita. No final da terça feira, dia 14 de abril, quatro médicos entraram juntos no meu quarto – os Doutores Bruno Bussade, Fabrício Braga, Marcelo Kalichsztein e um quarto médico que vim a conhecer naquele momento, Dr. Leonardo Arantes, também cardiologista especializado em arritmias – quando então Fabrício debruça-se na minha cama e fala:

— Cristiano, nós analisamos todos os seus exames e não sabemos o que fazer com você.

Eu já estava preparado para uma notícia ruim. Ninguém tem uma PCR assim "do nada". A descoberta de alguma doença no coração, alguma arritmia, um entupimento de artéria. Afinal, o que haviam descoberto?

— É muito grave, Fabrício? – a essa altura eu já havia pedido autorização para abolir a formalidade do "doutor".

— É grave sim, Cris... Seu coração está melhor do que o nosso. Seus exames estão ótimos, nenhum problema, nenhuma anomalia. Nada.

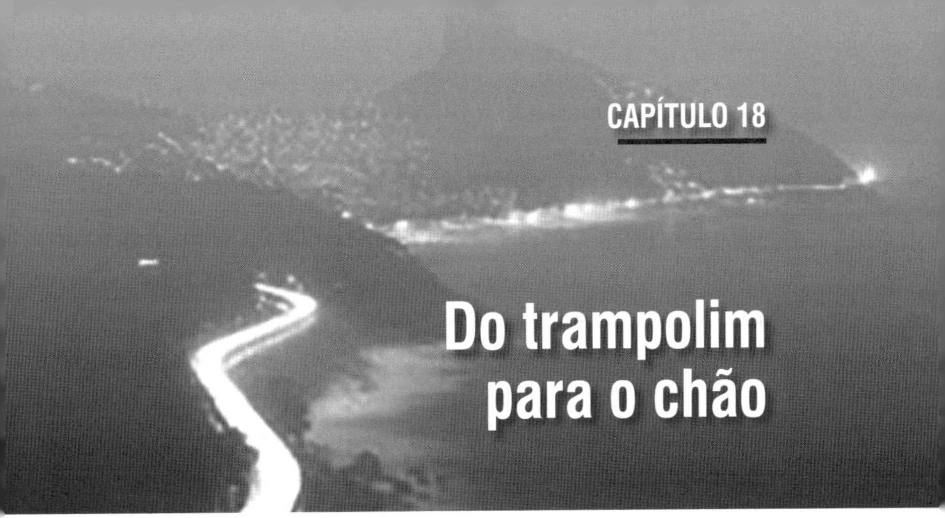

CAPÍTULO 18

Do trampolim para o chão

Todas as janelas da nossa casa tinham grade, por segurança. Criança pequena sabe como é, inventa moda sem parar e não dá nem pra piscar os olhos. A grade da janela da sala era diferente, um pouco afastada, meio abaulada e mamãe tinha inclusive colocado uma jardineira para enfeitar. Subi na janela, fechei a cortina pelo lado de fora e fiquei esperando pra ver quanto tempo ia passar até que a mamãe fosse dar por falta de mim. Passou um tempinho e mamãe começou a me chamar. E eu nada. Fiquei ali atrás das cortinas quietinho vendo a mamãe me procurar. Até que finalmente ela viu a minha silhueta atrás da cortina e acabou com a brincadeira. Que ideia a minha!

Em determinada ocasião, papai tinha um evento corporativo num hotel fazenda na região serrana do Rio e propôs que a mamãe nos deixasse com a vovó e o vovô para que eles pudessem curtir sozinhos esses dias no hotel. Mamãe fez uma contraproposta: ela achava melhor nos levar, para que ficasse conosco enquanto papai trabalhava durante o dia. Assim nós poderíamos curtir o hotel também, e ela não ficaria tanto tempo sozinha. Lá chegando, mamãe nos levou imediatamente pra piscina. Três moleques, aquela algazarra toda, mergulhos autorizados apenas "no raso" e logo meus irmãos mais velhos estavam implicando comigo porque eles podiam mergulhar "no fundão" e eu não.

— A gente já é adulto, você não! Tem que ficar aí na piscina de criancinha!Tudo acontecendo sob os olhares vigilantes da mamãe, que lia uma revista na espreguiçadeira e nos chamava a atenção de vez em quando.

— Parem com isso meninos! – mamãe controlando os ânimos.

Bastava mamãe desviar o olhar para eles continuarem a tirar sarro de mim. Em determinado momento, numa fração de segundos, resolvi subir rapidamente no trampolim da piscina de adultos para pular lá do alto, para mostrar aos meus irmãos que eu também podia ir na parte mais funda da piscina de adultos. Moleque corajoso...

— Meu filho, desce já daí! – mamãe gritou.

Não deu tempo. Escorreguei no último degrau, me desequilibrei e caí pra trás. Bati com a cabeça no chão de concreto onde o trampolim estava chumbado. Mamãe disse que o som da queda fez o coração dela quase sair pela boca. Só lembro de acordar, horas mais tarde, com o cabelo raspado e deitado numa cama.

Assim que caí, eu perdi os sentidos, a cabeça abriu e se formou rapidamente uma poça de sangue. Fui logo socorrido e levado para um hospital próximo. O médico disse para meus pais:

- O quadro dele é estável, mas ele sofreu uma queda com impacto importante numa região muito delicada do corpo. Então ele não deve nem dormir, nem vomitar nas próximas 24 horas. Se isso acontecer, façam contato imediato comigo.

Eu dormi. E vomitei também. Apesar de ter papai me balançando por um braço e mamãe pelo outro durante toda a noite.

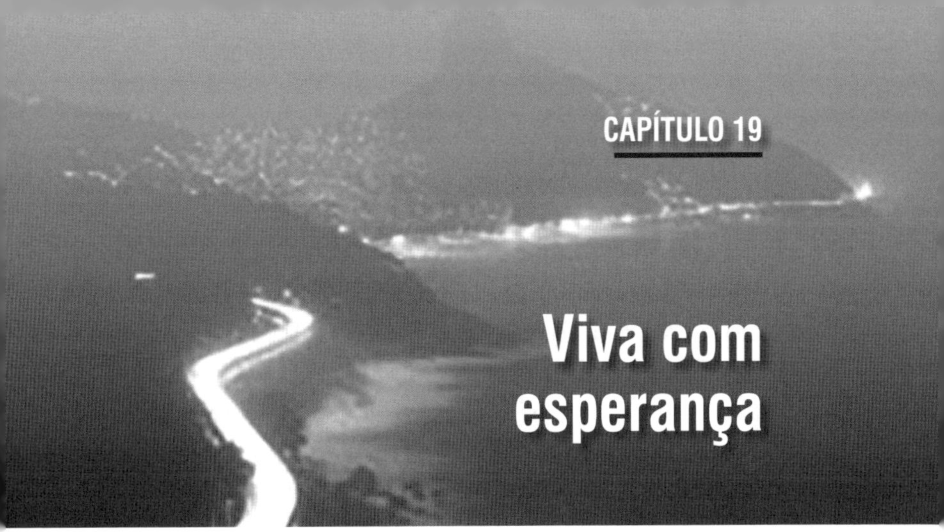

CAPÍTULO 19

Viva com esperança

Eu não tinha nada no coração? Como assim? Mais gratidão e mais agradecimento. Mas como é possível ter uma morte súbita sem explicação? Sem causa identificada, a recomendação dos médicos foi colocar no peito um cardioversor desfibrilador implantável – um CDI. Eu nem sabia o que era isso, mas os médicos foram absolutamente pacientes para me explicar tudo e tirar todas as minhas dúvidas sobre o aparelho e como seria a vida com ele. Trata-se de um aparelho pequeno, implantado entre a pele e o músculo do peito, que monitora o coração através de cabos a ele conectados, e que reconhece quando há problemas, agindo rapidamente quando identifica alguma arritmia ou parada. Ele desempenha exatamente o mesmo papel que o desfibrilador externo, dando choques de reanimação, com a vantagem de funcionar de forma automática, sem depender da chegada do desfibrilador externo. Eu não preciso do CDI para viver, não foi detectada nenhuma anomalia no meu coração, mas por absoluta precaução foi a recomendação dos médicos que eu decidi acatar. E assim, fiz a cirurgia para o implante do CDI, realizada pelo Dr. Leonardo Arantes.

Na UTI pós-operatória, eu era acordado de duas em duas horas para tomar medicamentos e, numa dessas vezes, conversei com a enfermeira sobre o episódio. Perguntava pra ela a razão disso ter acontecido comigo. Por que eu tinha sobrevivido? Não era por acaso, eu já imaginava. Deveria ter alguma razão. O que eu precisava fazer dali pra frente? Alguma coisa, certamente. Mas o quê? Ela me deu os remédios, disse que com o tempo eu descobriria as respostas para as minhas muitas perguntas e se retirou. Em poucos minutos, ela voltou com um livro nas mãos.

— É um presente meu pra você. Leia que isso pode te ajudar a encontrar as respostas que você busca.

Era um livro chamado "Viva com Esperança" e ela havia escrito pra mim umas palavras na primeira página do livro:

> *Para você amigo, uma pequena lembrança do nosso Senhor Jesus. Ele te ama e quer o seu bem. Léa Bergmann.*

Li o livro todo antes mesmo de deixar o hospital. Nunca vou esquecer da Léa. Minha gratidão, por ter cuidado de mim com tanto carinho e pelo livro que me deu no momento em que eu mais precisava.

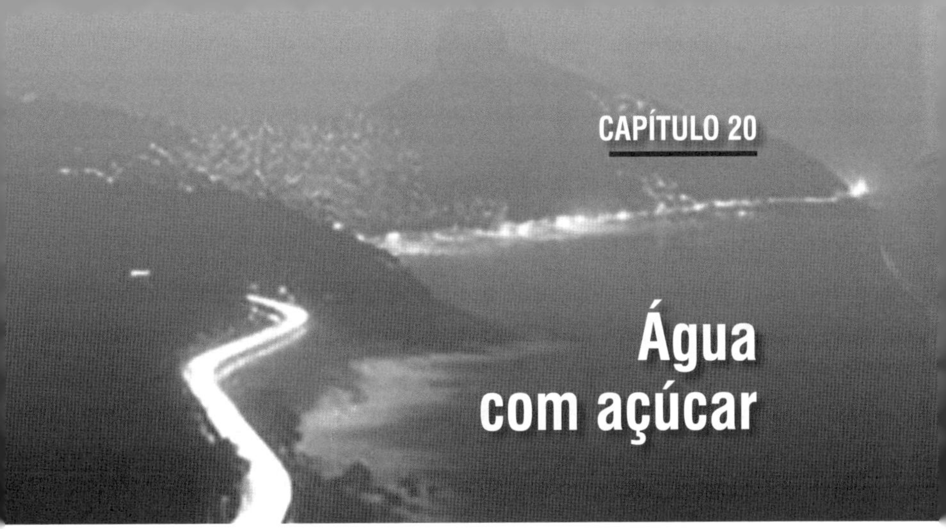

CAPÍTULO 20

Água com açúcar

Um dia estávamos os três irmãos brincando de "herói e vilão" em casa. Adivinhem qual dos três era o vilão? Eu, claro. A brincadeira consistia no seguinte: eu tinha que correr na direção dos meus irmãos, como se fôssemos entrar num combate, mas eles me pegavam e me atiravam numa grande almofada que existia ao lado de um móvel que servia como bar lá em casa. Corria pra um, era atirado. Corria pra outro, também era atirado. Isso tudo fazendo aqueles sons e grunhidos de monstros que só as crianças sabem fazer e se divertem muito com isso.

Numa das vezes, em vez de cair no centro da almofada, eu fui com o rosto na quina do móvel. Mas eu, valente e forte, não me abati: corri novamente para ser arremessado de novo para a almofada. Só que meus dois irmãos abriram o berreiro e quando cheguei ainda mais perto deles, pra mais um "combate", ambos fizeram uma cara de horror. Um deles, sem conseguir falar nada, pegou-me pelo braço e me levou para o banheiro aos prantos. Acendeu as luzes e me colocou na frente do espelho: eu estava com o rosto todo vermelho, coberto de sangue. Abri o berreiro também. A moça que trabalhava lá em casa ligou imediatamente para o papai no trabalho.

— Sr. Isaac? Desculpe ligar no trabalho do senhor, mas é urgente... o Cristiano vazou o olho brincando com os meninos.

Papai disse que avançou todos os sinais vermelhos do Centro para a Tijuca para chegar logo em casa. Fez o trajeto em tempo recorde. Quando chegou, eu estava na cozinha, no colo da moça que trabalhava lá em casa e ela me dando água com açúcar numa colher de sopa. Na realidade, eu não tinha vazado o olho coisa nenhuma: o corte foi no supercílio e como a região é muito vascularizada, o sangue rapidamente se alastrou e entrou no olho.

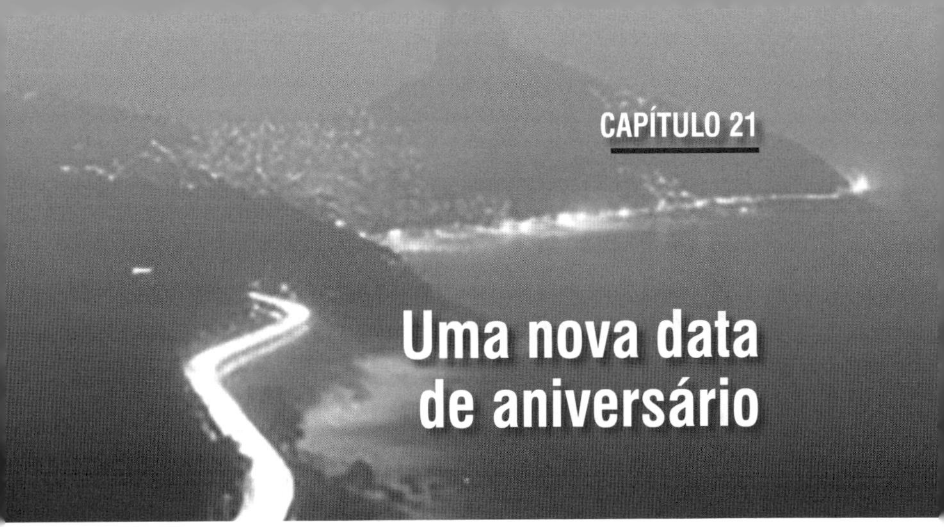

CAPÍTULO 21

Uma nova data de aniversário

Quando pude pegar no *smartfone*, uma das primeiras mensagens que li, recebida pelo Facebook, vinha de Bia Duarte.

> *Ontem foi um dia muito especial pra mim, eu não estava na prova, mas meus amigos mais que especiais estavam, por isso eu digo que corri com o coração, pois minhas melhores energias estavam com eles. A prova foi linda até o momento em que recebi a notícia da sua possível morte, confesso que não saber se era um conhecido ou não fez pouca diferença, eu só não queria acreditar que num dia tão bonito e especial fosse acontecer algo tão triste. Depois de muitas informações desencontradas, fico muito aliviada e feliz com a sua recuperação, acho que a vida te contemplou com uma nova chance de ser feliz, sonhar e alcançar novas metas.*

Torço pelo seu pronto restabelecimento e principalmente para que você não desista da corrida que é um esporte tão lindo e transformador. Parabéns pelo seu novo aniversário, pois acredito que nasceste de novo. Um grande abraço e boas vibrações!

Apesar de algumas tentativas, eu ainda não consegui conhecer a Bia. Mas esse encontro certamente não está esquecido.

Dois dias depois da cirurgia de implante do CDI, recebi alta. Era uma sexta-feira ensolarada no Rio, de céu bem claro e azul. A cirurgia foi um sucesso, a cicatrização estava ótima e eu já podia voltar pra casa. Quando desci pelo elevador, caminhando com minhas próprias pernas e cheguei do lado de fora do hospital, eu agradeci novamente por tudo que tinha acontecido comigo. Pelo Bruno, por todas as pessoas que cuidaram de mim, e que participaram do meu salvamento e da minha recuperação. Pelos meus pais, meus melhores amigos, por estarem sempre ao meu lado, o tempo todo. E pela nova vida que eu tinha acabado de receber de volta, cinco dias antes. Foi delicioso e emocionante olhar pro céu, sentir o Sol, ver as plantas e caminhar sozinho, que chorei mais uma vez. Foi uma emoção gigante enfiar a chave na porta de casa e ao mesmo tempo estranho imaginar que tudo poderia ter tido um desfecho bem diferente.

Sou extremamente grato à Brookfield, minha empregadora naquele momento, que fez absolutamente todo o possível para permitir um adequado tratamento médico, desde a transferência do Miguel Couto para a Casa de Saúde São José como também para a aquisição do CDI. Não há palavras suficientes para agradecer por tudo.

Não há também como passar por um processo desses sem rever uma série de coisas, sem revisitar uma série de comportamentos e sem pensar em tudo que aconteceu. Tudo tinha cara de recomeço. De nova chance. O cronômetro foi zerado. O que fazer da minha nova vida? A vontade foi de abraçar o mundo inteiro, de fazer tudo diferente, e melhor, de corrigir os problemas que ainda não foram corrigidos, de visitar aquele amigo querido cujo encontro sempre foi postergado pelas razões mais banais, de dizer aquela palavra adequada que nunca foi dita, de viajar praquele lugar maravilhoso que ainda não conheci, de ajudar a quem ainda não foi ajudado, de ser mais solidário, de levar conciliação e amor onde há discórdia e fazer de tudo para ser ainda mais feliz. De dar mais sentido à vida. Viver com mais amor. Isso é um giro de 180 graus, reposiciona rapidamente as prioridades e dá muito mais coragem de seguir em frente. Foi muito melhor do que ganhar uma bolada de dinheiro na mega-sena. Para alguém como eu, que andava bastante pessimista com relação à Humanidade, foi um recado muito bem dado em letras garrafais. Sim... há esperança!

Desde então, eu passei a ter duas datas de aniversário: 11 de março e 12 de abril.

E vou comemorar ambas todos os anos da minha nova vida.

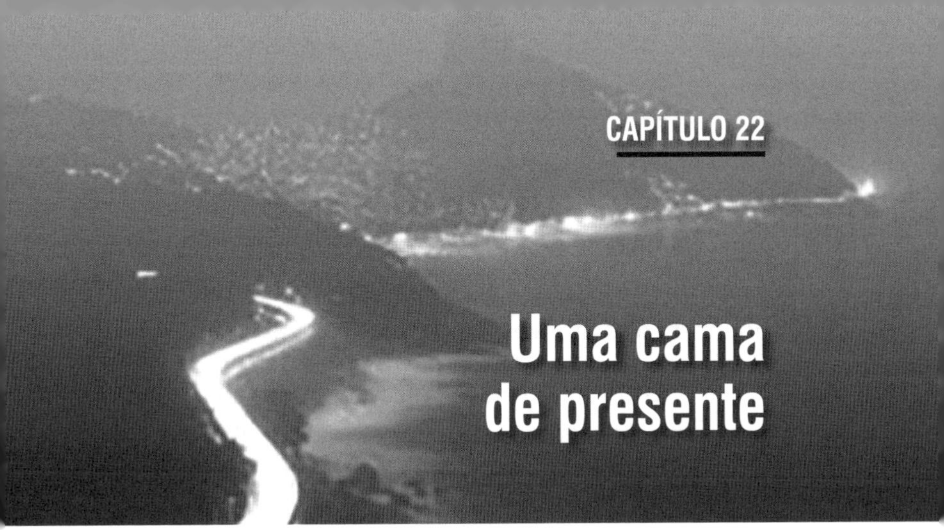

CAPÍTULO 22

Uma cama de presente

Será que eu tinha dúvidas sobre como era amado pelos meus pais? Uma determinada noite estava tendo uma festa lá em casa. Aniversário de papai ou de mamãe, certamente. Devia ter uns 10 anos de idade, ou menos talvez. Eis que, no meio da festa, sem falar nada pra ninguém, eu resolvo me esconder no quarto da empregada. Entrei de mansinho, deixei as luzes apagadas e fechei a porta. Vamos ver se vão sentir minha falta – pensei. Logicamente, a casa cheia de amigos, aquele movimento todo, papai e mamãe estavam às voltas com os convidados. E o tempo passou. Passou. Passou. E nada. Depois de muito tempo, quando a festa já tinha terminado, escuto papai e mamãe conversando:

— Isaac, eu já procurei a casa toda, só falta o quarto de empregada. Onde o Cris se meteu, meu Deus?

E escuto o barulho do sapato alto da mamãe se aproximando. Quando ela abre a porta e acende a luz, me encontra aos prantos.

— Meu filho, o que aconteceu com você? O que você está fazendo aqui chorando sozinho?

Eu mal conseguia falar, e entre um soluço e outro, disse que estava há horas ali e que ninguém tinha sentido a minha falta. Mamãe me deu colo e me encheu de beijos.

Em outro episódio, quando nós três ainda acreditávamos em Papai Noel, mamãe e papai perguntavam o que a gente ia pedir de presente pro velhinho naquele ano.

— Esse ano eu quero uma cama, mãe.

— Uma cama, meu filho? Por que se você já tem uma?

Na verdade, eu achava que dormia numa gaveta. Meus irmãos implicavam comigo dizendo que eles tinham camas de verdade, já que eu dormia na bicama de baixo de uma delas.

Quando chegava dezembro, nossos presentes eram escondidos embaixo da cama de nossos pais até a noite de Natal, quando eram colocados no pé da árvore de Natal. Afinal Papai Noel passava em casa sempre de noite enquanto nós dormíamos. Eram muitos lares para visitar numa só noite... O detalhe era que meu irmão mais velho queria nos convencer de que Papai Noel não existia coisa nenhuma.

— Querem ver? Não sejam bobos, vou mostrar a vocês que todos os presentes são papai e mamãe que compram para nós, não tem nada disso que Papai Noel passou e deixou presentes aqui pra gente. Papai Noel não existe! Venham comigo. Vou provar isso pra vocês agora.

E lá fomos nós três pra baixo da cama dos velhos enquanto eles trabalhavam. Nós furamos todos os embrulhos com os dedos para descobrir que brinquedos eles tinham comprado pra nós naquele ano. Deixamos tudo parecendo um grande queijo suíço.

Pais têm que ter um coração muito forte, porque as emoções e os sustos são muitos. Aprendi desde pequeno a amar com meus pais. Eles que me ensinaram o que é isso. Mamãe sempre comentou que quando o cordão umbilical é cortado no parto, o bebê está se libertando pra vida, pro mundo. Se os laços ficarem, ficaram por amor. Não por obrigação. E assim é o nosso amor: livre, que é o que nos mantém conectados. O amor que liberta e que nunca perde a conexão.

Quem diria, que muitos anos depois de moleque, 40 anos depois de nascido, eu ainda daria outro susto muito maior nos meus velhos. O maior de todos.

E a maior alegria também.

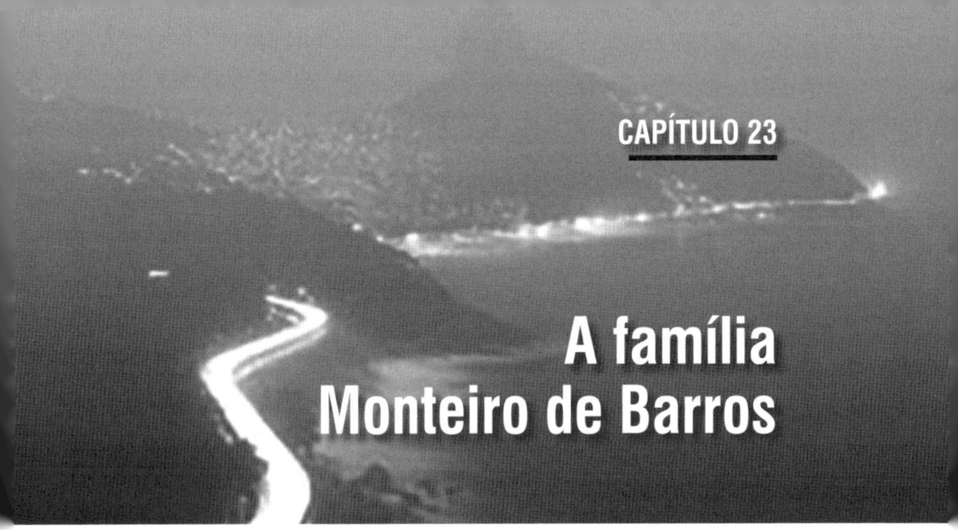

CAPÍTULO 23

A família Monteiro de Barros

A primeira nova decisão: agradecer mais e reclamar menos. Rever a lista de prioridades. Retribuir diariamente tudo o que fizeram por mim.

A lista de agradecimento é gigantesca apenas pela corrida de 12 de abril, e eu resolvi começar por aí. Família, corredores, médicos, hospitais – tanto o público como o particular. E principalmente e especialmente ao Bruno Bussade: sem ele essa história não poderia ser contada por mim e não teria o final feliz que teve.

Não sei por que razão eu acabei descobrindo que seu nome completo é Bruno Bussade Monteiro de Barros. Exatamente o mesmo sobrenome da família da minha mãe, que abandonou o "Monteiro de Barros" quando se casou com meu pai. Ela manteve apenas o Braga do meu avô. Quando vovó morreu, naquela árdua tarefa de esvaziar o apartamento e dar um destino para todas as coisas, mamãe ficou com o livro "A Família Monteiro de Barros", datado de janeiro de 1951, de Frederico de Barros Brotero, com mais de 1.000 páginas – que é o único exemplar que está na família – e que eu tive a oportunidade de mostrar pro Bruno no final de 2015. Quando ele me devolveu o livro, disse-me que seu pai havia encontrado a família dele lá descrita. Nossas famílias estão descritas no mesmo livro. De alguma forma, eu e Bruno temos algum laço de parentesco. Que belo acaso!

O livro começa assim: "Descrever a família Monteiro de Barros com precisão e em sua totalidade sem deixar escapar um nome, um galho, constitui tarefa ousada, difícil, para não dizer impossível".

"(...) oito gerações consecutivas concorreram para o bem comum, sóbrios no falar, diligentes no executar, com elevado espírito de continuidade que fica, permanente e sobrevive. Nas entrelinhas de suas biografias e testamentos colhemos informações acentuadas de sua origem, que se traduzem no apego à tradição, no culto do dever, no radicado amor à terra e à família (...)"

"À medida que os anos passam no redemoinho vertiginoso da atualidade, ressurgem os gestos eternos de bondade (...)"

Um gesto eterno de bondade: Bruno foi fiel ao que foi escrito em 1951.

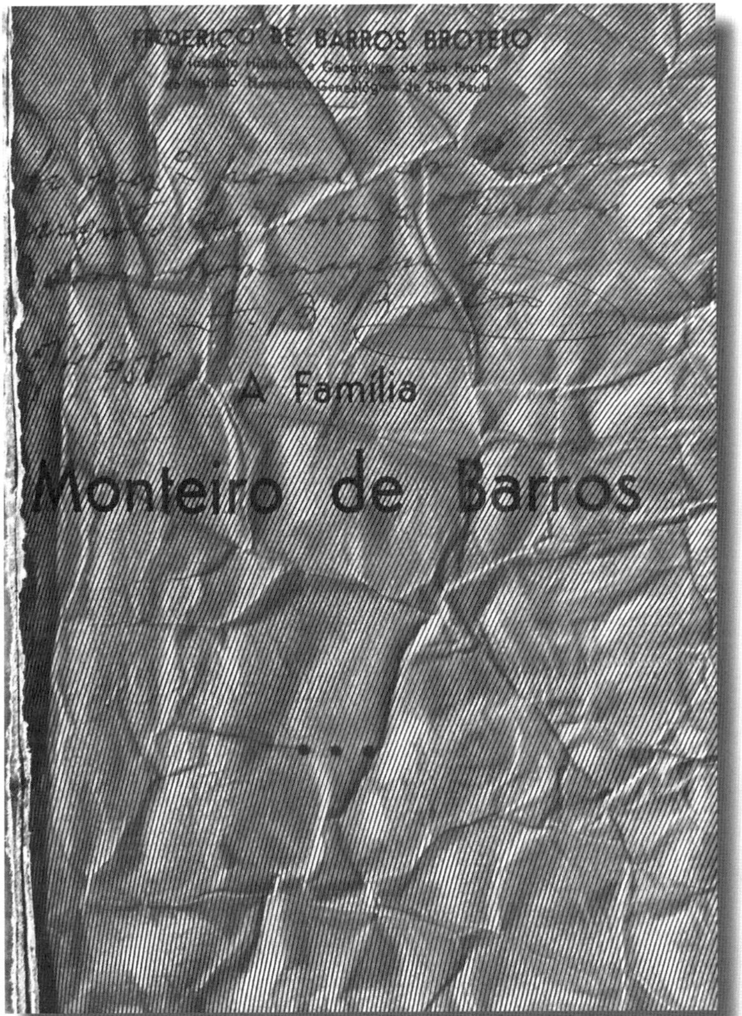

Capa original do livro "A Família Monteiro de Barros"

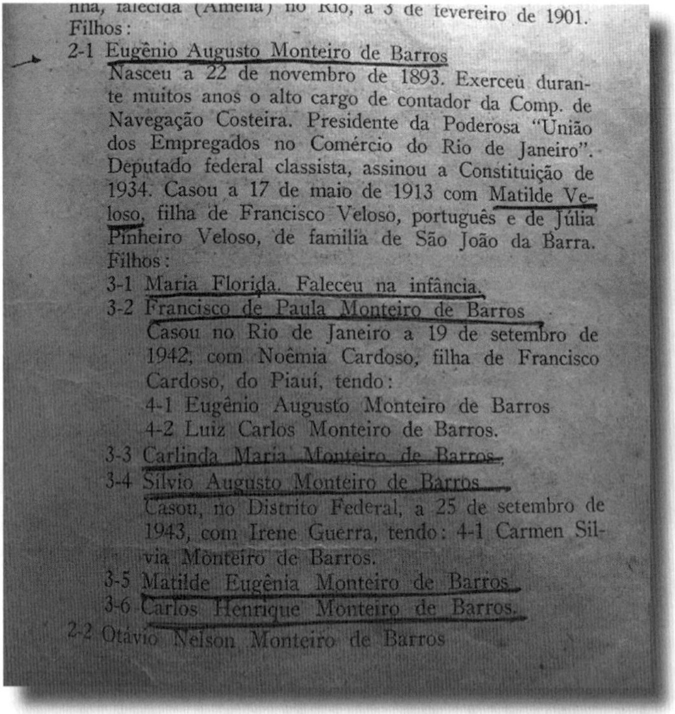
nha, falecida (Amélia) no Rio, a 3 de fevereiro de 1901.
Filhos:
2-1 Eugênio Augusto Monteiro de Barros
Nasceu a 22 de novembro de 1893. Exerceu durante muitos anos o alto cargo de contador da Comp. de Navegação Costeira. Presidente da Poderosa "União dos Empregados no Comércio do Rio de Janeiro". Deputado federal classista, assinou a Constituição de 1934. Casou a 17 de maio de 1913 com Matilde Veloso, filha de Francisco Veloso, português e de Júlia Pinheiro Veloso, de família de São João da Barra.
Filhos:
3-1 Maria Florida. Faleceu na infância.
3-2 Francisco de Paula Monteiro de Barros
Casou no Rio de Janeiro a 19 de setembro de 1942, com Noêmia Cardoso, filha de Francisco Cardoso, do Piauí, tendo:
4-1 Eugênio Augusto Monteiro de Barros
4-2 Luiz Carlos Monteiro de Barros.
3-3 Carlinda Maria Monteiro de Barros.
3-4 Sílvio Augusto Monteiro de Barros.
Casou, no Distrito Federal, a 25 de setembro de 1943, com Irene Guerra, tendo: 4-1 Carmen Silvia Monteiro de Barros.
3-5 Matilde Eugênia Monteiro de Barros.
3-6 Carlos Henrique Monteiro de Barros.
2-2 Otávio Nelson Monteiro de Barros

Página onde a família de minha mãe está descrita no livro: meu bisavô, minha bisavó, minha avó e meus cinco tios-avós.

Aquela frase clichê "eu devo minha vida a você" não tem nada de clichê nesse caso. Estou vivo e sem sequelas graças à competência, à insistência e à perseverança do Bruno. Ele não desistiu...

Mesmo fora do ambiente de trabalho.

Mesmo estando num momento de lazer.

Mesmo exausto após correr 19 quilômetros.

Mesmo após terem passado muitos minutos sem que eu reagisse.

Mesmo depois de eu ter tomado o primeiro choque do desfibrilador e não ter reagido.

Mesmo quando tudo parecia estar realmente perdido...

Bruno não considerou nenhum desses contras, ele acreditou, seguiu em frente e trouxe a minha vida de volta. E isso fez toda a diferença. Minha sensação é de nunca conseguir agradecer o suficiente pelo que o Bruno fez por mim. E eu já falei isso pra ele e ouvi como resposta:

— Viva sua vida da melhor maneira possível, assim estará me agradecendo.

E assim eu tenho feito.

Bruno é um anjo em forma de gente. Um super-herói.

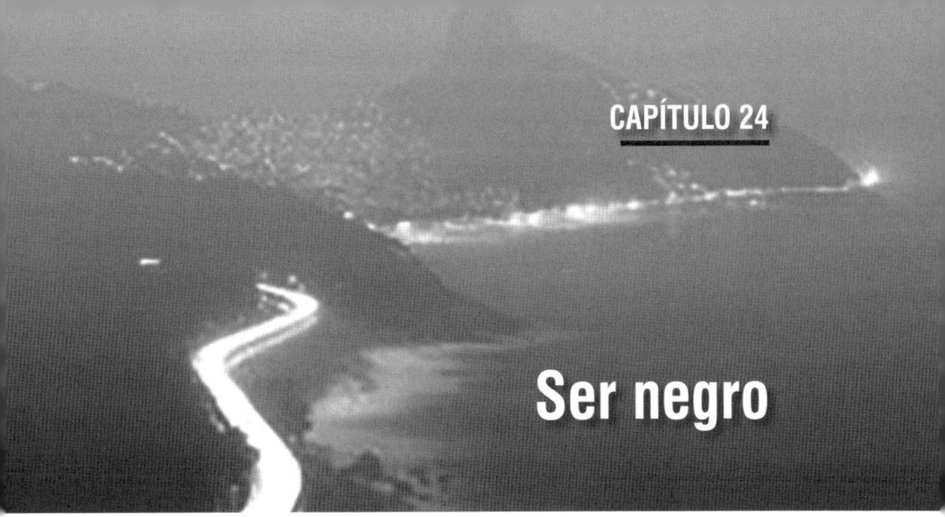

CAPÍTULO 24

Ser negro

Não sou negro, mas não preciso ser para compreender o preconceito que sofreram e sofrem até hoje no Brasil. Eu compreendo, mas não consigo sentir "na pele". Só quem é negro consegue.

A escravidão no Brasil foi marcada por uma história sangrenta e pela exploração dos negros trazidos da África em condições sub-humanas. O Brasil é um país com longo histórico de escravidão negra, que começou 30 anos após a descoberta do país pelos portugueses. De 1530 a 1888 foram 358 anos de exploração. Em 1888 os negros foram "libertados" com a assinatura da Lei Áurea pela Princesa Isabel – há apenas 127 anos! São quase três vezes mais tempo de escravidão do que de liberdade – surpreendente, não? – e o Brasil ainda foi o último país no mundo a abolir oficialmente a escravidão. Talvez isso explique, mas não justifique, a forma como o negro ainda é tratado no Brasil.

Na escravidão, os negros serviam apenas para dar conforto para a elite branca, os colonizadores. Viviam em condições de habitação precárias e alimentavam-se com o que sobrava. Muitos adoeciam e morriam amontados nos "navios negreiros" nas travessias entre a África e o Brasil, e seus corpos eram atirados ao mar como um descarte de objetos sem utilidade. Manda quem pode e obedece quem não pode mandar. Porque, diferente do ditado popular, quem tem juízo não obedece cegamente: questiona pra melhorar o mundo!

Falando em ditados populares, não podemos acreditar que são verdades absolutas. Prefiro dois pássaros voando a ter um deles na mão. Tudo que é livre é muito melhor...

Desde 1888 o país ainda não conseguiu, com plenitude, erradicar o preconceito com relação aos negros. Avanços aconteceram – é verdade – mas ainda é preciso avançar mais. Muito mais. Tenho um amigo negro que relata a reação de algumas pessoas quando conta que mora em Copacabana.

— Em qual comunidade você mora? - perguntam com a maior naturalidade.

E ainda usam o termo comunidade por acharem menos agressivo do que "morro" ou "favela". Negro só mora em morro ou favela? O negro ainda é marginalizado e visto, de alguma forma, como uma raça inferior que tem as piores condições de moradia, de trabalho, de justiça e de vida em geral, se comparado a alguém de pele branca.

Somos um país negro – aproximadamente metade da população do Brasil é composta de negros. Ser tolerante com os semelhantes é fácil. O mais importante é ser tolerante com os diferentes.

Bandido não tem cor de pele, e arrisco dizer, sem realizar nenhum estudo estatístico mirabolante, que existe muito mais bandido de pele branca do que negra no país.

Somos todos negros, brancos, azuis, amarelos e vermelhos. Seu coração tem cor por acaso?

O que estamos fazendo pra acabar com o preconceito no mundo?

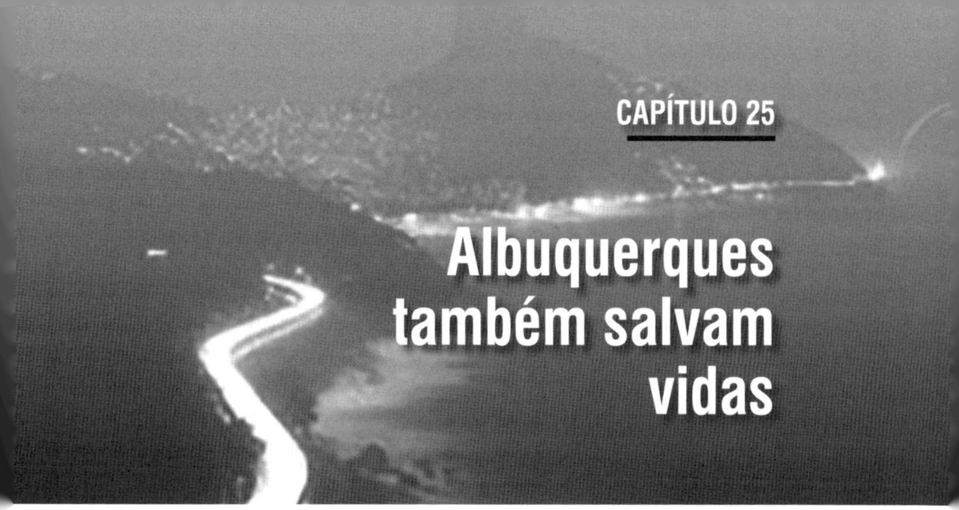

CAPÍTULO 25

Albuquerques também salvam vidas

Em maio de 2015, retornei ao Miguel Couto – não por questões de saúde, felizmente! – mas para agradecer pessoalmente a enfermeira Anna Monteiro de Araújo e toda a equipe pelas horas que estiveram ali comigo naquelas horas num domingo de abril. Pela competência, pelo profissionalismo, carinho e atenção. Eles foram minha primeira acolhida no hospital naquele momento de absoluta fragilidade e de incertezas. A vocês todos, muito obrigado!

Estive também num dos locais de trabalho da Patrícia Albuquerque – médica ortopedista que revezou as massagens cardíacas no calor do asfalto do Elevado do Joá, junto com o Bruno e com uma enfermeira. Nesse mesmo dia, combinei de conhecer também, no hospital, o corredor Leandro Albuquerque. Os cinco dias no hospital me deixaram visivelmente mais magro.

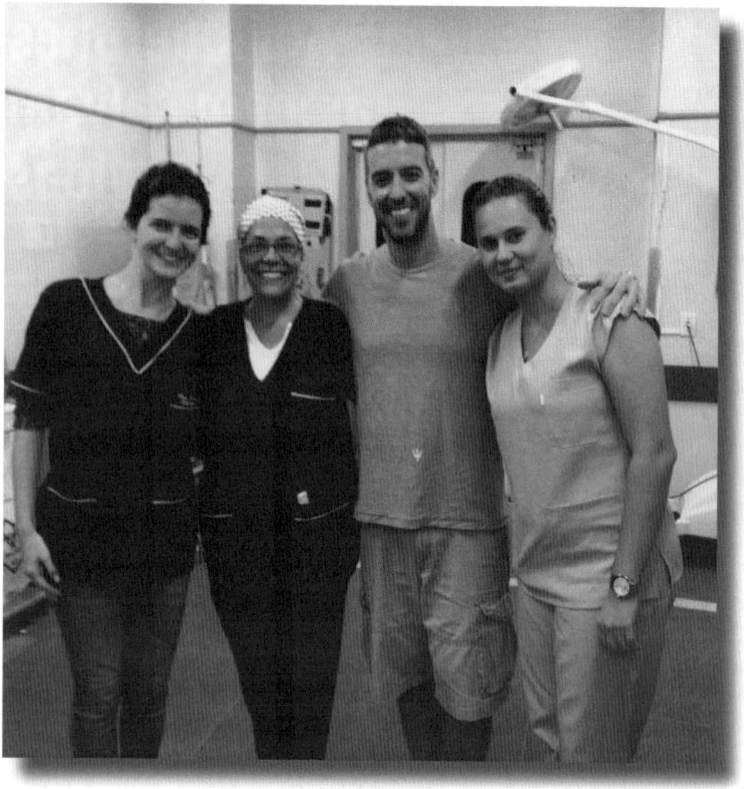

Enfermeira Anna Monteiro de Araújo e equipe, no mesmo salão de emergência onde estive naquele 12 de abril de 2015.

Acredito que nada que acontece na vida da gente é por acaso. Absolutamente nada. Patrícia e Leandro têm o mesmo sobrenome, mas não se conheciam. Ela revezou com o Bruno as massagens cardíacas que me salvaram e foi ele que partiu em disparada para acionar a UTI móvel

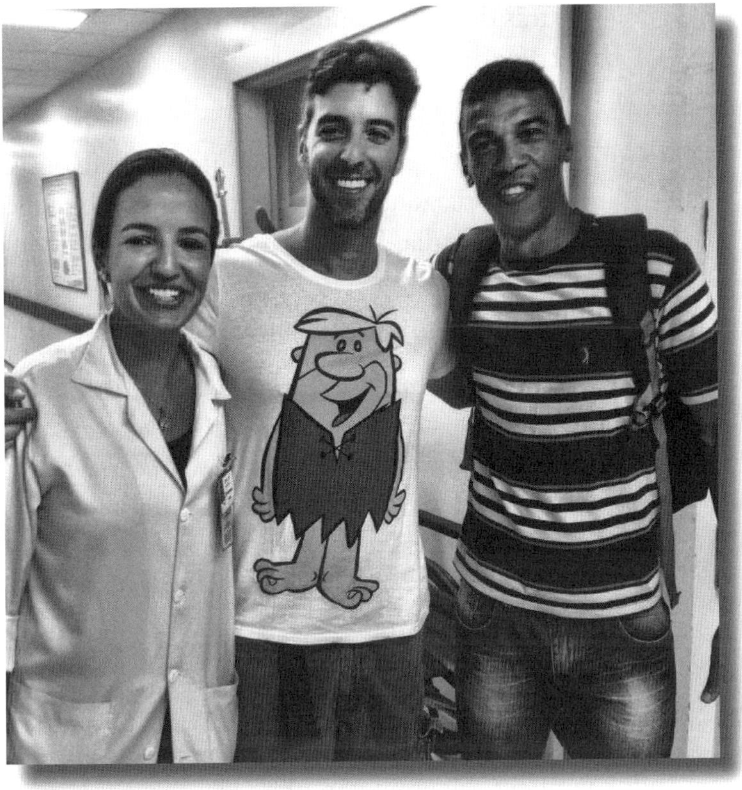

Patrícia Albuquerque, eu e Leandro Albuquerque.

da prova nos 2 quilômetros que faltavam até a linha de chegada. Leandro, que já correu muitas provas, não iria correr a Golde4 naquele dia. Nem inscrito estava. Foi na "pipoca" para incentivar uma amiga que começava a correr. Foi no ritmo dela, o que permitiu que estivesse exatamente atrás de mim quando tudo aconteceu. A amiga – Cris Fernandez – logo depois daquela corrida se tornaria sua companheira de vida. Nada foi por acaso...

Além deles, um terceiro Albuquerque, chamado Luis Paulo, também corria aquela prova e também vinha logo atrás de mim naquele dia. Ele me enviou a seguinte mensagem pelo Facebook:

> *Boa tarde Cristiano, estava participando da corrida ontem e por ironia do destino vinha logo atrás de você, cerca de 2 metros, quando você desabou, inclusive machucando um pouco a boca... prontamente te socorri dentro do possível e alertando ao staff da prova aos gritos... Espero que tenha uma plena recuperação e que volte às corridas o mais breve possível, agora com orientações médicas. Parabéns cara, você também foi um vencedor!*

Três Albuquerques que não se conheciam. Todos foram importantes pra mim naquele dia.

Todos também salvaram a minha vida.

Aos Albuquerques, minha gratidão eterna.

Vocês são incríveis!

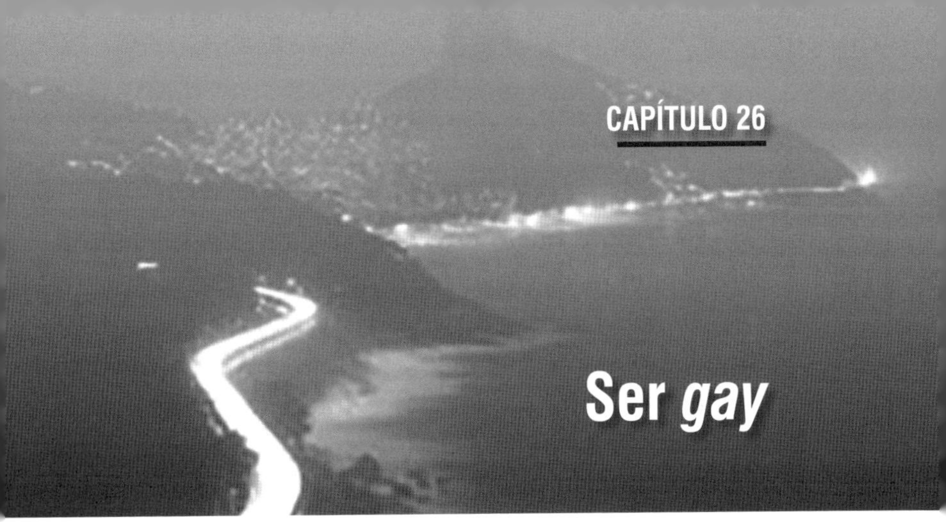

CAPÍTULO 26

Ser *gay*

Não sou capaz de precisar quando foi exatamente que me dei conta, mas desde que me entendo por gente me sinto atraído por pessoas do mesmo sexo. Durante um bom tempo eu achei que isso era uma fase e que ia passar um dia. Que era coisa de adolescente. Mas não passou. E também não houve nenhuma transformação. Eu não "virei" *gay*. E não foi nada fácil saber que desde cedo era por homens que eu me sentia atraído quando o que eu ouvia e observava ao meu redor era que isso era errado e que ser *gay* não era nada legal. Era feio e sujo. Meninos tinham que gostar de meninas e meninas gostar de meninos. Era assim que tinha que ser. E ponto final.

Sempre questionei muito isso internamente, mas nunca externalizei – nem havia espaço para isso. A imagem do *gay* era sempre muito estereotipada, de clandestinidade, do submundo, de promiscuidade, de doenças e obscuro. Os *gays* que a gente via na televisão naquela época eram Jorge Lafond interpretando a personagem Vera Verão no programa "A Praça é Nossa" e Jô Soares interpretando a personagem Capitão *Gay* no extinto programa "Viva o Gordo". Era estranho pra mim saber que nada disso me representava, não fazia parte do meu mundo, eu era diferente de tudo que assistia e não sabia qual era o meu lugar. Quem era eu afinal? Sempre me comportei e me vesti como homem. Jamais quis usar saia, batom, nem me vestir como mulher, eu apenas me sentia atraído por homens. Pra mim era uma questão muito simples, mas parecia complicado demais pras pessoas entenderem.

Estava com 23 anos quando saí de noite com uns amigos para a extinta boate Banana Café, em Ipanema, na praça Nossa Senhora da Paz. Estava numa fase de achar que quanto mais eu ficasse com mulheres, mais o desejo por homens passaria naturalmente. Uma ilusão. O lugar era frequentado por gente muito bonita, "as patricinhas e os mauricinhos da Zona Sul". Lá pelas tantas, uma amiga que estava no grupo encontrou com outra amiga dela da academia que se mostrou interessada por mim. Eu estava bebendo e resolvi me fingir de morto. Mas não deu certo.

— Minha amiga gostou de você. Ela quer muito ficar contigo.

O lugar lotado, as pessoas se encostando umas nas outras – difícil de circular com conforto – e eu acabei beijando a menina, quase sem querer, no tranco mesmo. O beijo deve ter sido bom pra ela.

— Minha amiga quer sair daqui contigo. Leva ela pra algum lugar. Aproveita!

Eu aproveitei sim, mas para ir embora sem nem me despedir de ninguém. Era por volta de 3 horas da manhã, e encorajado pelo álcool, fui parar na porta de uma boate em Copacabana. Nunca tinha ido antes e era como desbravar uma gigantesca caixa preta. O que afinal acontecia ali dentro? Tomei coragem, comprei logo meu ingresso e desci as escadas numa fração de segundos. Travei no último degrau. A visão dali era privilegiada. Eu conseguia ver todo mundo, ver homens se beijando na boca, que não devo nem ter piscado pra não perder nada. Em 5 minutos, eu "bati" os olhos num cara e ele também ficou me olhando. Ficamos nessa por muito tempo e como ainda morava com meus pais, estabeleci que às 4:00 eu iria embora, caso ele não viesse falar comigo – eu não tinha coragem alguma de ir falar com ele. Pra que ele entendesse o recado, passei a olhar muito pro relógio. "Ele vai entender a minha pressa"... 4:00 e nada, dei as costas e comecei a subir as escadas para ir embora quando sinto alguém me pegar pelo braço.

— Tu já tá indo embora, guri?

— Já. Você não é daqui, né? Esse sotaque...

Ele me disse depois que eu fui pouco gentil com ele, e devo ter sido mesmo: lugar novo, tensão do horário, eu tinha bebido. Ele acabou sendo meu primeiro namorado e ficamos juntos por um ano e quatro meses. É gaúcho e morava em São Paulo na época. Faz aniversário no mesmo dia que eu. Não tenho mais notícias dele, espero que esteja bem. Foi nesse dia que eu tomei a decisão de que ser *gay* não seria um caos na minha vida. Sufocar isso e deixar de viver seria perda de tempo e de vida, e isso não faria sentido algum pra mim.

A questão da preferência e/ou orientação sexual do ser humano é tão variada que é incompreensível querer reduzir tudo isso em apenas uma única opção. A vida nos exige, quase sem querer, o tempo inteiro, escolhas entre "A" e "B", como se não fosse possível escolher outra coisa. Além de ser um claro limitador, isso nos obriga a fazer alguma coisa que vai de encontro à nossa própria natureza. Eu não escolhi ser *gay*: eu nasci assim. Por que deveria lutar contra isso, se isso não faz mal a ninguém?

Não conheço pais que tenham comemorado essa descoberta de um filho, e isso nem deve mesmo ser motivo de comemoração, mas deveria ser aceito com naturalidade. Alguém por acaso comemora o nascimento de filhos heterossexuais? Nunca tive notícias... Comemora-se a chegada de um filho! É sempre o vizinho que vai ter um filho *gay* ou envolvido com drogas ou álcool. A questão nunca está dentro de casa. O "diferente" é sempre da porta pra fora – como se tivéssemos que seguir todos um padrão plastificado. É bom lembrar que a formação de caráter de um ser humano não tem relação alguma com o desejo sexual – nem gosto da expressão "orientação sexual" porque como animais racionais que somos, aprendemos a controlar os nossos instintos, mas eles existem e são um impulso natural. Ninguém me orientou ou me influenciou a gostar de homens. Meu pai não foi ausente na minha educação, não foi falta da figura paterna como falam por aí. Pelo contrário: meu pai sempre foi muito presente na minha vida – e continua sendo. Ser *gay* não influencia em nada o caráter de alguém – este sim, formado com base na educação e nos exemplos que recebemos.

Quando meus pais tomaram conhecimento que sou *gay*, ouvi a expressão que certamente já foi repetida por inúmeros outros pais:

— O que fizemos de errado? O que te faltou? Por quê? Por quê? Por quê? – Eram muitos porquês, todos ao mesmo tempo.

Foram algumas semanas de "climão". Compreendo que eles são de outra geração, outra criação, outros tempos. Minha mãe pediu que eu fosse visitar a terapeuta dela, já que mamãe havia contado "tudo" pra ela. Ficamos duas horas conversando e eu estava muito tranquilo. No final, a terapeuta me disse que havia conhecido outra pessoa, bem diferente daquela que minha mãe havia relatado pra ela. As coisas são assim mesmo: dependem da percepção e do olhar de cada um, da empatia, da sintonia, da tolerância e da história que cada um carrega.

— Eu esperava encontrar outra pessoa quando abri a porta e depois que terminamos nossa conversa eu tive a certeza de estar conhecendo alguém bem diferente do relato de sua mãe.

O tempo, sempre ele! Passado algum, meus pais me pediram desculpas. Foi muito bom saber que eles haviam me compreendido. Ser *gay* não significava necessariamente viver no submundo nem ser promíscuo.

Esse tabu existe por aí: achar que o *gay* vai dar em cima de tudo que é homem. Não é assim que funciona. Não significa que você vai paquerar todos os homens que ver pela frente. *Gay* não é sinônimo de ninfomania. Mas e os heterossexuais compulsivos? E quando são casados e cantam outra mulher? Infelizmente, ainda é mais comum tratarem com naturalidade uma traição heterossexual do que aceitarem a homossexualidade. Tenho inúmeros amigos heterossexuais e outros tantos homossexuais, e o respeito é sempre a palavra de ordem entre nós. Respeitamo-nos da mesma forma. Respeito não é privilégio de heterossexuais. Parece até piada de tão básico.

E a ideia dos guetos? Será? Existem lugares que quero e lugares que não quero frequentar. Que gosto e sinto-me à vontade e que não gosto e não me sinto à vontade.

Guetos são recursos de excluídos. Rotular é limitar. É exigir uma escolha que não precisa ser feita. Os guetos podem até dar uma natural sensação inicial de proteção, mas na realidade são uma fonte de alimento para a discriminação e para a intolerância.

O mundo corporativo, com raras exceções, apesar de falar em "respeito às diferenças" e em "diversidade", ainda não conseguiu tirar isso do papel. É muito mais importante *parecer* tolerante do que *ser* tolerante de verdade. Ainda é muito comum ouvir piadinhas de *gay* nas rodinhas de *happy hour* e nas festas de confraternização das empresas – onde todo mundo ri sem falar nada – e raro observar os empregados conhecidamente *gay*s que tenham as mesmas condições de evolução de carreira que seus pares heterossexuais. É uma discriminação velada. Já ouvi histórias de homossexuais que casaram com mulheres (e vice-versa) pra ficarem bem na empresa, pois "é bom pra imagem e pra carreira". Por essa razão, eu nunca consegui conduzir essa questão com naturalidade nas empresas onde trabalhei, já que nunca pensei em forjar um casamento em benefício de uma carreira profissional. Isso sempre foi uma lacuna, uma peça do quebra-cabeça que nunca encaixou.

Alguns altos executivos escandalizaram o mundo quando se revelaram *gay*s. Pelo menos é assim que a imprensa trata a notícia: com alarde. E isso não se restringiu ao mundo corporativo. No mundo dos esportes, muitas figuras conhecidas também se assumiram publicamente e tiveram seus nomes noticiados. Parece até falta de notícia...

Em determinada ocasião, num dos lugares onde trabalhei, escutei com muita surpresa, durante uma reunião de apresentação da empresa para um fornecedor:

— O perfil padrão de nosso empregado é um homem, bom pai de família, casado, com dois ou três filhos, católico e que vai à missa todos os domingos.

Eu não era nada daquilo. Eu estava fora do jogo?

O silêncio – quase sempre desconfortante – quando se fala de forma pejorativa sobre um homossexual, além de não ajudar, contribui para construir um mundo preconceituoso e intolerante. E muitas pessoas que vivem reclamando que o mundo em que vivemos anda muito preconceituoso e intolerante, não se dão conta que, silenciosamente, colaboram de alguma forma para ele existir.

O que estamos fazendo pra acabar com o preconceito no mundo?

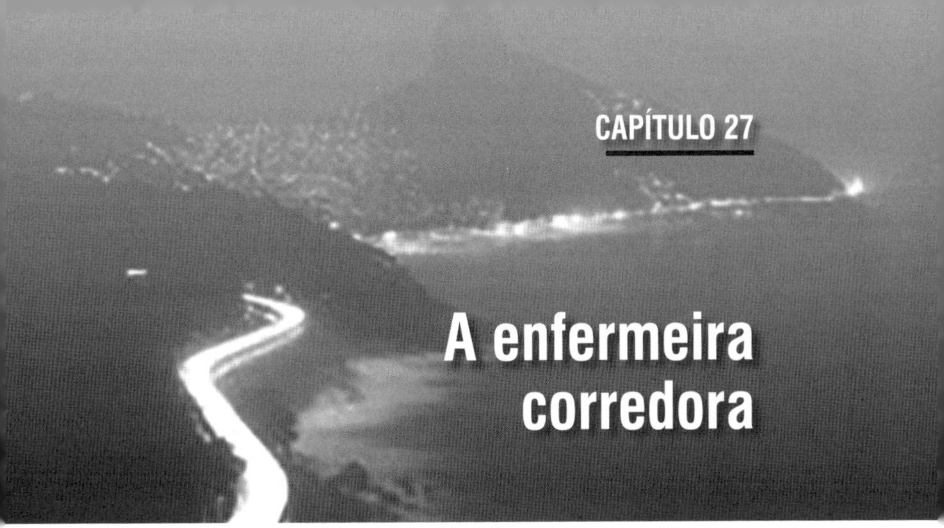

CAPÍTULO 27

A enfermeira corredora

Ninguém havia registrado o nome da enfermeira que ajudou Bruno e Patrícia no revezamento das massagens cardíacas no meu salvamento. Naquela confusão, depois que fui reanimado e colocado na ambulância, isso acabou passando despercebido. Nem Bruno nem Patrícia sabiam o nome dela. Mas eu precisava saber quem era para agradecê-la também.

Em julho de 2015, recebi a seguinte mensagem pelo Facebook:

> *Oi, Cristiano, tudo bem? Uma amiga acabou de me contar sobre uma reportagem que viu no 'Esporte Espetacular' sobre sua história. Vou te contar um pedaço da minha.... era a minha terceira meia maratona, a primeira no Rio de*

Janeiro, estava bem feliz e na melhor fase dos treinos, meu objetivo era baixar o tempo... passei os 10 km abaixo do que planejei, subi com muito esforço aquela subida (do Elevado do Joá) e no meio do elevado tinha um colega corredor caído com umas duas pessoas ainda checando os sinais vitais... em um segundo, meu objetivo de bater meu tempo mudou e passou a ser ajudar a salvar aquela pessoa. Como enfermeira, foi a primeira PCR na vida que eu vi voltar, abrir os olhos e falar o nome ainda com a boca suja de sangue, pois acho que você caiu de frente. Tive o prazer de puncionar sua veia e fazer a adrenalina, revezar na massagem e ajudar naquele atendimento. Que bom te ver bem, que bom ver a sua reportagem... meu Garmim registrou o km 19 o mais longo da minha vida de provas, mas um dos mais importantes da sua. Ainda não tive coragem de fazer outra meia maratona, mas continuo correndo e agora muito mais feliz por saber que você está bem! Um grande abraço!! Thatiane Delatorre.

Thatiane Delatorre mora em Ribeirão Preto, e veio ao Rio para correr aquela prova. Eu ainda não a conheci ao vivo, mas isso está como prioridade na minha lista de coisas para fazer. Preciso conhecê-la, para um abraço de gratidão por ter me ajudado a voltar a viver naquele dia.

Muito obrigado, Thatiane!

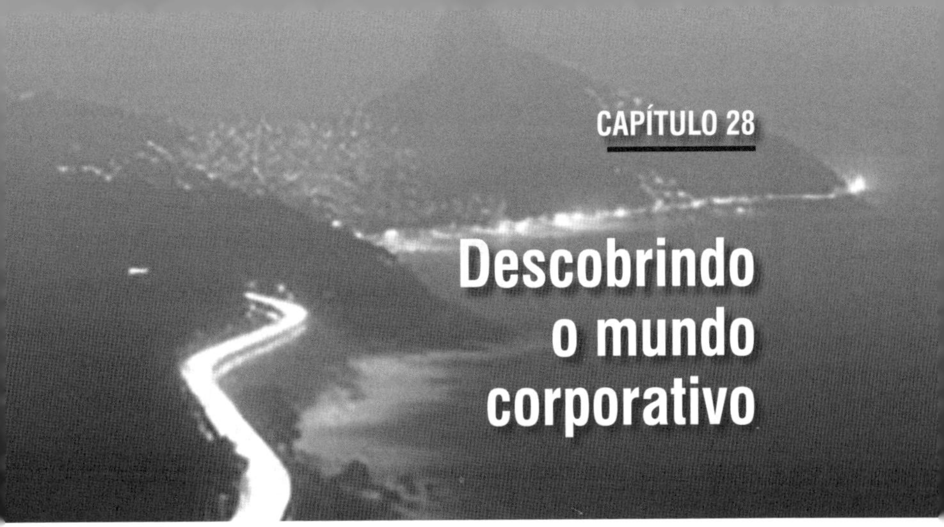

CAPÍTULO 28

Descobrindo o mundo corporativo

Quando estava no científico – isso nem existe mais na nova grade escolar – não sabia exatamente que carreira gostaria de seguir, com o que eu gostaria de trabalhar. Fiz alguns testes vocacionais e nenhum deles conseguiu me orientar adequadamente. Eu ficava admirando meus colegas que tinham certeza sobre o que queriam fazer. Futuros médicos, dentistas, advogados ou engenheiros. Todo mundo sabia exatamente que carreira iria seguir. Eu não.

Eu sabia que não gostava da área médica – Medicina, Odontologia e afins, e isso já era um ponto de partida. Nunca me senti bem vendo sangue e sentindo aquele cheiro de éter, característico de hospital. Cheiro de éter. Olfato. A área de Humanas – Comunicação Social,

Publicidade e afins – me despertava interesse, mas eu escutava muito falar que o mercado era muito restrito e tinha medo de não ser bem remunerado.

Vejam que essa questão financeira já começa desde cedo nas nossas vidas. Somos todos, quase involuntariamente, engolidos por um mundo que exige que você seja bem-sucedido, o que significa dizer que você deve ter um salário alto, um belo carro na garagem e morar muito bem, num amplo apartamento ou numa casa bem localizada. Se você tem tudo isso, você é um "modelo". Você faz do grupo de pessoas que "deu certo na vida". Caso contrário, você é um fracassado. Vivemos em um mundo de cobranças diárias com um modelo que eu não fui consultado pra construir.

Então, resolvi prestar vestibular para Administração de Empresas. Uma coisa generalista e que remetia para uma vida de escritório. Executivo, de terno e gravata, isso devia dar dinheiro e não tinha nada da área médica. Com 17 anos de idade eu começava a cursar Administração de Empresas na Universidade Federal do Rio de Janeiro – semanas depois eu completaria 18 anos.

Logo que comecei na universidade, iniciei um estágio num centro de processamento de dados do Banco do Brasil em São Cristóvão, no Rio. O prédio – todo revestido em mármore branco – ainda existe ao lado do Centro de Tradições Nordestinas – o antigo pavilhão de São Cristóvão – com aspecto de abandonado, bem em frente a um trecho do viaduto da Linha Vermelha, embora o banco já tenha deixado de funcionar no prédio há alguns anos. O trabalho não era exatamente aquilo que eu imaginava quando pensava no "terno e gravata" – até porque eu trabalhava sem terno e gravata – mas foi absolutamente importante para me introduzir nesse mundo corporativo. Eu e mais três ou quatro pessoas processávamos as cópias carbonadas de cartão de crédito numa época em que não existiam essas maquininhas automáticas, muito menos *chips* nos cartões. Jurássico, não? Era preciso muita agilidade e atenção para digitar todos aqueles números sem erros. Sentia-me importante. E era. Alguém tinha que fazer aquele trabalho.

Alguns meses depois, fui a uma dessas feiras universitárias de recrutamento cheias de *stands* de empresas atrás de "carne fresca" pra aumentar o rebanho. Funciona mais ou menos assim: muito universitário pensando ser a última bolacha do pacote por estudar em boas universidades e muita empresa pensando "deixe que se sintam a última bolacha do pacote porque isso é bom pra nós". É um jogo intenso e muito fácil de sedução. E assim participei de alguns processos seletivos para trabalhar em empresas que formavam um bloco conhecido como "Big 6" – na época, as seis maiores e melhores empresas de auditoria e consultoria no mundo: Arthur Andersen, Price Waterhouse, Coopers & Lybrand, KPMG, Ernst & Young e Deloitte. Eram nomes muito esquisitos, tinha quase que enrolar a língua pra pronunciá-los e eu nem sabia exatamente o que uma empresa dessas fazia – sabia apenas que eram multinacionais que exigiam terno e gravata e que os panfletos eram muito bonitos. "Opa, é por aí: eu devo estar no caminho certo! "

Em dezembro de 1994 começava a trabalhar, finalmente de terno e gravata, na Arthur Andersen, no sétimo andar de um prédio na Praia de Botafogo no Rio. Saía de casa todo orgulhoso, sentindo-me um alto executivo, com uma pasta 007 – herdada do meu pai – praticamente vazia e suando muito ao ir de ônibus e metrô para o trabalho no verão carioca. Naquela época nem existia ar-condicionado em ônibus normal. Todo esforço valia a pena, afinal eu estava entrando numa empresa multinacional americana que "escolhia os melhores do mercado" e que tinha centenas de escritórios espalhados pelo mundo afora. Era quase como ganhar na loteria. Éramos contratados ao som da Tina Turner cantando *Simply the best* durante a exibição de um vídeo com executivos de terno e gravata, com uma maleta 007 nas mãos numa corrida de obstáculos. O som alto, aquela coisa toda para causar impacto e emocionar funcionava bem. Como não se sentir absolutamente especial e escolhido para fazer parte de um time vencedor? Saía cedo de casa e voltava tarde. Isso era *cool*. Afinal, executivo bom faz isso, não? Era demonstração de garra e de determinação. De vontade de construir uma carreira sólida. De ganhar mais dinheiro. De ter mais responsabilidade e almejar cargos mais altos. Eu só não sabia ainda que isso me tiraria uma parte importante de tempo para "viver a vida".

A Arthur Andersen tinha um centro de treinamento mundial localizado em Illinois, nos Estados Unidos, chamado de "St. Charles". Era um complexo gigante e ir para St. Charles era o sonho de todo empregado da Arthur Andersen. Era praticamente um prêmio e para fazer a viagem era preciso fazer uma prova de inglês para comprovar determinado nível de proficiência no idioma. Eu fui em setembro de 1995 e passei duas semanas por lá. Ninguém podia imaginar que alguns anos mais tarde tudo isso deixaria de existir.

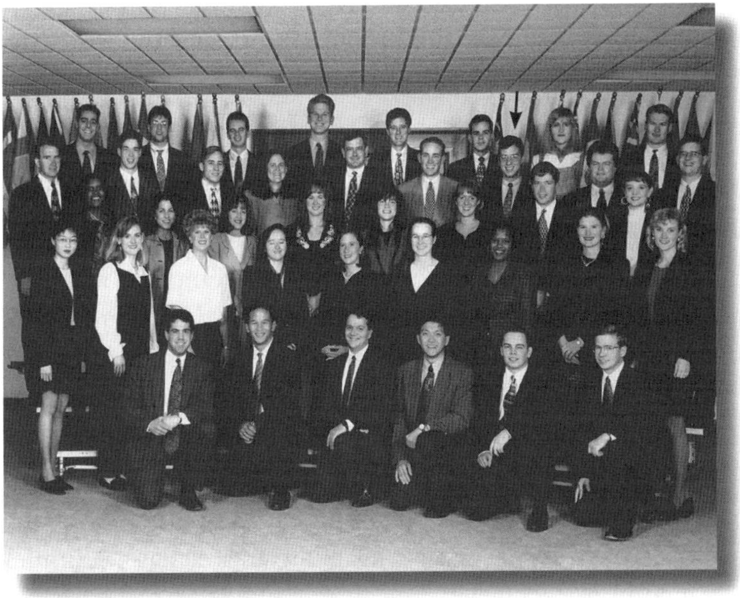

Eu ainda de óculos, à direita da foto, na segunda fileira de cima pra baixo (seta).

Foram anos de muito aprendizado. Logo percebi que sair do trabalho no horário "regulamentar" não era legal – muito comum no mundo corporativo até hoje. Quem sai do trabalho no horário normal "não quer nada", "faz corpo mole", etc. Ouvi algumas vezes ao sair do trabalho às 18 h:

— Está desmotivado? – era comum alguém soltar a piadinha. E muita gente acabava repetindo isso em outras ocasiões, perpetuando o mau vício.

Quem fica até tarde no trabalho e abre mão da vida pessoal – ou abre mão da "vida" de uma maneira geral – é logo reconhecido pelos superiores, recebe boas avaliações e tem uma evolução rápida na carreira. "Esse aí veste a camisa!" Pouco importa os estragos causados por isso: se a pessoa está engordando, se está tendo problemas em seus relacionamentos, se está perdendo saúde, se está sem tempo de cuidar de si próprio, da casa, da família. Isso é problema individual e a empresa não tem nada com isso. O que importa é quem "dá o sangue pela empresa" – outra frase abominável que ainda se escuta muito por aí. Não bastam dedicação e comprometimento durante as oito horas de trabalho: é preciso mais, muito mais pra provar que você é dedicado e comprometido. Quando se comentava que ninguém tinha tempo e condições para absorver mais trabalho e já estava no limite, era comum escutar:

— O que você faz de meia noite às seis, hein?

No final de 1999, das aproximadamente 40 pessoas que haviam ingressado comigo na Arthur Andersen em 1994, sobraram apenas quatro além de mim. Todas haviam recebido a tão almejada promoção a Gerente. Menos eu. Eu não conseguia compreender as razões de ter sido o único a não ter recebido essa promoção, afinal eu tinha recebido avaliações anuais boas e então fui procurar um dos sócios com quem eu tinha muitos projetos, para entender as razões da minha não promoção. Ele foi muito claro: disse que eu era muito novo – tinha 23 anos – e poderia esperar por essa promoção no próximo ano. O que não entrava na minha cabeça era que o tempo não iria passar mais rápido pra mim do que para os outros. Eu comecei a trabalhar na Arthur Andersen ainda com 19 anos. Argumentei isso e perguntei se também era uma questão de falta de competência. Ele disse que não. Ele percebeu minha frustação. A frase final que ele usou foi inesquecível:

— Não vá jogar a sua carreira pela janela, Golden. Ano que vem taí.

De fato, o ano que vem "tava aí", mas não pra eu continuar trabalhando lá. A decisão de deixar a empresa foi tomada naquele momento.

Depois de quase seis anos trabalhando muito, sem tempo para praticar exercícios físicos, tirando férias com culpa, com queda acelerada de cabelo e tendo pouco tempo para a vida pessoal, no início de 2000, depois de ter trabalhando literalmente todos os sábados de janeiro e fevereiro daquele ano – e alguns domingos também – resolvi que aquela não era a vida que eu queria pra mim. Não fazia sentido viver praticamente todo o tempo que eu tinha de vida para trabalhar. Nunca podia programar nada com tranquilidade, pois sempre o trabalho era prioridade e ele passava como um trator sem pedir licença. Eu não conseguia marcar um único compromisso sequer – um jantar, um suco, um chope, um encontro para um abraço, um beijo ou qualquer coisa que fosse – e honrar com ele. Ou mesmo fazer qualquer outra coisa após as 18 horas, porque era raro conseguir sair do trabalho antes das 20 ou 21 horas. O trabalho exigia com frequência que eu ficasse até tarde e na maioria das vezes isso não era previsto com antecedência. Pizza e *fast food* eram a alimentação comum do jantar nas frequentes noites de horas extras – quem ousaria pedir algo diferente? Pedir alguma coisa mais saudável era "ser do contra". Passei, desde então, a adotar algo como um mantra pra minha vida: "Daqui pra frente, eu quero trabalhar para viver e não viver para trabalhar". Enviei alguns currículos e logo fui chamado para uma entrevista. A dona de uma empresa de *headhunting* me convidou para um bate-papo. Ela estava recrutando alguém com experiência em "Big 6" mas que estivesse disposto a reduzir a carga de trabalho para trabalhar numa multinacional francesa instalada no Brasil. Assim, achei que essa vaga era pra mim. No final de 2000, começaria a trabalhar na Michelin – a gigante francesa dos pneus.

Deixei a Arthur Andersen absolutamente grato pelos anos que trabalhei lá, de profundo e intenso aprendizado, mas com a certeza de que a vida não era só trabalho e que o mundo de "Big 6" não era mais pra mim. Era preciso começar a escrever outro capítulo da minha história.

Pouco depois da minha entrada na Michelin, em outubro de 2000, a imprensa começou a divulgar, no início de 2001, problemas com a Enron, a empresa gigante norte-americana de energia. A Enron estava sendo acusada de fraudes contábeis e fiscais em seus balanços financeiros. E era a Arthur Andersen que fazia auditoria nos balanços da Enron... Na época, as investigações realizadas revelaram que, entre outras coisas, a Enron havia manipulado seus números, escondendo dívidas de 25 bilhões de dólares por dois anos consecutivos e inflado artificialmente os seus lucros. Ela havia enganado o mercado, os investidores e os acionistas. No final de 2001, comprovada a fraude, alguns de seus principais executivos foram condenados e foi decretada a falência da Enron. Por tabela, a Arthur Andersen foi acusada de ter sido conivente com tudo aquilo e de obstruir a justiça ao destruir documentos e arquivos eletrônicos ligados ao caso.

A partir da história da Enron, quem escolheria uma empresa como a Arthur Andersen para auditar seus balanços? A empresa quase centenária, fundada em 1913, fechou todos os escritórios pelo mundo em 2002 e também evaporou do mapa, levando junto com ela o emprego de 85 mil pessoas. Custava a acreditar em tudo que lia sobre o assunto. Parecia um castelo de areia desmoronando. O que parecia sólido como uma pedra derreteu rápido como o gelo.

Mesmo que já não estivesse mais trabalhando lá, essa notícia foi um choque pra mim. Como era possível, uma empresa quase secular, que prezava tanto pela sua ética e pela sua reputação, que contratava pessoas ao som de *Simply the Best*, ter tido seu nome envolvido num escândalo mundial de fraude e manipulação contábil? Então era tudo mentira sobre o que falavam de ética, reputação e excelência na prestação de serviços? Eram perguntas que me fazia sem parar, que ecoavam dentro de mim e que começaram a abrir meus olhos pra esse nebuloso mundo corporativo, do executivo de terno, gravata e pasta 007. Você precisa aprender a se proteger sozinho. Em que e em quem acreditar? E esse papo de "jogar a carreira pela janela" pra quem pede pra sair da empresa, como ficava nisso tudo?

Acredito que foi a primeira vez que eu consegui entender com clareza o que era a tal da globalização que começavam tanto a falar. Algo que aconteceu lá nos Estados Unidos, em Houston, no Texas, foi capaz de arruinar com mais de 80 anos de história e existência de uma empresa inteira, com mais de 100 escritórios espalhados pelo mundo, afetando a vida de diferentes empregados que não tinham absolutamente nenhuma relação com o ocorrido – a não ser trabalhar para a mesma empresa.

Por conta desse caso, em junho de 2002 surgiu uma lei norte-americana que ficou conhecida como Lei Sarbanes-Oxley, ou mais comumente como Sarbox ou simplesmente SOX, sendo considerada a maior reforma do mercado de capitais desde a introdução da sua regulamentação após a grande crise financeira de 1929. O objetivo era tentar dar mais transparência na gestão das empresas, aumentando o ambiente de controles internos e estabelecendo princípios de governança para evitar a fuga dos investidores, causada pela insegurança e pela perda de confiança na condução dos negócios. SOX seria aplicada, a partir da data da sua criação, a empresas americanas ou estrangeiras com ações registradas na SEC – *Securities and Exchange Comission* negociadas em bolsa de valores, o equivalente da CVM – Comissão de Valores Mobiliários no Brasil.

Com a criação de SOX, vieram os Códigos de Ética das empresas, estabelecendo regras de conduta e de comportamento principalmente dos funcionários e na forma de realização de negócios com terceiros. Vieram também os Canais de Denúncia para envio de quaisquer situações que estivessem em desacordo com os princípios éticos das empresas. O mundo corporativo queria evitar que novos casos como o da Enron e da Arthur Andersen voltassem a acontecer em algum canto do planeta. Somente o tempo seria capaz de dizer se esses mecanismos funcionariam de verdade.

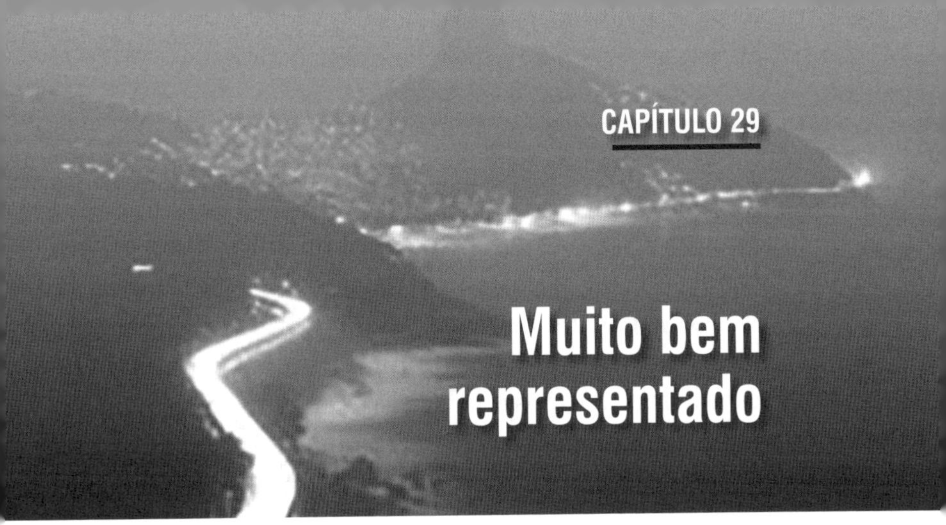

CAPÍTULO 29

Muito bem representado

Nunca me passou pela cabeça parar de correr. Mesmo no hospital, sem saber se eu teria liberação médica para voltar às pistas, eu me imaginava correndo novamen te, e especialmente a mesma prova onde tudo aconteceu. E a única recomendação médica que tinha até então era para aguardar três meses para voltar a correr. O que são três meses para quem ganhou uma nova vida assim de repente? Em seis semanas eu já tinha autorização médica para voltar a praticar exercícios – de forma moderada, é verdade – mas eram apenas seis semanas depois de tudo que tinha acontecido. Pra voltar a correr eu ainda precisava aguardar mais um tempo.

Como ainda não podia correr, eu queria encontrar alguém que me representasse numa corrida que já estava inscrito para o dia 25 de abril de 2015. Eram 10 km, sendo metade no asfalto e metade na areia. Ofereci ao Bruno, que ficou de pensar. Alguns dias depois, ele aceitou o convite e me deixou muito feliz com isso. Bruno estava com a esposa, Graziela, e eu com meus pais. Foi muito emocionante ver o cara que salvou a minha vida correndo no meu lugar. Eu estava muito emocionado, grato e bem representado.

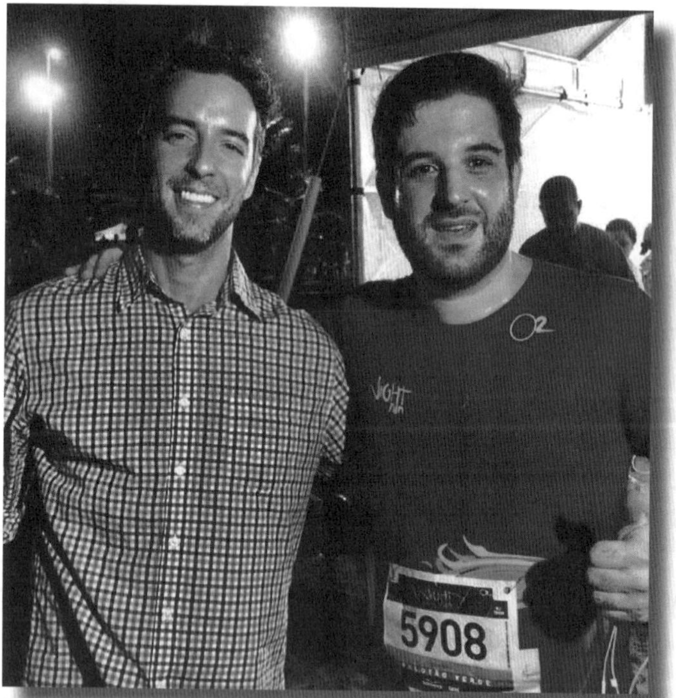

Eu e Bruno Bussade no final da *Night Run*, em abril de 2015.

A Golden4 de 2016 etapa Rio de Janeiro já estava no meu calendário desde que eu soube que poderia voltar a correr. A preparação começou faz tempo. Será a segunda corrida mais importante da minha vida.

Porém, entre informações desencontradas, muita gente comentava dentro e fora das redes sociais que, infelizmente, essa prova não aconteceria no Rio em 2016. Uns diziam que era por conta dos eventos-teste dos Jogos Olímpicos na cidade, outros, que era por conta de direcionamento de patrocínio da marca esportiva para outros eventos. Até que no início de março de 2016, a data da prova foi finalmente divulgada: 15 de maio. E o nome da prova havia mudado: passou a se chamar apenas Golden Run. Uma coincidência – claro – mas que tem um pedacinho do meu sobrenome Goldenberg.

A prova se chamava Golden4 por acontecer em quatro cidades diferentes no Brasil: Rio de Janeiro, São Paulo, Brasília e Fortaleza. Em 2016, a prova não aconteceria em Fortaleza e por essa razão passou a se chamar apenas Golden Run.

Não tinha ideia de como seria reviver tudo aquilo novamente. A mesma largada. O mesmo percurso. Uma chegada diferente. Passar por aquele quilômetro 19 e continuar até a linha de chegada para, dessa vez, completar a prova até o último quilômetro.

Mas a preparação pra prova de 2016 começou no dia 12 de abril de 2015.

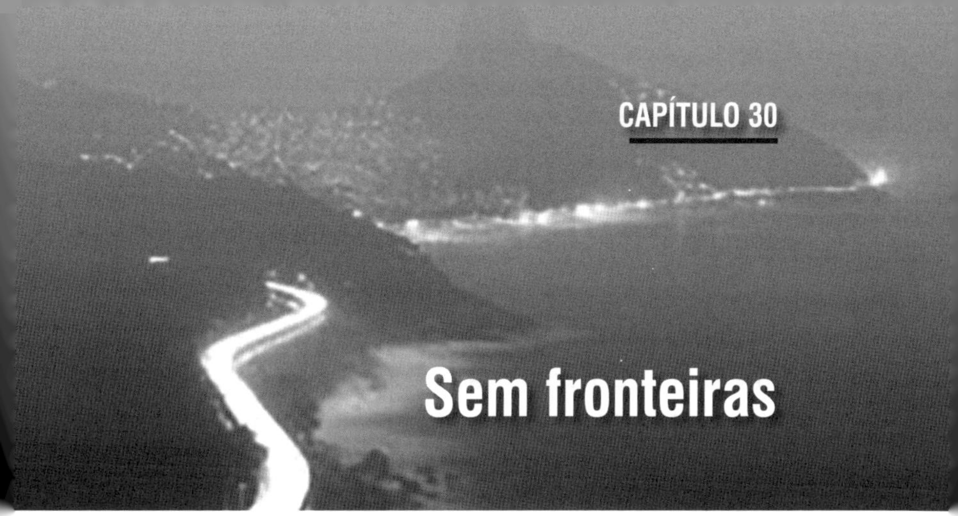

CAPÍTULO 30

Sem fronteiras

O mundo de Bibendum, o boneco símbolo da empresa. Assim que comecei a trabalhar na Michelin, tive a certeza de que era possível continuar uma carreira em outra empresa. Eu não tinha jogado carreira nenhuma pela janela saindo da Arthur Andersen, a carreira era minha e eu a carreguei comigo – e continuarei carregando por onde eu for. A Arthur Andersen é que parece ter jogado a carreira de todos os 85 mil empregados que ainda trabalhavam lá pela janela, quando o escândalo da Enron aconteceu.

Passei a ter um ritmo de trabalho muito mais saudável, com aproximadamente 8 h de trabalho por dia, sem que isso representasse incompetência ou improdutividade. Sem culpa alguma, o que era ainda melhor. Meus dias eram mais produtivos e eu tinha muito mais energia para trabalhar feliz.

Depois de dois anos, em 2002, o Diretor global de auditoria da Michelin – um senhor francês absolutamente apaixonado pelo Brasil, por quem tenho profunda admiração e respeito – esteve no Rio numa visita anual de acompanhamento do departamento de auditoria interna. Na ocasião, tive uma reunião a sós com ele e durante a conversa, falando um bom português cheio de sotaque, ele me pergunta:

— Você já pensou em trabalhar conosco?

Rapidamente respondi que já trabalhávamos juntos, mas ele retrucou:

— Você entendeu bem a pergunta, refiro-me a juntar-se a nós lá na França.

Estava feito o convite. Não era algo de imediato, mas a semente havia sido lançada.

Fiquei tão feliz com o convite quanto assustado por saber que eu poderia morar e trabalhar num outro país com idioma absolutamente desconhecido, não entendia nada da língua francesa. Em pouco tempo já estava tendo aulas particulares e tive uma surpreendente facilidade para aprender o novo idioma. Embarquei em janeiro de 2004 para Paris, com destino à Clermont Ferrand, a capital de Auvergne, na região central da França. É lá que a Michelin ainda mantém sua sede na pequena cidade onde começou seus negócios com pneus há mais de 120 anos. De todas as 40 grandes empresas francesas com ações negociadas na bolsa de valores de Paris, que compõem o grupo CAC 40 – *Cotation Assistée en Continu* – a Michelin é a única que ainda mantém sua sede principal fora de Paris e dos arredores parisienses. Fiel às suas origens.

Cheguei a Paris no auge do inverno. A conexão no Charles de Gaulle foi rápida e a chegada em Clermont Ferrand aconteceu debaixo de muita neve. Eu havia acabado de voltar de Fernando de Noronha – lugar que escolhi pra me despedir do Brasil – e trocar o sol escaldante pela neve congelante. Conhecer o novo, desbravar novas fronteiras foi, ao mesmo tempo, assustador e motivador. Lembro-me de estar vestido para suportar um frio glacial, com um sobretudo pesado, luvas e cachecol e de girar a chave na porta de casa pela primeira vez, entrando num apartamento que seria minha residência pelos próximos anos – eu não sabia até quando ficaria por lá. O apartamento estava todo mobiliado, mas eu não havia escolhido nada do que estava ali. Sensação estranha essa, quase de invasão. Fui reconhecendo as coisas com calma e com o tempo consegui ir personalizando o espaço e deixando tudo preparado para ter a "minha cara".

Clermont é uma cidade que assusta no começo, especialmente para alguém que deixa o Rio de Janeiro pra trás. Com aproximadamente 160.000 habitantes, é uma pequena cidade no interior da França localizada numa região vulcânica, impulsionada há décadas pelos negócios da Michelin. A catedral da cidade, na Place de la Victoire, foi toda construída em pedra preta, vulcânica. O apartamento que morei ficava bem em frente a essa catedral. Uma cidade limpa, organizada e segura, sem o caos dos grandes centros urbanos e que acabou me conquistando depois de alguns meses. Observei durante os anos que lá morei, a chegada do *tramway*, um metrô de superfície. O dia de inauguração foi uma festa na cidade. Aprendi a saborear a chegada e a partida de cada uma das estações do ano. O verão era um evento! Os franceses comemoram todo dia 21 de junho a *Fête de la Musique*, para celebrar com muita alegria o início do verão com a chegada de tempos mais quentes. É o dia mais longo do ano na França. As árvores, completamente secas no inverno, ficam cheias de folhas e trazem vida à cidade. Os jardins dos parques e das ruas são preparados pela Prefeitura com flores coloridas. O comportamento das pessoas muda bastante, todos ficam mais expansivos, mais alegres, mais comunicativos e mais felizes.

Esses anos que passei na França foram anos de um forte amadurecimento pessoal e profissional. Foram momentos de grandes desafios – pra começar, viver sozinho e trabalhar em outro país – e de grandes e deliciosas descobertas pelo mundo. Carimbei muito meu passaporte, estive em mais de 30 países, em todos os continentes, e carrego comigo belíssimas lembranças desse período.

Em pouco mais de três anos, a Michelin me transformou num cidadão do mundo.

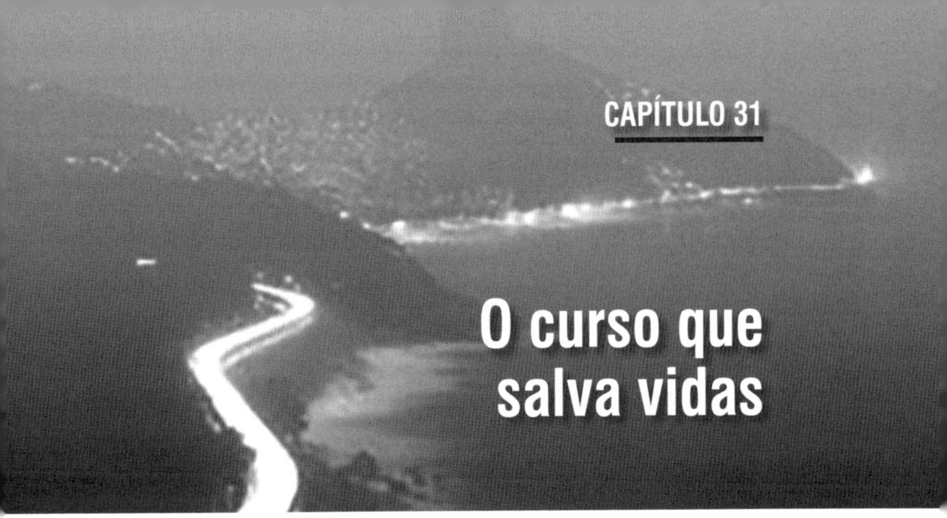

CAPÍTULO 31

O curso que salva vidas

Um dos grandes problemas de uma parada cardiorrespiratória é o tempo que o acidentado leva para ser socorrido. Tempo é fator determinante para que alguém tenha ou não sequelas. O atendimento precisa ser quase imediato com as massagens cardíacas bem feitas, de forma ininterrupta, logo nos primeiros minutos depois da parada. O desfibrilador externo complementa o processo com o choque de reanimação para que o coração volte a bater.

Por gratidão e para poder estar capacitado para retribuir o que foi feito por mim em alguma eventualidade, em julho de 2015 tomei a decisão de fazer o curso de primeiros socorros em paradas cardíacas para leigos (TECA-L) na Sociedade Brasileira de Cardiologia (SBC).

Meu pai fez o curso comigo: solidariedade é isso, amor também. Foi mais um momento emocionante pra mim. Eu estava diante de três instrutores que me ensinaram – e continuam ensinando para tantas outras pessoas – exatamente aquilo que salvou a minha vida. Foi emocionante pra eles também saber que eu estou vivo e sem sequelas por conta do que ensinam há alguns anos. Aos instrutores do curso TECA-L, meu muito obrigado por me ensinarem o que fazer diante de um quadro igual ao meu. Vocês também salvam vidas!

Hoje estou treinado e capacitado para prestar esse atendimento. Agora eu também sou capaz de salvar vidas. Seria ótimo se mais pessoas pudessem se capacitar também. Ninguém precisa ter uma PCR para tomar essa decisão. Você pode precisar desses conhecimentos em qualquer lugar, com qualquer pessoa e a qualquer momento.

Você pode fazer a diferença na vida de alguém. E alguém pode fazer na sua também.

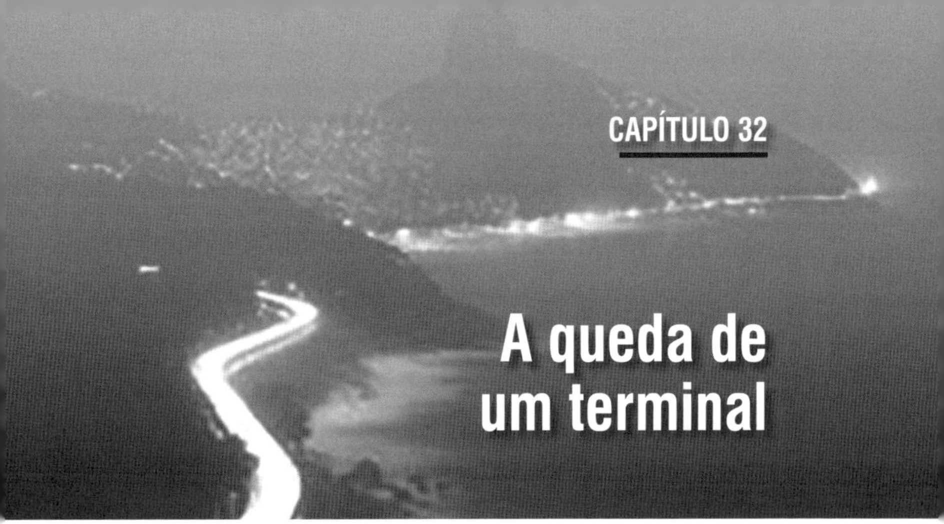

CAPÍTULO 32

A queda de um terminal

Maio de 2004. Um amigo brasileiro muito querido morava em Nova York e resolvi visitá-lo num feriado. Amigo de longa data, desses que a gente carrega do lado esquerdo do peito com cadeira cativa numerada.

Meu voo de volta para França era da Air France e saía do aeroporto JFK. A Air France tinha outro voo saindo 30 minutos mais cedo do aeroporto de Newark, também com destino a Paris. Quando o voo em que estava se aproximava de Paris, o comandante anunciou no alto-falante que havia tido uma alteração na chegada do terminal 2E para outro terminal. Até aí, nenhum problema. Essas mudanças acontecem com bastante frequência. O problema é que quando desembarquei, notei um movimento atípico com muitas pessoas com coletes fluorescentes correndo apressadas de um lado pra outro. Havia alguma coisa estranha no ar e era muita correria pras primeiras horas de uma manhã.

Logo em seguida, notei que os painéis luminosos que anunciam os voos piscavam sem parar com a seguinte frase: "passageiros com voos no terminal 2E procurem as companhias aéreas para informações". Ao ver passar uma funcionária da Air France, perguntei o que havia acontecido no terminal 2E e ela respondeu que o terminal havia desabado. Achei que era algum problema de má interpretação minha, afinal, mesmo que já falasse bem o idioma, deveria ter entendido algo errado. Resolvi confirmar. Ela voltou a dizer que o terminal havia desabado, ido ao chão, ruído.

Gelei.

O voo da Air France que saiu de Nova York 30 minutos mais cedo havia chegado ao terminal 2E. O mesmo terminal que meu voo chegaria. No desembarque, com a aeronave acoplada ao *finger*, cinco pessoas morreram e algumas ficaram feridas com a queda do terminal. Senti um alívio por não estar no outro voo e lamentei muito pelas pessoas que não tiveram a mesma felicidade que eu. E agradeci por estar vivo.

I step off the train, I'm walking down your street again.

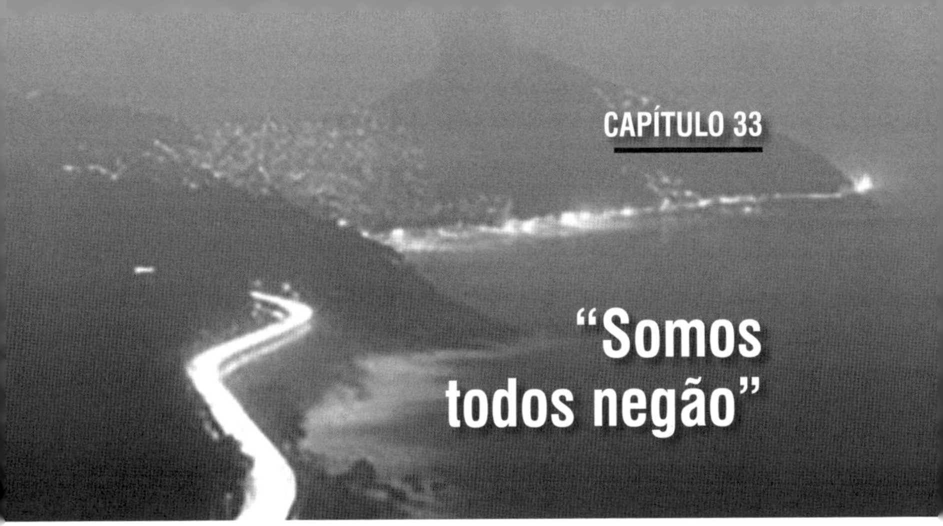

CAPÍTULO 33

"Somos todos negão"

Em julho de 2015, recebo uma ligação do Dr. Fabrício Braga. Ele me contava sobre uma família que havia assistido a matéria sobre o meu caso que foi exibida no "Esporte Espetacular" dias antes.

Bruno Miquelon Vaz correu a maratona do Rio em julho de 2014, completou os 42 km da prova, mas logo que cruzou a linha de chegada também teve uma PCR. Bruno recebeu atendimento médico, mas infelizmente nossas histórias não tiveram o mesmo desfecho. Bruno ainda estava hospitalizado.

Estive lá para visitar o Bruno e conheci sua mãe, Juciara. Eu fui visitá-los para levar amor e acabei recebendo muito mais em troca. A torcida pela recuperação do Bruno é permanente.

Uma página chamada "Somos todos negão" foi criada no Facebook para aumentar a torcida. Ela é dedicada ao Bruno, como um espaço para orações e energia positiva voltada para esse guerreiro.

Sempre que possível, passo no hospital para vê-los. A cada visita, o abraço da Juciara é lotado de boas energias. Espero que muito em breve ele deixe o hospital. Que a visita seja em casa da próxima vez.

"Bruno, o mesmo nome do cara que salvou a minha vida."

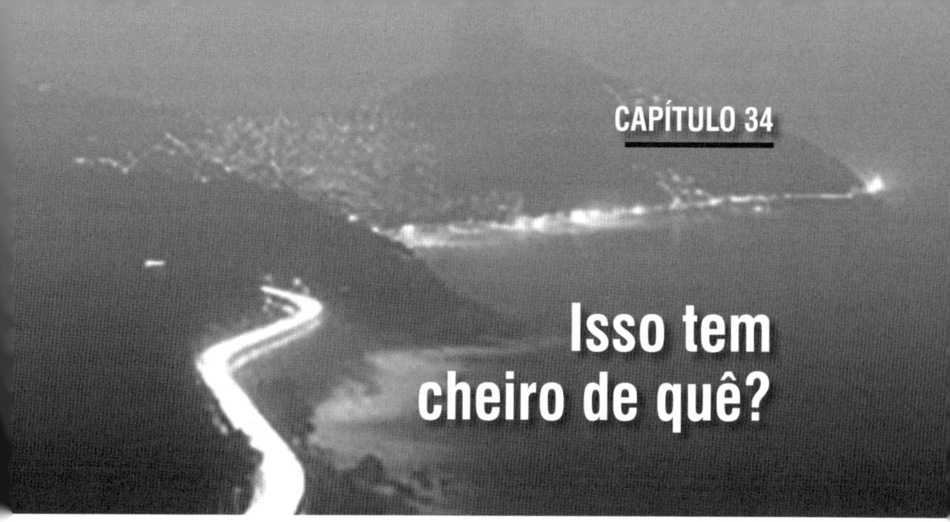

CAPÍTULO 34

Isso tem cheiro de quê?

Em setembro de 2004, nove meses depois de estar morando na França, fui com um colega de trabalho à Nigéria realizar um trabalho de auditoria com previsão de duração de três semanas. O trabalho exigia movimentação interna no país, de forma que cheguei de Paris diretamente a Port Harcourt, mas também viajei para as cidades de Lagos e Kaduna. A viagem foi cuidadosamente preparada com uma visita prévia ao departamento médico da Michelin. Uma série de medicamentos antipaludismo me foi receitada. Precisei também tomar muitas doses de vacina. Meu cartão de vacinação ficou cheio de anotações. E recebi orientações claras sobre alimentação, tudo para que a viagem fosse tranquila e minha saúde preservada. Fui informado de que não adiantaria levar o cartão de crédito corporativo internacional, já que ele não seria aceito na Nigéria. Achei que era exagero, mas não era.

Peguei um voo de Paris para Port Harcourt num domingo à noite. Eu cheguei, mas minha mala, não. Registrei a ocorrência no balcão da companhia aérea, segui para o desembarque e já comecei a ver sinais da precariedade do lugar. Meu colega de trabalho pegou um carrinho de bagagens capenga, sem uma das rodinhas. Alguns muitos assentos do aeroporto estavam sem o braço e muitas, mas muitas lâmpadas queimadas ou piscando. Uma pessoa nos aguardava no desembarque com aquela placa de identificação e fomos conduzidos até um veículo blindado. Ao lado do motorista, no banco do carona, um policial nigeriano fortemente armado. Essa recepção me assustou e me levou a refletir e procurar entender as razões desse aparato todo.

A Nigéria é um país da África Ocidental extremamente pobre e ao mesmo tempo extremamente rico, com enormes problemas de distribuição e concentração de renda. Pobreza da população – cerca de 60% da população vivem com menos de US$ 1 por dia – e riqueza do petróleo, o "dólar negro". Com aproximadamente 170 milhões de habitantes, foi durante muitos anos colônia da Inglaterra, razão pela qual o inglês é o idioma mais falado no país. Como toda colônia, foi muito explorada e saqueada, sem nenhum viés desenvolvimentista. Os recursos naturais serviram basicamente para enriquecer os colonizadores – caso do Zimbábue, também colonizado pelos ingleses, com objetivo de mineração. A Nigéria tornou-se independente em 1960, mas, depois disso, durante muitos anos esteve em uma sangrenta guerra civil. Desde a independência, governos civis democraticamente eleitos e ditaduras militares se alternaram no poder. Além disso, existiam importantes conflitos religiosos internos, principalmente entre cristãos e muçulmanos. Tais fatos explicam em parte as razões da escolta fortemente armada: não é raro por lá que estrangeiros de pele branca sejam sequestrados e o resgate ser solicitado para as empresas nas quais esses estrangeiros trabalham. Os grupos que praticam esses atos acreditam que as multinacionais são exploradoras, possuem muito dinheiro, e podem muito bem pagar pelas vidas dos que trabalham para elas.

A balança comercial de um país como a Nigéria é extremamente complicada. Com uma das maiores reservas de petróleo do mundo, a Nigéria possuía, em 2004, seis plantas de refinarias obsoletas e sem atividade. O país então exportava o petróleo cru – basicamente para os Estados Unidos da América – e importava, deste mesmo país, o petróleo refinado – logicamente pagando na importação mais caro do que o valor de exportação. Resultado: a principal fonte do PIB nigeriano contribuía de forma negativa para o saldo da balança comercial.

Com uma expectativa de vida média de pouco mais de 50 anos, a Nigéria figura entre os países com elevada percepção de corrupção, através do relatório anual da organização *Transparency International.* Em 2014, ficou em 136º lugar num total de 175 países. A *Transparency Internacional* é uma organização mundial, não governamental, que tem como principal objetivo a luta contra a corrupção no mundo e seus efeitos devastadores na vida das pessoas.

O trajeto entre o aeroporto e nosso alojamento não foi nada bonito nem agradável. Vi muita miséria e muita pobreza pelo caminho. Chegamos ao que era conhecido como *campound*, uma área cercada de muros muito altos com vigilância 24 horas, onde ficavam as casas e áreas de lazer dos expatriados da Michelin. Neste local havia uma casa de hóspedes com alguns quartos, simples, mas com aparentes "luxos" para o contexto da localidade – banheiro individual, frigobar e ar condicionado. Não havia televisores nos quartos. Uma grande sala era o espaço compartilhado com uma mesa de jantar de madeira e uma TV de tela plana com canais a cabo. Era ali que eram servidas as refeições, café da manhã e jantar. O almoço era no refeitório da própria fábrica de pneus.

Assim que chegamos à casa de hóspedes, em função da mala extraviada, fui informado que um motorista me conduziria até um local na cidade para que pudesse comprar algumas coisas. Ainda havia esperança de que minha mala fosse localizada, mas eu precisava comprar alguns itens básicos para os primeiros dias. Perguntei ingenuamente ao motorista:

— Estamos indo ao *shopping*?

— Não temos *shoppings* aqui, senhor – ouvi como resposta.

— Pra onde o senhor está me levando então?

— Pra um mercado de rua. Lá o senhor poderá comprar o que precisa.

E assim chegamos a um local ao ar livre, com inúmeras barraquinhas de madeira com coberturas de lona, pano ou plástico, num grande mercado a céu aberto. Fazia muito calor. Vendiam de tudo: roupas, objetos novos, usados, alimentos, muitas bebidas coloridas. E, no meio das barraquinhas, precisava pular as valas de líquidos estranhos que corriam pelo chão de terra batida – confesso não saber se era esgoto, pois o aspecto não era dos melhores. Muitos insetos, porcos, galinhas e cachorros vagavam por esse cenário, que pareciam também ir às compras. Não consegui comprar nada além de uma camiseta branca básica, uma escova e uma pasta de dentes. Os odores não eram nada agradáveis. Odores... O pinheiro de Natal... Olfato... A Alfazema da minha Bia... Cheiros... Eu ainda era capaz de senti-los!

A mala continuava perdida. Os dias se passavam e acabei descobrindo que uma das casas do *campound* era alugada pela Michelin para o Diretor da Air France na Nigéria. Pedi o telefone da casa e entrei em contato na 5ª feira pela manhã, cinco dias após a minha chegada ao país. Na ausência do mesmo, falei com a esposa do Diretor e expliquei a situação, pedindo que o marido intercedesse a meu favor e verificasse como poderia ajudar a localizar minha mala. Nesta altura, eu já trabalhava alternando a mesma roupa da viagem e a camiseta branca que havia comprado. Era tudo o que tinha. No dia seguinte, na 6ª feira bem cedo, batem na porta do meu quarto e avisam que havia uma ligação telefônica pra mim – só havia um telefone na casa de hóspedes, que ficava também no mesmo salão da TV. Era o Diretor da companhia aérea me informando que tinha duas notícias, uma boa e uma ruim. Ávido por boas novas, perguntei pela notícia boa: minha mala havia sido encontrada. Oba! A ruim: ela estava no aeroporto de Lagos e não em Port Harcourt. Então, quando confirmei que a mala estava em bom estado, falei aliviado:

— Que ótimo! Então basta colocar minha mala num voo de Lagos para Port Harcourt. Tudo resolvido.

— Sr. Goldenberg, não podemos fazer isso, pois não operamos voos internos no país. Sinto muito.

Vejam que loucura: você faz *checkin* pra um voo com destino a uma determinada cidade, entrega a custódia da bagagem para a companhia aérea, que tem a responsabilidade de transportá-la até o seu destino final, mas por erro, a mala é colocada em outro voo, com outro destino, e finalmente informam que não podem entregar a sua mala. Como meu objetivo maior era recuperá-la, pedi que ele garantisse que a mala ficaria no aeroporto de Lagos que eu iria pessoalmente até lá. Cinco dias com a mesma roupa já não dava mais...

Pegar um voo, de aproximadamente uma hora, de Port Harcourt pra Lagos, não era tarefa fácil para um estrangeiro de passagem pelo país – pelo menos não naquela época. Por questões de segurança, foi preciso acionar novamente o carro blindado, mobilizar a escolta policial e levar uma quantidade razoável de papel moeda em sacolas – em 2004 o país não aceitava mesmo cartões de crédito internacionais, e pela moeda desvalorizada, era preciso ter algumas sacolas de nairas – para comprar a passagem aérea diretamente no balcão da companhia aérea no aeroporto. O país se encontrava fora da grande rede Amadeus para consulta, compra e emissão de bilhetes aéreos. Quando chegamos ao aeroporto, vi barras de ferro até o teto, e longas grades à frente de todos os balcões do aeroporto. Perguntei o porquê disso tudo e me disseram que era tudo para evitar saques, roubos de equipamentos e assaltos. Por entre as barras de ferro entreguei as sacolas de nairas à atendente da companhia aérea, que colocou as cédulas numa dessas máquinas de contagem de bilhetes, daquelas que existiam no Brasil da hiperinflação da década de 1980. Minha passagem aérea foi emitida à mão, com papel carbono – e não em computador. Nada de informatização...

Seguindo os procedimentos normais de segurança em aeroportos, precisei passar minha mochila nos raios X.

Quando a mochila atravessava o equipamento, o operador parou a máquina e me perguntou:

— O que você tem pra mim nessa mochila?

— Nada – me parecia lógico.

— E esse *laptop* que eu vejo aqui? .

Não entreguei o *laptop*, pois além de tudo era ferramenta de trabalho. Por conta da negativa, não fui autorizado a passar de imediato e fiquei "de castigo" de pé ao lado dele, por alguns longos minutos, até que ele finalmente resolveu me liberar.

Mais à frente, ao entregar meu passaporte à autoridade aeroportuária, ele abriu um sorrisão e falou:

— *Brazil! Football! Carnival!* Caipirinha! Ronaldinho!

São marcas registradas do Brasil no exterior. Até aí, nenhuma surpresa. Sorri de volta e ouvi:

— O que você tem aí pra mim?

Caramba... uma nova tentativa de receber alguma coisa. Pela minha negativa, também esperei alguns minutos até que finalmente fui liberado para o embarque.

No aeroporto de Port Harcourt não tinha nenhum *finger*. Todo embarque era realizado a pé com escadas manuais até a porta do avião. Também não existiam ônibus para levar os passageiros até as aeronaves. No curto voo para Lagos fui pensando em como seria meu desembarque no aeroporto. Eu deveria procurar uma pessoa portando um boné da Michelin. Era a única referência que eu tinha. Qualquer pessoa poderia estar usando um boné da Michelin. E se não fosse a pessoa certa? Não havia muita opção. Era torcer para que desse tudo certo.

Quando cheguei, só tinha efetivamente uma pessoa usando o boné da Michelin no desembarque. O rapaz me disse:

— Seja bem-vindo! Vou levar o senhor para a cidade e depois voltamos para recuperar sua mala, pois estamos no terminal doméstico e sua mala está no terminal internacional. Além disso, a sala da Air France só abre daqui a algumas horas.

Haja disposição e bom humor...

Informei que não sairia dali sem minha mala e então fomos ao estacionamento para sair do terminal doméstico para o internacional, onde almoçaríamos para encurtar a espera.

Uma grande reta separava os dois terminais. O carro avançava rapidamente em direção a uma barreira de pessoas em pé no meio da pista e eu não entendia o que estava acontecendo. Alguma manifestação? Protesto? Perguntei ao motorista:

— Aquilo ali? Aquelas pessoas? É o pedágio: se você não der dinheiro, elas não saem da frente do carro e não conseguimos passar.

Ao se aproximar ainda mais, o carro foi parando lentamente e uma pequena fresta foi aberta no vidro do motorista, que, cercado pelas pessoas, lançou algumas notas de nairas para que fossem disputadas por todos. As pessoas saíram da frente, e só assim o carro conseguiu passar.

Chegando ao terminal internacional, fomos almoçar. O rapaz que me recepcionou sentou-se à minha frente na mesa, mas não quis almoçar. Quando meu prato chegou, percebi que ele acompanhava cada garfada que eu levava à boca. "Será que ele tem fome?" – pensei. Insisti para que comesse também e depois de algumas negativas ele acabou cedendo. Apesar do prato dele ter chegado depois do meu, terminou de comer mais rápido que eu. Antes de pedir a conta, levantei-me pra ir ao banheiro e ele se levantou junto comigo.

— O senhor vai ao banheiro também?

— Não, mas eu não posso deixar o senhor sozinho. Aonde o senhor for, eu devo acompanhá-lo.

— Mas eu vou apenas ao banheiro!

— Não importa, senhor. Eu fico na porta do banheiro esperando.

— *Será* que é tão perigoso assim mesmo? – uma pergunta que me fiz em silêncio.

Com a conta paga, fomos pra frente da porta da sala da companhia aérea. Quando a sala abriu, éramos os primeiros. Identifiquei-me e a atendente já sabia do caso, pois havia sido previamente contatada pelo Diretor da empresa no país. Mas lamentou informar que não poderia se ausentar porque estava sozinha, e que eu mesmo deveria me dirigir aos funcionários do aeroporto, no desembarque, para informar sobre minha mala extraviada. O primeiro funcionário a quem me dirigi pediu dinheiro para me deixar passar. Respondi que não tinha nada e, logicamente, não entrei. Depois de algum tempo, veio outro funcionário, que me permitiu passar e me acompanhou até uma sala sem luz. *"Oba, esse não me pediu nada!"*. A cena era impressionante: uma grande sala trancada com um cadeado e com pilhas de malas amontoadas, quase todas muito empoeiradas. Logo visualizei a minha bem na entrada da sala, e isso só foi possível com a ajuda de uma lanterna que o funcionário utilizava, já que não tinha luz elétrica funcionando. Quando ia saindo com a mala, o funcionário perguntou se eu tinha algo que pudesse dar ou deixar pra ele, disse que não e fui andando muito apressado, arrastando a bendita mala recuperada sem nem olhar pra trás.

Um de meus melhores amigos se casaria no Rio naquele final de semana, e eu seria padrinho. Amigo de infância, outro com cadeira cativa numerada. Infelizmente, pela distância, não pude ir ao casamento e isso me fez muito mal. Quando cheguei ao *campound* de Lagos, já com a mala, lembro-me de chorar muito. Eu mal conseguia raciocinar. Os pensamentos estavam muito confusos. Eram muitas situações novas, muita solidão, muita distância e absoluto desconforto. Um prato feito pra alguém que já é chorão como eu.

Em Lagos, presenciei uma das cenas mais tristes e comoventes dessa viagem. Foi um soco triplo na boca do estômago. Estava confortavelmente instalado no carro refrigerado da empresa, com motorista e acompanhado de uma auditora nigeriana que trabalhava na localidade. Estávamos presos num congestionamento e passávamos por construções muito pobres e precárias nos dois lados da via, quando de repente o tempo fechou e uma forte chuva tropical começou a cair. Imediatamente, muita gente saía destas construções com crianças e percebi que as pessoas estavam tomando banho na chuva. Não deviam ter água em casa – pensei. Mas na impossibilidade e no constrangimento de abordar o tema com a nigeriana ou com o motorista, fiquei calado e com medo de piscar os olhos. Se piscasse, eu certamente começaria a chorar. Então, fiquei de olhos bem abertos, sem olhar muito para os lados, e tentei me comportar com absoluta naturalidade. Não sei se consegui.

Esse trabalho de auditoria estava previsto para ser feito em três semanas, então tínhamos voos de retorno para Paris marcados para a sexta-feira da terceira semana. Na época, a Air France operava voos de chegada e partida para Paris em dias alternados. Os voos com destino a Paris decolavam nas segundas, quartas e sextas. No final da segunda semana de trabalho, recebemos a informação de que grupos extremistas nigerianos ameaçavam bloquear algumas estradas do país caso não tivessem uma resposta do governo sobre o sucateamento do parque de refinarias de petróleo. Os grupos entendiam que, por conta disso, a maior riqueza natural do país era exportada a um preço "x" e precisava ser importada a um preço "x + y" e queriam que o país fosse capaz de refinar adequadamente seu próprio petróleo. E o prazo para essa resposta era a sexta-feira da terceira semana – exatamente no dia do nosso voo de retorno à França. E eles não estavam errados em querer uma posição do governo, mas eu não queria ficar pra ver o que poderia acontecer. Antecipamos o voo para quarta-feira e depois soube que, finalmente, não houve bloqueio de estradas.

Estas quase três semanas de trabalho na Nigéria me abalaram bastante. Apesar de entender as principais razões que levam o povo a uma situação de extrema pobreza, não concordava com nada daquilo. Entender não significa concordar, mas também não sabia o que fazer pra mudar a situação. O que fazer para ajudar o povo nigeriano? Um país tão rico, vivendo na miséria. Um país cujo povo não usufrui da riqueza que possui. A riqueza concentrada numa minoria, em pequenos grupos de famílias poderosas. Dono de um grande conglomerado de empresas, o nigeriano Aliko Dangote é uma das pessoas mais ricas do mundo, tem uma fortuna estimada de alguns muitos bilhões de dólares e foi o primeiro africano a entrar no top 25 da lista de bilionários da revista "Forbes". Enquanto isso, aproximadamente 60% da população do país vivem com menos de 1 dólar por dia. Há algo de errado. A conta não fecha.

Alguns dias depois, já de volta à França, deparei-me com uma situação em que pessoas comentavam sobre um determinado cheiro, mas eu não sentia nada! Cheguei em casa e enfiei o nariz em frascos de perfume. Tentei cheirar outras coisas. Comida. Até o lixo eu tentei. Nada. Assustei-me e no dia seguinte procurei o médico do trabalho, que me encaminhou a um otorrinolaringologista. Ele me receitou medicamentos à base de cortisona.

— Não se preocupe – disse ele. Em poucas semanas você terá seu olfato de volta. Evite sal por conta da retenção de líquidos e tome os remédios como recomendado que tudo ficará bem e voltará ao normal.

Assim fiz. Quando retornei ao médico algumas semanas depois, com alguns quilos a mais por conta da cortisona, escutei:

— Então... Como é a sensação de voltar a sentir cheiro?

Eu adoraria saber, mas infelizmente meu olfato não havia voltado. Eu não sentia mais cheiros. Estava com anosmia.

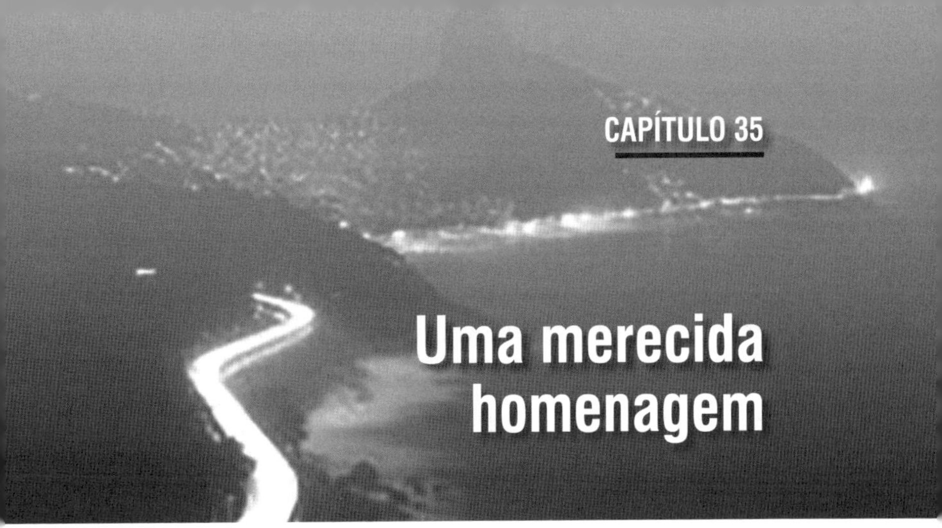

CAPÍTULO 35

Uma merecida homenagem

Poucos dias depois do episódio da corrida, recebi uma mensagem privada no Facebook de uma pessoa que eu não conhecia. Era Márcia Freitas, médica do Instituto Nacional de Cardiologia (INC), hospital público Federal que fica em Laranjeiras, no Rio. Márcia informava que havia sido professora do Bruno Bussade no INC, onde ele se formou médico cardiologista. Ela me contou que no dia 6 de maio de 2015, 68 novos cardiologistas se formariam e Bruno seria homenageado por conta do seu gesto humanitário, de dedicação e de absoluta competência durante a Golden4. Que honra e que prazer poder homenagear o cara que salvou a minha vida! Obviamente agradeci e aceitei o convite. Seria uma surpresa pra ele.

Meu pai, mais uma vez, estava ao meu lado. Naquele dia, fomos recebidos pela secretária da Márcia, e para evitar cruzar acidentalmente com o Bruno, utilizamos um elevador nos fundos do hospital e subimos até o auditório onde acontecia a cerimônia.

Antes mesmo de entrar para entregar a placa de homenagem, eu já chorava do lado de fora do auditório quando ouvi a Márcia, no microfone, relembrar o que tinha acontecido naquele 12 de abril, enfatizando não só a questão da absoluta competência profissional dele como também do exemplo de ser humano que é. Ela convidou Bruno a subir no palco e ele foi muito aplaudido. E terminou seu discurso falando:

— Mas não sou eu quem vai te entregar essa homenagem não, Bruno. Cristiano, pode entrar.

No final da cerimônia, Márcia me chamou num canto do auditório e muito gentilmente me entregou um presente, como forma de agradecimento por eu ter aceitado o convite e para que tivesse mais uma lembrança desse dia tão especial. Era um objeto decorativo escrito "Life is good". Sem saber de nada, Márcia havia me dado exatamente a frase que eu tenho a muitos anos gravada no verso do meu Ipod de corrida: "*Rio ☺ Life is good – Cristiano Goldenberg*". Mais uma coincidência... Ou não. Nada é por acaso.

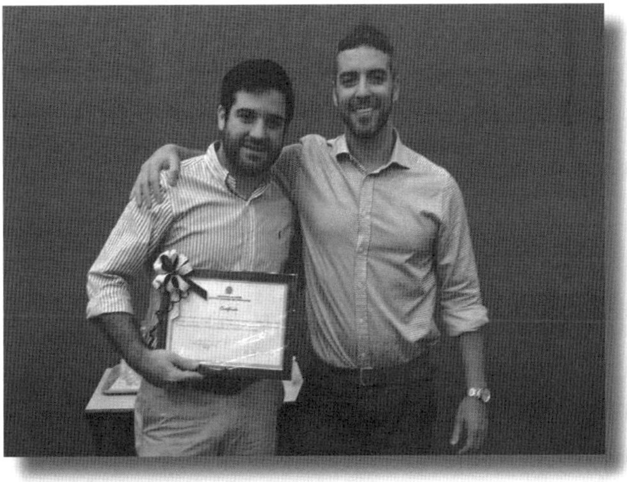

Bruno Bussade com a placa que recebeu de homenagem.

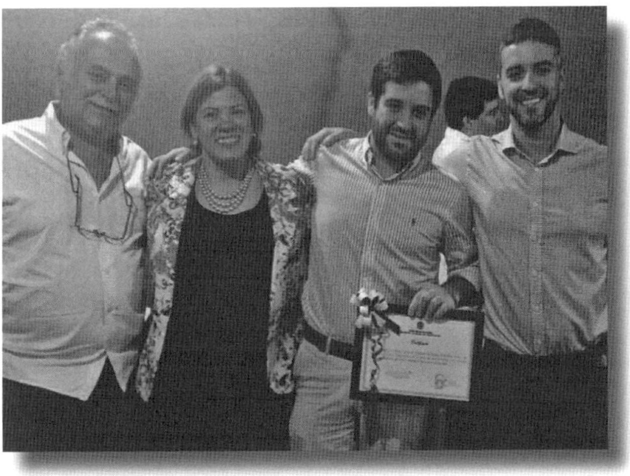

Meu pai Isaac Goldenberg, Márcia Freitas, Bruno Bussade e eu.

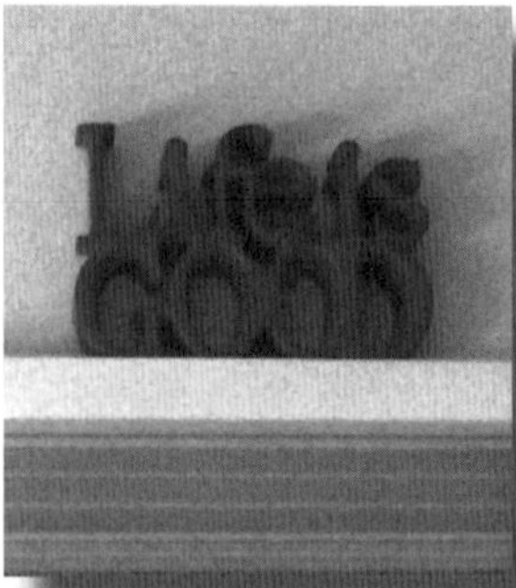

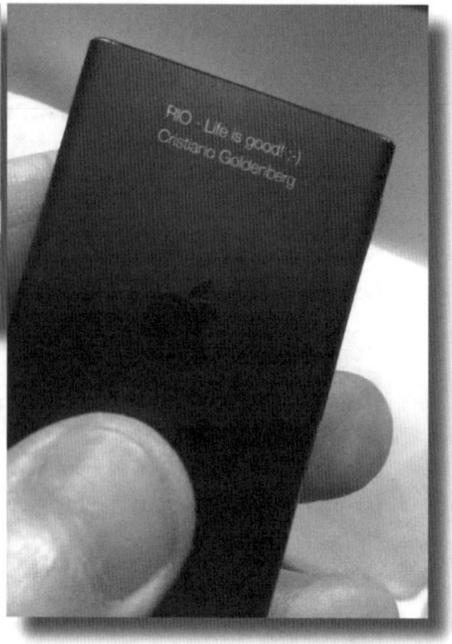

O objeto que Márcia Freitas me presenteou e o verso do meu Ipod de corrida. Acaso?

Márcia me enviou uma mensagem, pedindo três coisas depois de ter me presenteado com esse objeto:

1. Coloque o objeto num lugar onde você veja todos os dias;
2. Viva de forma saudável, mas intensa. Guarde deste 12 de abril só as pessoas que conheceu, os 19 km que correu e nada mais;
3. Não sei das suas convicções ou crenças, ou se tem tempo disponível, mas considere fazer algo pelo

próximo. Tem pessoas que fazem um trabalho voluntário com música com as crianças do hospital.

O objeto está exatamente em frente à minha cama. Quando abro os olhos todos os dias, vejo o objeto e agradeço pela vida – aliás, agradecer pela vida tem sido uma rotina diária desde 12 de abril de 2015.

Não fiquei com trauma pelo ocorrido, só tenho lembranças boas de tudo que aconteceu, pelas pessoas com as quais eu troquei mensagens, pelas pessoas que eu conheci, pelas que me ajudaram de alguma forma naquele dia e que passaram a fazer parte da minha vida. E por aquelas que ainda vou conhecer. Nunca tive um pesadelo sequer sobre o ocorrido.

Por coincidência – mais uma! – os Cantareiros, o projeto de música e amor do qual faço parte, tem o INC no calendário anual das visitas. Eu mesmo já estive por lá uma vez cantando, antes do episódio da corrida. Mas ainda não é suficiente: preciso fazer mais pelo próximo. Muito mais. Márcia tem razão.

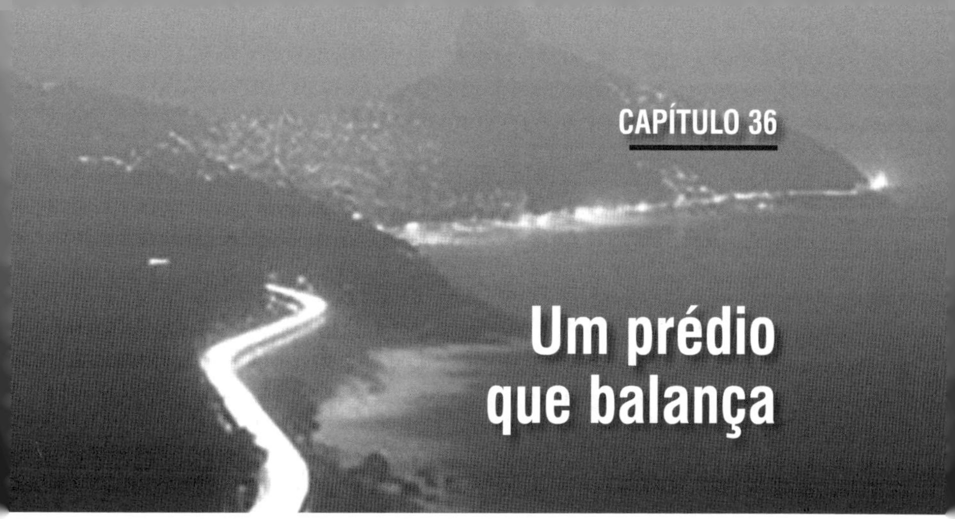

CAPÍTULO 36

Um prédio que balança

Em março de 2005, embarquei para mais uma viagem profissional, dessa vez com destino à Bangkok, na Tailândia. Era mais um país pra conhecer. Após a chegada em Paris, fui informado que a aeronave que decolaria para Bangkok tinha apresentado problemas técnicos e que os passageiros seriam acomodados num hotel próximo ao aeroporto para decolar bem cedo no dia seguinte. Dessa forma, a chegada em Bangkok foi postergada em algumas horas.

Esse atraso impactou o início do trabalho, de forma que, no primeiro dia, para me adequar à grande diferença de fuso horário, dormi um pouco de dia e despertei por volta de 20 h, quando saí para comer alguma coisa. Por volta de 22 h retornei ao hotel para dormir. O hotel era bem alto, devia ter aproximadamente 38 andares e eu estava no 35º andar. O quarto era bem amplo e na lateral direita da cama, exatamente na frente da porta do quarto, não havia parede de concreto, mas sim uma grande janela de vidro que ia do teto ao chão, o que me proporcionava uma vista espetacular da cidade. Em frente à cama, num desses móveis com portas frontais, ficava a TV. Liguei o aparelho para assistir alguma coisa antes de dormir, mas logo desliguei, deixando o controle remoto na mesa de cabeceira. Apaguei as luzes do quarto e fechei os olhos. O móvel da TV ficou com as portas abertas. Poucos minutos depois, ouvi uma das portas do móvel ranger e fechar lentamente. Nada de extraordinário, poderia ter sido efeito do vento do ar condicionado ou então a porta empenada. Logo em seguida, a outra porta também rangeu e bateu. Acendi a luz do abajur e vi o lustre pendente acima da minha cabeça balançar. Sentei e me virei pra parede de vidro com a vista de Bangkok. Fiquei enjoado. Parecia que estava num navio: tudo se movia lentamente de um lado pra outro. Pensei: é um terremoto!

Tive tempo apenas de calçar os chinelos. Com a roupa de dormir, rapidamente corri pra porta do quarto e quando abri já via pânico no corredor. Muita gente correndo assustada de um lado pro outro, e eu perguntava em inglês o que estava acontecendo e ninguém me respondia. Como estava num andar muito alto, pensei que não conseguiria descer pelas escadas a tempo de chegar com vida no primeiro piso. Resolvi, então, pegar o elevador – o que é absolutamente condenado em situações de emergência como essa. O elevador estava nitidamente acima da sua capacidade de carga: eu não fui o único a resolver utilizá-lo para chegar ao térreo. Todo mundo queria abandonar o prédio o mais rápido possível e salvar a própria pele. O elevador foi descendo e raspando nas paredes do fosso, gerando um ruído desagradável e um desconforto enorme, comprovando que o prédio ainda balançava lentamente de um lado pro outro. Depois de muitas paradas, conseguimos chegar ao térreo, onde funcionários já orientavam as pessoas a evacuar o prédio em direção à rua. Pela hora, havia muita gente além de mim com roupa de dormir. Ninguém informava com precisão o que tinha acontecido, até então todo mundo achava que tinha sido um terremoto. Havia muitos carros na rua com luzes piscando, sirenes ligadas e muita gente desesperada chorando. Um terror.

Algum tempo depois, ainda com a rua lotada de gente, anunciaram que Bangkok e outras regiões ao redor haviam sentido o reflexo de um tsunami na costa oeste da Sumatra, na Indonésia. Aproximadamente 1.300 pessoas morreram. Foi impossível não lembrar do tsunami devastador, ocorrido três meses antes, de proporções ainda maiores, em dezembro de 2004, logo após o Natal. Ondas de até 15 metros de altura haviam varrido a costa de 11 países em volta do Oceano Índico, deixando um rastro de quase 300.000 mortos e desaparecidos. Mais uma vez, o mundo incontrolável dos fenômenos naturais. O Homem não consegue controlar tudo que gostaria.

Por volta de uma hora da manhã, recebemos a orientação para voltar tranquilamente pros quartos. Tranquilamente? Tinha muito medo de voltar e pedi na recepção um quarto em andar mais baixo. Mas não havia disponibilidade, o hotel estava lotado. Muita gente com medo ficou por ali mesmo, instalada no *lobby* do hotel. Algum tempo depois, já bastante cansado, acabei voltando pro quarto e liguei a TV. BBC e CNN já passavam imagens aéreas com aqueles círculos que se movem de dentro pra fora mostrando o epicentro do tsunami. Quem disse que eu consegui dormir novamente? Foi uma noite em claro olhando pro lustre para ver se ele balançaria novamente.

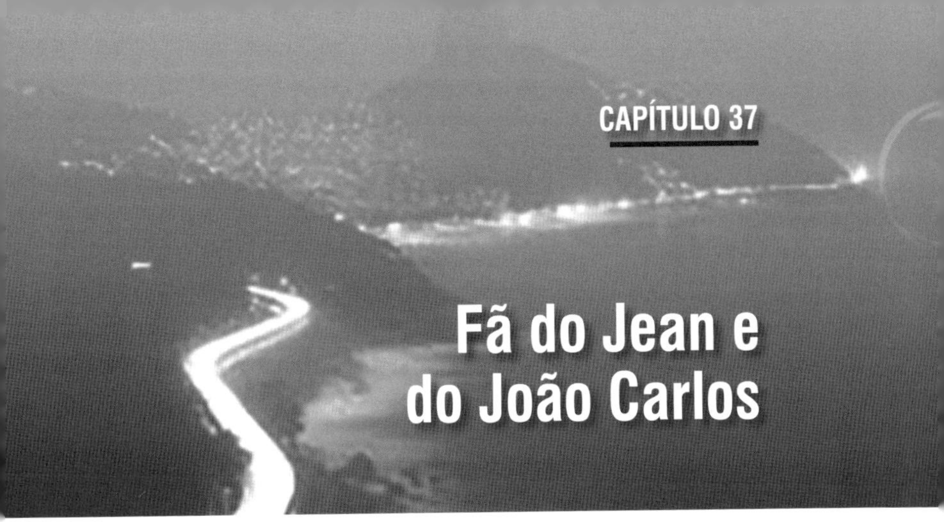

CAPÍTULO 37

Fã do Jean e do João Carlos

Em 2012, assisti pela primeira vez no YouTube a um vídeo de um cantor chamado Jean William. Nem sei exatamente como isso foi acontecer, só sei que quando me dei conta eu estava hipnotizado ouvindo ele cantar. Era uma matéria relativamente antiga, de 6 de setembro de 2009, que falava um pouco da sua trajetória de vida intercalada com alguns trechos onde ele cantava. Quando terminei de assistir esse primeiro vídeo, comecei a pesquisar mais sobre ele para ouvi-lo cantar outras músicas. A voz dele me tocou profundamente e procurei me informar sobre lugares onde ele se apresentaria.

Em pouco tempo estava fazendo propaganda do Jean para os meus amigos mais próximos. Descobri que ele era de Barrinha, cidade do interior de São Paulo e que em breve faria uma apresentação no Theatro Municipal do Rio. Não sou capaz de precisar exatamente quando. Convidei minha família e fomos todos assisti-lo cantar acompanhado do talentosíssimo maestro João Carlos Martins – de quem já era fã.

Quando chegamos, quem estava ali fora na lateral do teatro? Jean. Aproximei-me sem rodeios, falei que era seu fã e que tinha ido para ouvi-lo cantar. Jean ficou visivelmente surpreso. Como ele precisava entrar para se preparar para o espetáculo, conversamos rapidamente e acabamos trocando contato.

Assistimos a um excelente espetáculo. João Carlos Martins e Jean William estavam inspirados naquela noite.

Alguns anos mais tarde, em maio de 2015, Jean me convidou para assisti-lo novamente, no Teatro Bradesco, na Barra da Tijuca, no Rio. Ele se apresentaria uma vez mais com João Carlos Martins e a orquestra Bachiana Filarmônica SESI de São Paulo. Fazia menos de um mês que tudo aquilo tinha acontecido comigo na corrida e cheguei uma hora antes do espetáculo começar, para colocar o papo em dia, e Jean queria me ouvir falar sobre o episódio.

Ítalo Seixas, um grande amigo, estava comigo – outro que carrego dentro do peito. Faltando 20 ou 30 minutos pro espetáculo começar, Jean pediu licença e foi se preparar para a apresentação. Eu e meu amigo entramos e nos acomodamos na plateia. Já tinha preparado meu amigo para o belo vozeirão do Jean. Teatro lotado, luzes apagadas, palco iluminado, entra João Carlos Martins, que é muito aplaudido por todos. O grande maestro pega o microfone e começa o espetáculo de uma forma diferente:

— Há pouco menos de um mês, um rapaz participava de uma corrida aqui no Rio quando o coração dele deixou de bater e ele caiu sem vida. Alguns de vocês devem ter tomado conhecimento do episódio, pois isso circulou pela mídia. Só que atrás dele vinha correndo um médico, um anjo que foi capaz de fazer o coração dele voltar a bater e ele desistiu de morrer. Hoje, nessa noite, ele está aqui entre nós. Cristiano, essa primeira música do espetáculo é pra você.

Eu e Ítalo encharcamos as poltronas de tanto que choramos juntos. Jean e João Carlos me proporcionaram uma noite que jamais vou esquecer. Eles testaram se meu coração aguentaria tanta emoção. Agradeço a ambos pelo teste e pela memorável noite!

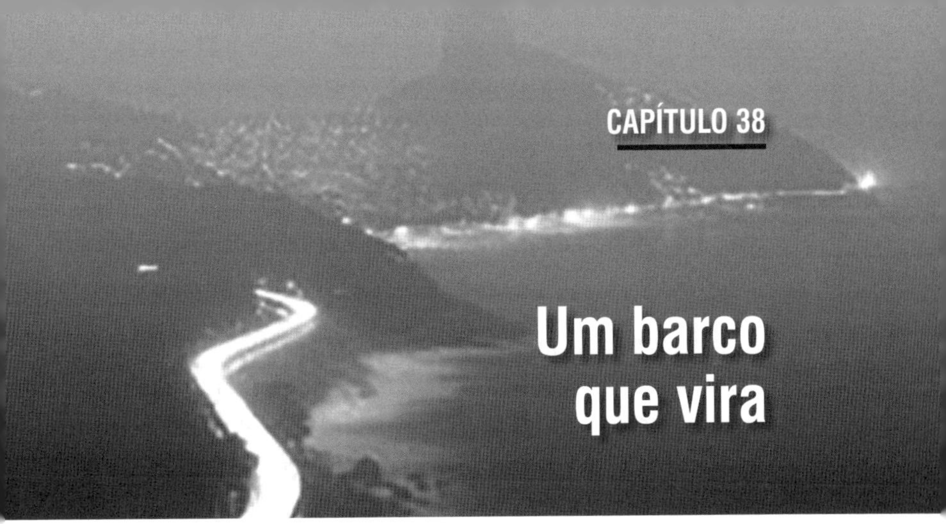

CAPÍTULO 38

Um barco que vira

Num dia de maio de 2006, o mundo dos pneus e de Bibendum amanheceram tristes. Edouard Michelin, um dos "Gérants" globais da Michelin havia morrido aos 43 anos, afogado no naufrágio de um barco nas proximidades da ilha de Sein, na França. Ele havia saído para pescar com mais uma pessoa num feriado. Edouard era membro da família que dava nome à empresa, na qual trabalhava desde os 22 anos. Deixou esposa e seis filhos.

Foi um dia absolutamente triste e comovente em todos os países onde a empresa operava, especialmente para Clermont Ferrand, cidade sede da Michelin, onde Edouard residia e trabalhava. A Companhia decretou luto oficial. A perda não era apenas de um competente executivo, mas acima de tudo de um ser humano ainda jovem, muito admirado e que teria muitos anos de vida pela frente.

Edouard havia nos deixado, mas a Michelin seguia produzindo pneus e os guias de viagem mundialmente conhecidos. O gigante grupo francês de 130.000 empregados em todo o mundo não deveria parar sua produção, mas o ocorrido leva a uma profunda reflexão sobre a vida e seus mistérios. A vida não para de acontecer nunca, ninguém sabe nada sobre o segundo seguinte e muitas vezes precisamos seguir em frente, mesmo com dor e tristeza, com a esperança em dias melhores.

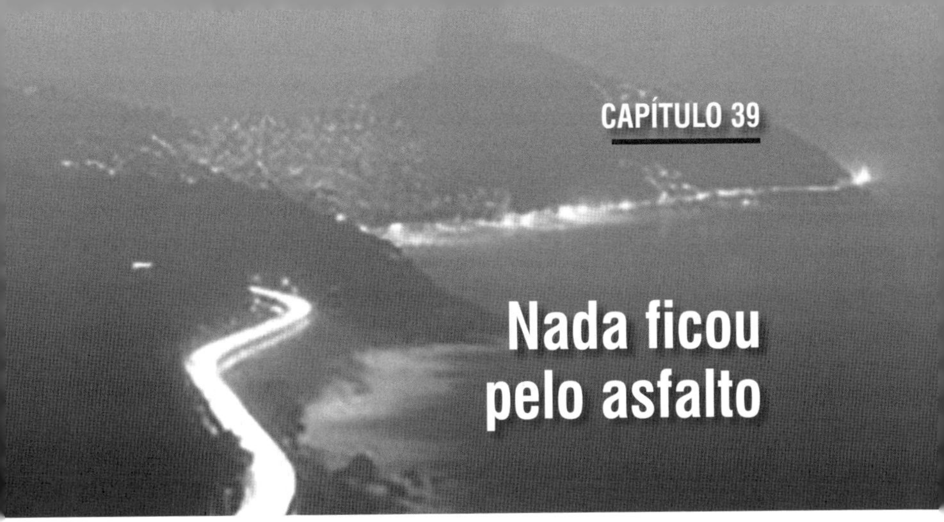

CAPÍTULO 39

Nada ficou pelo asfalto

Um dos corredores que participou da Golden4 no Rio em 2015 foi William Lorena, e a gente também não se conhecia. William parou de correr quando me viu caído no Elevado do Joá e ficou ali até o momento em que eu fui colocado na prancha de socorro para entrar na UTI móvel.

No processo de socorro e reanimação, alguns pertences meus haviam ficado pelo asfalto – tênis, meias, óculos de sol, aparelho de música, relógio de corrida, tudo que foi retirado para permitir um melhor atendimento e uma melhor circulação sanguínea – mas, depois que a UTI móvel se dirigia ao hospital, William recolheu as coisas e correu com tudo nas mãos até a linha de chegada. Procurou a organização da prova e disse que gostaria de me devolver tudo. A organização da prova repassou o contato dele para meu pai e eles se encontraram. Absolutamente tudo que me pertencia foi devolvido.

Eu também precisava encontrar o William para agradecer pelo que ele fez por mim.

Dessa forma, tomei conhecimento que ele faria uma prova de corrida num sábado à noite na Barra da Tijuca e fui encontrá-lo na linha de chegada. Registramos o momento. William deixou o seguinte comentário na foto que publiquei em rede social:

> *Um exemplo de superação para todos os atletas, sejam profissionais ou amadores. Um guerreiro, que mesmo após mais de 16 minutos de parada cardíaca ainda lutou pela vida, e foi recompensado com mais uma oportunidade para viver, e o mais impressionante, sem sequelas ou qualquer trauma do ocorrido. Sobre as pessoas que você tem chamado de anjos, estes sim são os verdadeiros atletas, pois o verdadeiro atleta não é aquele que ganha uma competição, mas é aquele que jamais abandonaria um companheiro, mesmo sem conhecê-lo. O espírito humano de um atleta em ajudar outro sempre falará mais alto que o espírito de competidor.*

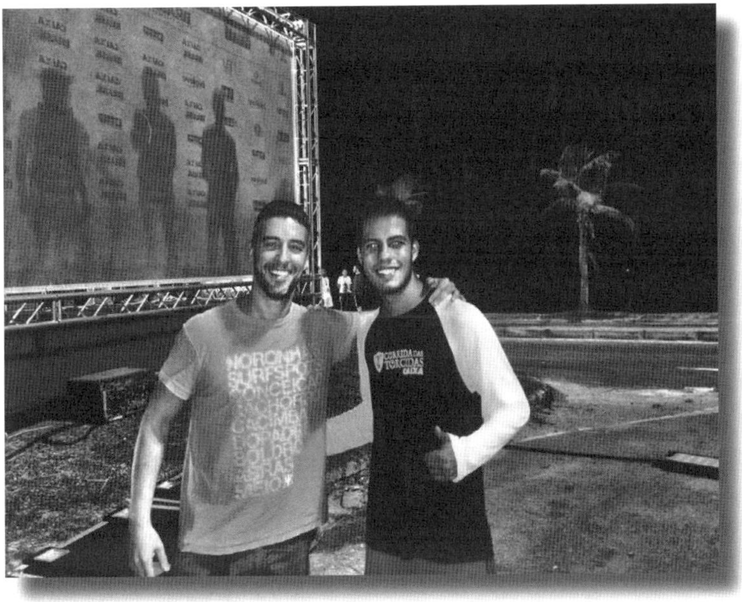

A você, William, muito obrigado pelo gesto humanitário, pelo respeito, pela torcida e pela generosidade. Espero encontrá-lo muitas vezes correndo nas pistas!

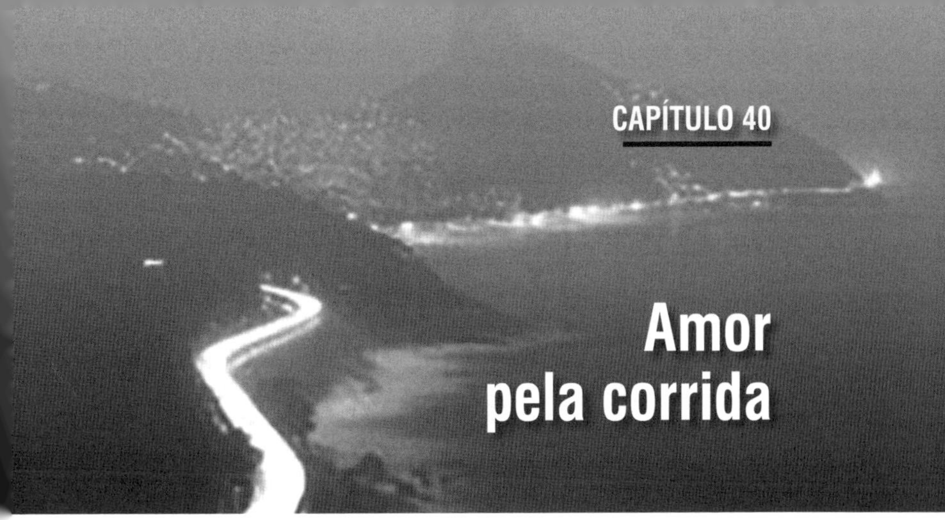

CAPÍTULO 40

Amor pela corrida

Em janeiro de 2005 – auge do inverno na França e do verão no Brasil – debaixo de neve eu arrumava as malas para férias no Rio de Janeiro quando comecei a vestir as bermudas de praia e nenhuma delas me servia mais. Engordei sem perceber...

Pouco mais de dois anos depois, quando retornei definitivamente ao Brasil, estava bem acima do peso. A boa culinária, os deliciosos queijos e os bons vinhos franceses, aliados à falta de exercícios físicos, deram-me alguns quilos a mais.

Foi em 2007 que tudo começou: incentivado por uma grande amiga, Patrícia Montenegro, inscrevi-me numa corrida dessas de rua, onde você ganha uma camiseta, um *chip* para computar o tempo e um número de peito para participar. Eu nunca tinha corrido uma prova, somente alguns poucos minutos em esteiras ergométricas para aquecer antes de me exercitar na academia. Comecei logo com 10 km. Treinei algumas vezes e fui com muita animação correr a minha primeira prova oficial.

Depois disso não parei mais. De lá pra cá, participei de inúmeras corridas, não só de 10 km, mas também de 16 km e de 21 km. Meu objetivo sempre foi perder peso e ganhar mais saúde. Ao longo dos anos eu perdi os quilos que me incomodavam, ganhei mais saúde, disposição e passei a ser um apaixonado por corridas.

Nunca tive como meta correr mais do que 21 km. As meias maratonas sempre foram o meu objetivo máximo na corrida. Maratonas nunca fizeram parte dos meus planos. Quem sabe um dia. Assim, participei de muitas meias maratonas, a Meia Internacional do Rio, a modalidade meia da Maratona do Rio, a meia da ponte Rio-Niterói – uma das mais difíceis – e algumas provas fora do Rio inclusive. Corri meias maratonas de aventura em Búzios e Arraial do Cabo, no litoral do Estado do Rio de Janeiro, e também em Florianópolis. Quase todas essas provas eu corri mais de uma vez.

Quando corro, eu não paro de pensar um só minuto sequer. As pernas correm e os pensamentos voam longe. Os pensamentos são tão diversos, que vão desde a lista de compras do supermercado até a situação da energia no Brasil, passando pela floresta amazônica e pela Mata Atlântica. Lembro dos ataques terroristas em Paris, em novembro de 2015. Isso foi numa "sexta-feira 13". Penso que não deve ter sido por acaso a escolha do dia e que tudo deve ter sido muito bem programado. Será? Sempre penso nas pessoas queridas que já partiram. Penso na Dani, minha ex-cunhada querida, na minha Bia e nas rabanadas que ela fazia, penso nas minhas avós Tida e Elisa, nos meus avôs Milton e Oizer e dedico a corrida a todas essas pessoas. Penso naquele caso antigo de corrupção dos "anões do orçamento", mas não lembro se isso resultou na prisão de alguém. Ninguém fala mais nisso. Penso nos filmes que eu ainda quero ver no cinema e nos que me marcaram.

Penso também na retrospectiva dos acontecimentos do ano anterior – na minha e na do País – nos meus planos de vida pra agora e pro ano seguinte. Pergunto-me se estou sendo uma boa pessoa. Penso em como vou estar daqui a dez ou 20 anos. Até que dia eu vou viver? Como serei eu quando estiver mais velho? Peço pela saúde dos meus pais, dos meus irmãos, das minhas cunhadas e dos meus amigos. Lembro das viagens que fiz e das que ainda quero fazer. Dos aeroportos que conheci e dos aviões em que já voei. Tudo visto de lá de cima fica muito pequeno... Pra onde vou viajar nas próximas férias? Lembro da minha festa de formatura do 2º grau, que foi na boate Mykonos II, ali no antigo hotel Nacional, que ficou anos abandonado em São Conrado e foi reformado para os

Jogos Olímpicos de 2016. E a boate Papillon, que existia no hotel Intercontinental, ao lado? Fui muitas vezes. O hotel também deixou de existir e agora é explorado por outra rede. No Café Alô Alô que funcionou na orla da Barra e frequentei bastante. O Mistura Fina, o Mostarda, a Sweet Home. Tudo foi realidade um dia e não existe mais. Foram restaurantes e casas noturnas que ficavam no entorno da Lagoa e hoje são prédios residenciais.

Lembro do Michael Jackson, dos Mamonas Assassinas, do Chacrinha, da Elis Regina, da Cássia Eller, da Dercy Gonçalves, do Oscar Niemeyer, do Steve Jobs, da Hebe e da Marília Pera. Aracy de Almeida e Pedro de Lara, que chegaram a trabalhar juntos no Show de Calouros do Silvio Santos. Lembro das mortes do Ayrton Senna e da Princesa Diana, que comoveram o mundo. Lembro também de muita gente viva! Penso no meu Salgueiro e na Unidos da Tijuca e calculo quanto tempo ainda falta pro carnaval. Penso em como o mundo é desigual, na miséria e na violência e em como seria bom viver sem essas coisas no planeta. Como acabar com a corrupção? Penso nos tempos de colégio, de faculdade, nos meus amigos que já estão cheios de filhos – alguns com gêmeos! – e em como o tempo passa rápido demais. Desconfio inclusive que ele está passando cada vez mais rápido. Quando eu era mais jovem o tempo demorava muito a passar. Tenho quase certeza disso... E de repente, quando eu me dou conta, já avisto a linha de chegada. E logo começo a pensar quando será a próxima corrida.

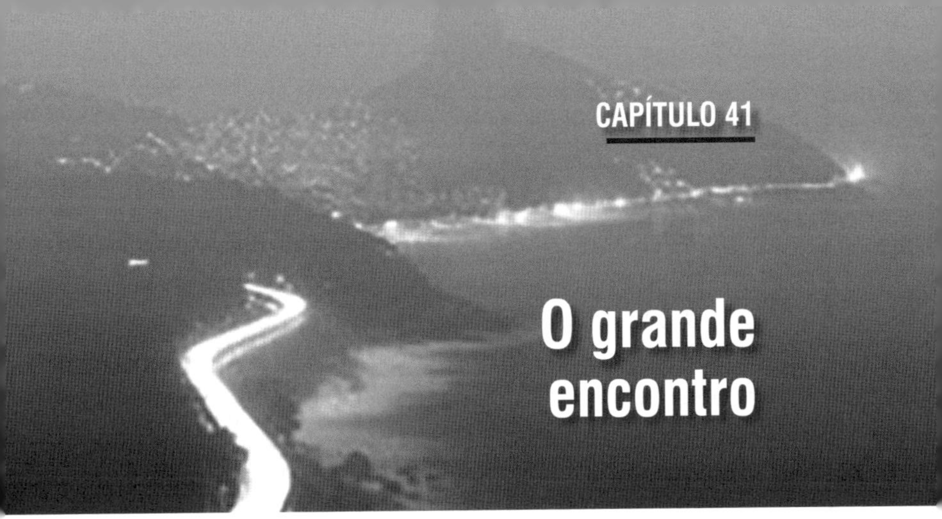

CAPÍTULO 41

O grande encontro

Cintia Laport, responsável pela área de comunicação da Casa de Saúde São José, entrou em contato comigo em setembro de 2015. Ela me contou que todo mês de outubro, a CSSJ organiza uma festa para comemorar o Dia dos Médicos, que é 18 de outubro. Ela pediu que eu fosse até à CSSJ para gravar um depoimento, pois seria preparado um vídeo surpresa com algumas histórias falando da relação médico × paciente, e que isso seria projetado durante a festa. Meus pais também deram um depoimento.

Foi um bate-papo espontâneo, sem roteiro predefinido e que me deu muito prazer em participar para, uma vez mais, reconhecer e agradecer a atuação do Bruno e de todos os médicos nessa história toda.

Cintia foi extremamente gentil em nos convidar para a festa que aconteceu no dia 16 de outubro de 2015, no Museu de Arte Moderna, no Rio. Foi muito emocionante poder relatar pra todos os presentes o que o Bruno representou pra mim naquela corrida. Que ele sirva de profunda inspiração pra todo mundo, especialmente pros médicos.

Além do Bruno, estavam lá também os doutores Leonardo, Fabrício e Marcelo. Os quatro médicos, que salvaram a minha vida, cada um à sua maneira. Era a primeira vez que eu conseguia registrar numa foto todos nós juntos.

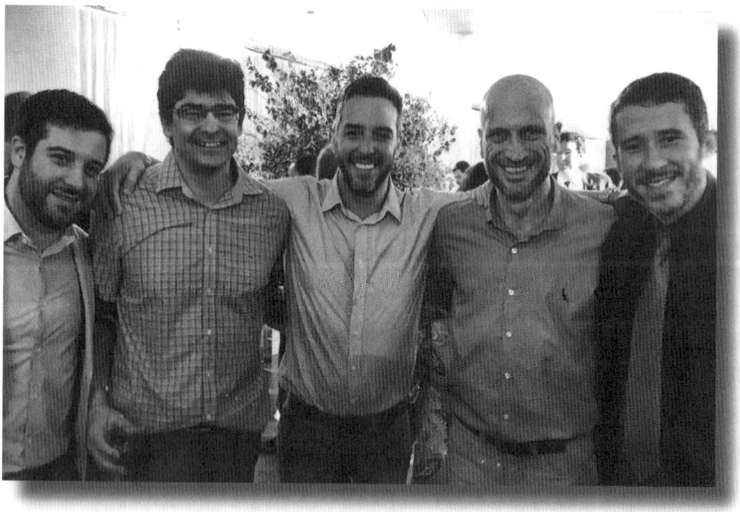

Da esquerda pra direita: Dr. Bruno Bussade, Dr. Leonardo Arantes, eu, Dr. Marcelo Kalichsztein e Dr. Fabrício Braga.

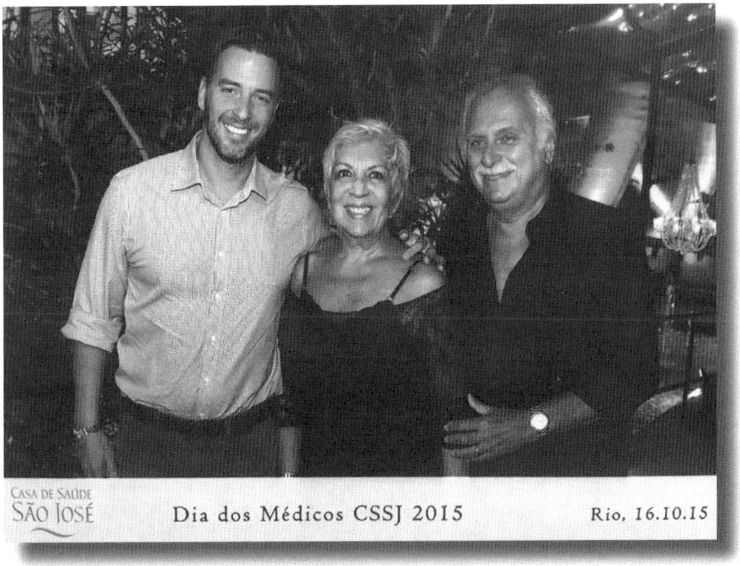

Meus pais e eu, numa homenagem mais que merecida aos médicos.

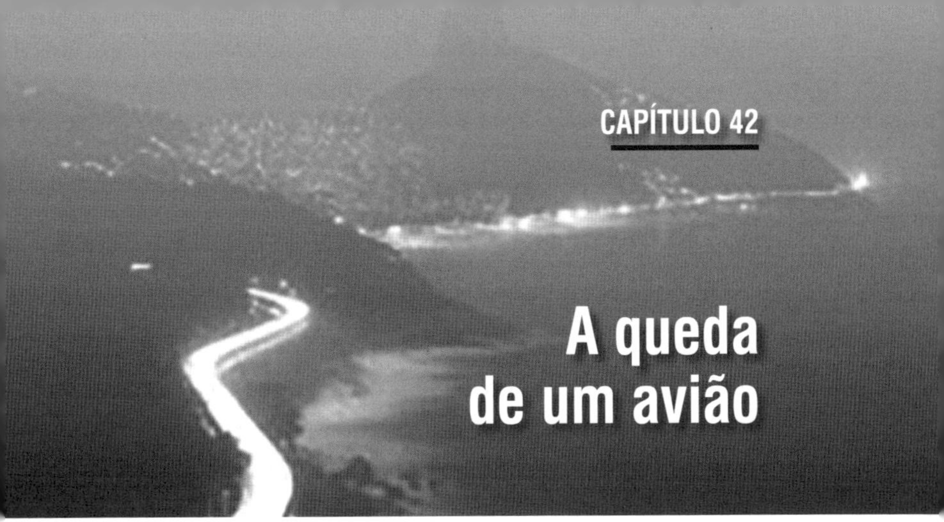

CAPÍTULO 42

A queda de um avião

Nunca tive medo de andar de avião. Durante os anos que vivi na França, viajei bastante, por todos os continentes. Cheguei a ser membro platina num desses programas de milhagem e precisei renovar o passaporte antes da data de expiração por falta de páginas livres para carimbos e vistos. Foram muitas decolagens e pousos em todos os cantos do planeta.

A manhã do dia 1º de junho de 2009, uma segunda-feira, estava tumultuada no escritório. Na véspera, o novo CEO da Michelin para a América do Sul – Luís Roberto Anastácio – havia tomado o voo 447 da Air France com destino a Paris para alguns compromissos profissionais em Clermont-Ferrand, sede mundial da fabricante de pneus. Nesse voo também estavam alguns outros funcionários da Michelin. O problema era que o voo, que já deveria ter chegado a Paris, estava desaparecido.

Quando se fala no desaparecimento de um avião, já se pensa na queda da aeronave. Pode ser que exista, mas não conheço nenhuma história em que um avião tenha desaparecido e depois tenha sido encontrado em algum lugar com os passageiros vivos. São momentos difíceis, mas de muita esperança de alguma notícia boa, até que se tenha a confirmação oficial do desaparecimento e da confirmação do acidente. Em algum momento, infelizmente, a notícia ruim acabou mesmo chegando. O avião havia caído no meio do oceano – e os destroços da aeronave só foram localizados muito tempo depois. Duzentas e vinte e oito pessoas a bordo deste voo perderam a vida assim... de repente. Pegaram um voo com destino a Paris, mas não conseguiram chegar. Gente indo trabalhar, passear de férias, curtir lua-de-mel, ver amigos, pessoas cheias de sonhos e planos. Multipliquei esse número de mortos pela quantidade de familiares, amigos e conhecidos para tentar dimensionar a dor da perda dessas vidas de forma repentina. Não fui capaz. A vida não é tão matemática assim.

Na semana imediatamente anterior ao embarque, estive pessoalmente com Luís Roberto conversando sobre a minha saída da Michelin, pouco mais de um mês depois dele ter assumido a posição de CEO da Michelin para a América do Sul. Ele ocupava uma confortável e espaçosa sala no último andar do prédio, na Barra da Tijuca, no Rio. Eu havia tomado a decisão de deixar a Michelin e abrir uma empresa de consultoria, pois estava cansado do mundo corporativo. Luís foi direto ao ponto assim que eu entrei na sala:

— Cristiano, recebi a notícia ontem com muita surpresa. Há algo que eu possa fazer para você mudar de ideia e continuar conosco?

Mas minha decisão já estava tomada. Agradeci muito pela confiança depositada e acabamos conversando bastante, por quase uma hora, com um certo tom de informalidade, sobre vida e carreira. Apresentei as razões da minha decisão, e Luís concordou que o mundo corporativo é mesmo muito complicado. Ele confidenciou que também chegou a pensar em seguir novos caminhos profissionais durante os 27 anos que trabalhou na Michelin, mas que por uma razão ou outra, acabou seguindo em frente na mesma empresa e lá estava ele como CEO. Disse que compreendia e respeitava totalmente o meu momento profissional e comentou que as portas permaneceriam abertas pra mim. Ao Luís Roberto, aonde quer que ele esteja, minha gratidão. Há coisa melhor do que saber que as portas estão abertas para você?

Era o segundo baque pro mundo Michelin num curto espaço de tempo. Primeiro foi Edouard em 2006, aos 43 anos. Depois, Luís Roberto em 2009, aos 50 anos. Em 2011, aconteceria o terceiro baque: foi a vez da esposa de Edouard, Cécile, morrer aos 44 anos, vítima de um câncer. Todos os seis filhos do casal, na época com idades entre 9 e 18 anos, ficaram órfãos de pai e mãe. Uma gigantesca tristeza.

Eu peguei esse mesmo voo "Rio x Paris" algumas vezes durante os anos em que vivi na França. Meu lamento pelo trágico acidente foi igualmente intenso ao meu agradecimento por estar vivo e me fez refletir bastante – uma vez mais – sobre a fragilidade da vida. Nem tudo está sob nosso controle. Não sabemos nem temos certeza do que vai acontecer no minuto, no segundo seguinte. Tudo pode mudar. Tudo pode acontecer. Devemos então viver a vida intensamente, fazendo o bem, focando no que faz sentido, descartando o que não faz, agradecendo e contribuindo para que essa vida que vivemos aqui seja sempre a melhor possível. Com amor, gratidão e muita felicidade.

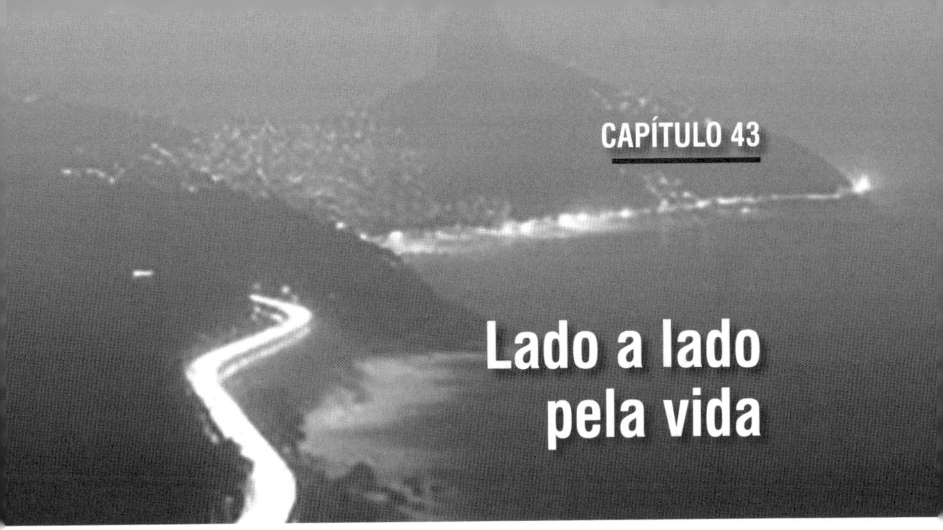

CAPÍTULO 43

Lado a lado pela vida

Em agosto de 2015, pelo Linkedin, recebi a seguinte mensagem de Lílian Leandro, que também não conhecia:

> *Olá, Cristiano, tudo bem? Você é o meio maratonista que teve um problema durante uma corrida? Falo em nome do Instituto Lado a Lado pela Vida, uma ONG que cria e realiza importantes campanhas nacionais de promoção da saúde e prevenção de doenças para população em geral e pacientes. Tem foco na informação, no acesso e na qualidade do tratamento com impacto psicossocial e econômico, como os cânceres de próstata, mama, útero e ovário, doenças cardiovasculares e incontinência urinária. Nossas campanhas já fazem parte do calendário da saúde no Brasil. O grande destaque é o Novembro Azul,*

Campanha Nacional de Combate ao Câncer de Próstata, referência quando se fala de saúde do homem no Brasil. Outra Campanha incrível do Instituto é a Siga seu Coração – Setembro Vermelho, focada no combate das Doenças Cardiovasculares. Especialmente em outubro e novembro, além de realizar ações de prevenção das doenças (awareness) em empresas, rodovias, instituições de saúde, parques, estádios de futebol, festas regionais, corridas, eventos automobilísticos e locais públicos em todo o país, o Instituto promove a iluminação de cartões-postais do Brasil, nas cores vermelho e azul, de acordo com o mês da campanha. No ano passado, nestes meses a Times Square também apoiou o Instituto, com um banner em seu painel principal. Então estava assistindo ao 'Globo Espetacular' e ao ver o que te aconteceu na meia-maratona do Rio, pensei na possibilidade de, através da tua história, reforçar importantes mensagens em nossa campanha sobre a saúde do coração. Nossa presidente na próxima semana estará no Rio e se você concordar vamos até você gravar um breve depoimento. No dia 29 de setembro (Dia Mundial do Coração) iluminaremos o Cristo de vermelho e faremos um coquetel no local, onde será um enorme prazer para o Instituto contar com sua presença. Muito obrigada pela atenção. Abraços, Lilian.

Bruno e eu fomos conhecer a Marlene, a presidente do Instituto, em um hotel no Rio. Gravamos um depoimento com o objetivo de conscientizarmos as pessoas sobre a importância de cuidarem do coração, como incentivo para a campanha "Siga seu coração". O vídeo foi publicado no site do Instituto Lado a Lado pela Vida.

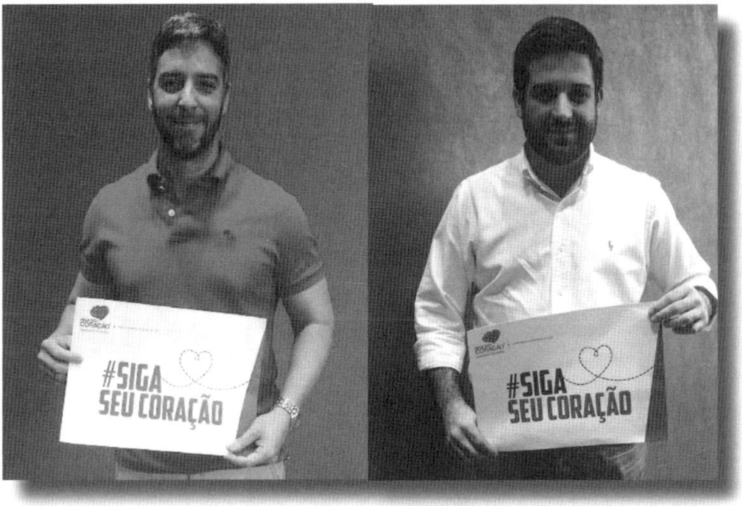

Registros com a logomarca da campanha “Siga Seu Coração”, do Instituto Lado a Lado pela Vida.

Durante todo o mês de setembro são realizadas diversas ações informativas voltadas à prevenção de doenças cardiovasculares, conhecidas como Setembro Vermelho. Por conta dessa campanha, diversos monumentos e pontos turísticos são iluminados de vermelho em todo o Brasil. No final do mês, no dia 30 precisamente, a campanha encerra com a iluminação do Cristo Redentor de vermelho. Tive a honra de ser convidado pelo Instituto Lado a Lado pela Vida para estar presente nesse dia. Foi mais um momento de absoluta emoção e de muita gratidão. Na ocasião tive a oportunidade de conhecer a equipe que faz parte do Instituto.

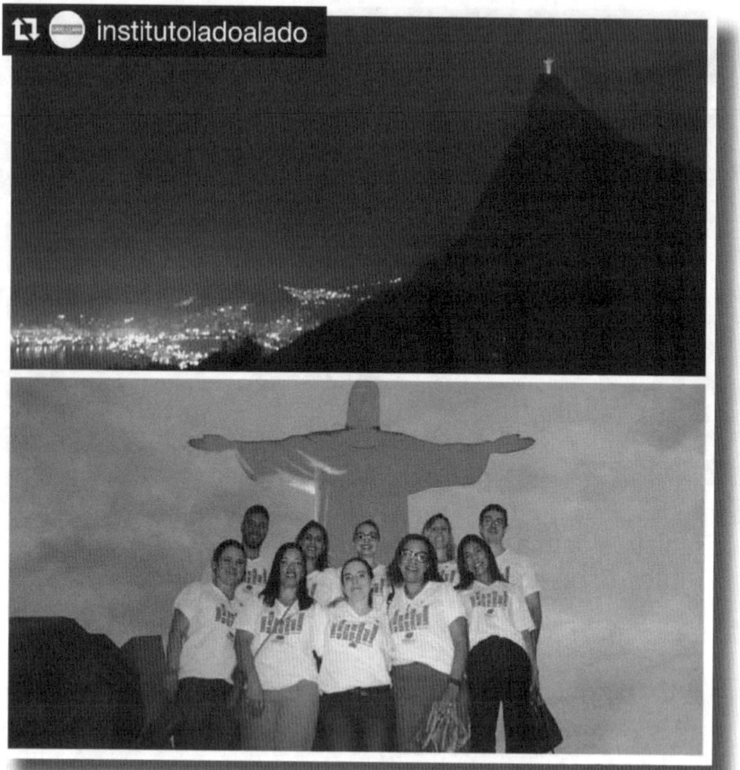

Registro do momento em que a estátua do Cristo Redentor estava iluminada de vermelho, no encerramento da campanha "Setembro Vermelho", com a equipe do Instituto Lado a Lado pela Vida.

Que o Instituto Lado a Lado pela Vida possa continuar a levar informação de saúde de qualidade para tantas pessoas. Parabéns, Marlene!

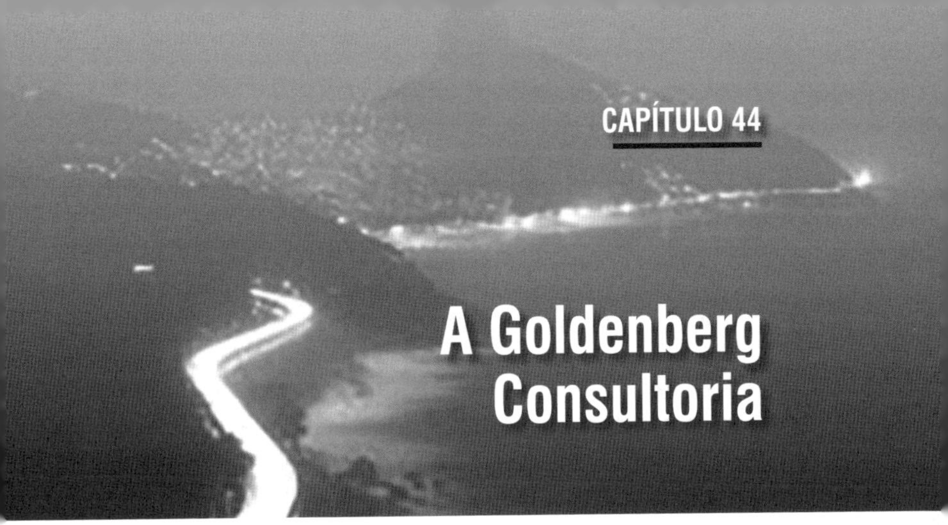

CAPÍTULO 44

A Goldenberg Consultoria

Em 2009 passei por um processo de grande questionamento profissional: grandes corporações, de uma maneira geral, funcionam com muita politicagem, muita burocracia, certa ineficiência operacional e pouca flexibilidade, fatores que estavam me incomodando muito. Não adiantaria mudar de empresa, pois eu mudaria apenas de empregador, e as questões permaneceriam as mesmas. Tomei então a decisão abrir a minha própria empresa de consultoria.

Minha proposta era continuar realizando o mesmo tipo de trabalho que já sabia fazer: auditoria interna, controles internos, análise e otimização de processos e ética. Assim nascia a Goldenberg Consultoria, uma proposta de empresa jovem e dinâmica. Só havia um porém: o mercado não a conhecia. Foram quase dois anos de espera por clientes que não apareceram. Foi um voo solo que não decolou como planejado.

Realizei alguns trabalhos por conta do meu pequeno *networking*. Havia meses em que eu não recebia nenhum centavo de receita, mas os custos fixos eram implacáveis: manutenção da empresa e despesas pessoais exigiam *money, money, money*. Eu teria fôlego para continuar tentando por mais alguns meses, mas achei que já estava na hora de abandonar a ideia, fechar a empresa e voltar para o mercado de trabalho. Eu precisava voltar a ganhar dinheiro. Em pouco mais de um mês, eu estava trabalhando na área de *Compliance* da Vale, no extinto Centro de Serviços Compartilhados.

Esse retorno ao mercado de trabalho foi conflitante pra mim. Ao mesmo tempo em que eu não concordava com o modelo de negócios do mundo corporativo das grandes empresas, precisava de dinheiro pra viver. Todo mundo precisa. Pelo menos eu teria a motivação natural da mudança para uma nova empresa e do natural recomeço. Isso era positivo! E precisava recomeçar com um espírito otimista e rever posições.

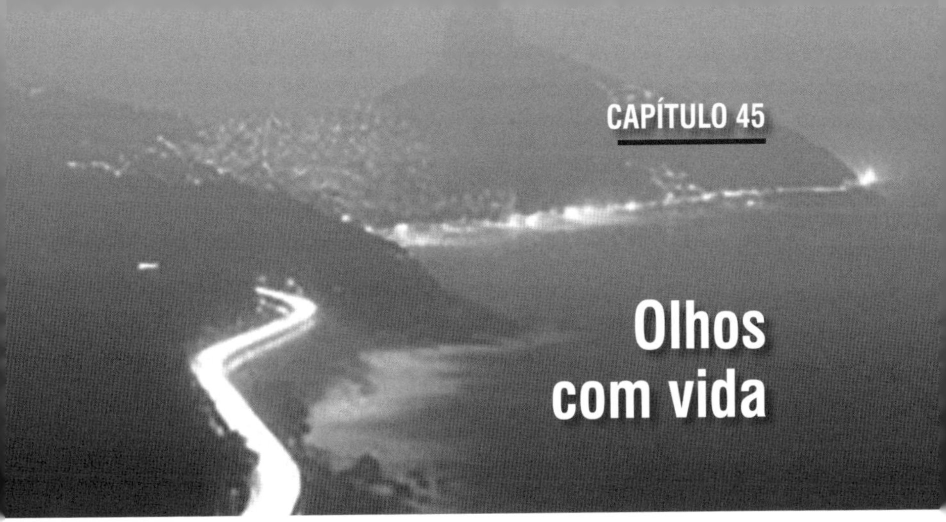

CAPÍTULO 45

Olhos com vida

Ainda por conta do Dia Mundial do Coração, uma jornalista brasileira que trabalha em Portugal e tomou conhecimento do caso da PCR na Golden4, entrou em contato comigo querendo realizar uma entrevista durante o programa Agora Nós, da rede de televisão portuguesa RTP. Eles haviam preparado uma programação especial sobre o Dia Mundial do Coração. Participei por Skype e dei um depoimento para José Pedro Vasconcelos, falando mais uma vez sobre como tudo aconteceu, sobre a atuação do Bruno, e sobre a importância de cuidar da saúde e da prática de exercícios físicos.

Por conta de toda essa história, ganhei muitos novos amigos. Uma boa parte estava correndo a mesma prova naquele dia, com público estimado em cinco mil pessoas. Uma dessas pessoas era Kedson, que me enviou uma mensagem pelo Facebook pedindo meu número de telefone. Ele me ligou para dizer que estava ali no quilômetro 19 quando eu caí. Disse que acompanhou tudo que aconteceu. A chegada do Bruno. Da Patrícia e da Thatiane que ajudaram o Bruno. Da UTI móvel. Do primeiro choque do desfibrilador. Kedson disse que, depois que o primeiro choque do desfibrilador não surtiu efeito, muita gente não acreditava mais que eu fosse viver, e que naquele momento ele rezou e pediu pro Deus que ele acredita que trouxesse minha vida de volta. Bruno resolveu dar um segundo choque e poucos minutos depois eu abri os olhos com vida.

— Eu sou pastor de igreja evangélica, não importa qual a sua religião, Cristiano, o que importa é que eu orei ao meu Deus para trazer você de volta e você está vivo.

Agradeci comovido.

Kedson ainda continuou:

— Eu gostaria muito de te encontrar para ver vida nos seus olhos. Os olhos que eu vi ali no asfalto eram olhos abertos e sem vida alguma.

Ainda não conheci o Kedson, mas quero muito encontrá-lo para agradecer e abraçá-lo. Também está na minha lista de prioridades.

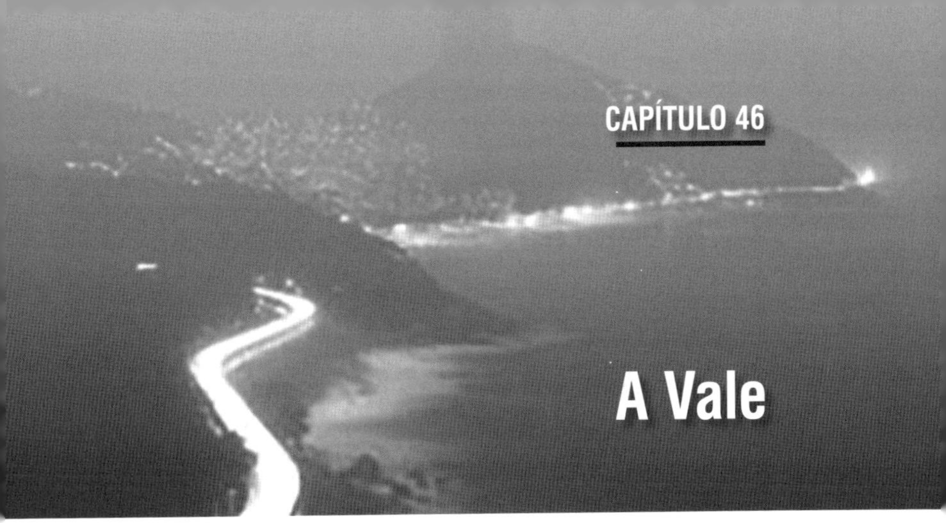

CAPÍTULO 46

A Vale

Novembro de 2010. Começar a trabalhar na Vale me deixou logo muito orgulhoso: uma empresa brasileira gigante, internacional, com negócios na Austrália, no Canadá, em Moçambique e na Malásia. Tudo na Vale é estratosférico. Os números sempre gigantescos. Quando comecei a trabalhar lá, o escritório da Barra da Tijuca tinha tanta gente que se você levantasse pra ir ao banheiro, pegar um café ou uma água, corria o risco de não ter mais cadeira para sentar. Alguns funcionários dividiam as mesas para trabalhar. A cada semana novos funcionários eram contratados, era impressionante. A Vale parecia estar em ebulição, *surfando* a onda do alto preço do minério de ferro no mercado internacional e na superaquecida economia chinesa, uma combinação que garantia um excelente faturamento para a Companhia. A empresa era um motor de contratação de pessoal.

A Vale adota uma fórmula muito utilizada por algumas empresas: uma política anual de bônus muito agressiva, atrelada aos resultados financeiros da empresa e de metas individuais e/ou do departamento. Todo mundo trabalha pra alcançar as metas e ganhar mais dinheiro. Esse é o foco. É isso que motiva a grande maioria das pessoas. Mas há um risco importante nessa fórmula: os funcionários podem trabalhar principalmente pra ganhar mais dinheiro e não se preocupar tanto com o "conjunto da obra". Cada um quer garantir o seu bônus individual pra engordar a conta bancária, e isso passa a ser mais importante do que trabalhar pela eficiência da empresa ou para manter um ambiente de trabalho saudável e feliz. No final do ano, já a partir do final de novembro, era muito comum ver uma "correria" generalizada para conseguir alcançar as metas. Ninguém tinha tempo para nada. Agendar uma reunião era tarefa quase impossível. O importante era lutar para encher o bolso de dinheiro.

A Companhia Vale do Rio Doce foi fundada em junho de 1942 e era conhecida como CVRD. Falarei especialmente do Rio Doce mais adiante. Com uma nítida postura nacionalista, a empresa foi criada durante a Segunda Guerra Mundial (1939 – 1945) para proteger e impulsionar a exploração das riquezas minerais do subsolo brasileiro, principalmente o ferro.

Mas a proteção e o impulso à exploração das riquezas minerais não eram as únicas razões da empresa ter sido criada. Estados Unidos e Inglaterra, dedicados ao esforço de guerra contra Hitler, necessitavam de minério de ferro para sua indústria bélica. A CVRD também forneceu minério de ferro para a reconstrução do Japão no pós-guerra da bomba atômica. Ao mesmo tempo que o Japão se transformava numa potência econômica mundial, a Vale se tornava uma grande mineradora com atuação internacional.

Entre 1969 e 1979, a CVRD se consolidou como a maior exportadora de minério de ferro do mundo. Em 1995, o então presidente da república Fernando Henrique Cardoso incluiu a CVRD no Programa Nacional de Desestatização. E em maio de 1997, a empresa foi privatizada e comprada por um consórcio liderado pela CSN (Companhia Siderúrgica Nacional), que adquiriu 41,73% das ações ordinárias do governo federal por R$ 3,338 bilhões, com financiamento subsidiado, disponibilizado aos compradores pelo BNDES.

Alguns anos mais tarde, em 2003, a Vale apresentou um lucro líquido de R$ 4,5 bilhões, recuperando em apenas um ano de operação mais do que o valor pago no leilão de privatização. No mesmo ano, 67% dos negócios com as ações da Vale foram realizados na Bolsa de Nova York, contra 33% realizados no Brasil.

O principal produto da Vale é o minério de ferro e a companhia é detentora das maiores reservas de ferro do mundo. O preço da *commodity* disparou 123,5% entre 2005 e 2006 por conta, basicamente, de dois fatores: aumento da procura mundial e aceleração do crescimento econômico da China – principal país comprador de minério de ferro no mundo. Com a incorporação da INCO, empresa canadense produtora de níquel, em 2006, o valor de mercado da Vale chegou a incríveis 100 bilhões de dólares, demonstrando que o preço do leilão foi muito baixo e o mercado estava fazendo um ajuste ao valor real da Companhia. Em menos de dez anos de privatizada, a companhia valia muito mais nas mãos de empresas privadas do que nas mãos do governo. Muito se falou e se debateu que a privatização da Vale foi feita de maneira irregular, que a empresa foi subavaliada na venda e que o Brasil abriu mão de sua soberania sobre reservas do estratégico minério.

Comenta-se que os dois bancos responsáveis pela avaliação do preço de venda da CVRD, o Bradesco e o Merril Lynch, não incorporaram no valor total a real quantidade das reservas minerais existentes. Em 1995, quando incluída no Programa Nacional de Desestatização, a CVRD teria informado à SEC (*Securities Exchange Comission*, ou o equivalente à CVM brasileira – Comissão de Valores Mobiliários) números subavaliados das suas reservas totais de minério, com a intenção de reduzir o valor da empresa. As reservas totais de minério de ferro, em vez de três bilhões de toneladas, alcançariam 19 bilhões. As reservas de potássio, em vez das quatro, seriam de fato 19 milhões de toneladas. As reservas de manganês, em vez das 30, seriam na verdade 63 milhões de toneladas. As reservas de bauxita, em vez das 197, seriam de fato 303 milhões de toneladas.

Por tabela, através da CSN, o Bradesco se tornou proprietário da Vale privatizada. O banco detinha 17,9% do capital votante da CSN. É como colocar a raposa cuidando do galinheiro. Isso já poderia ter sido motivo para anular o leilão de privatização da Vale. A lei de licitação para a venda da empresa definia que não podia haver nenhum vínculo entre o avaliador e o comprador. O banco Bradesco participou, a partir do ano 2000, do bloco controlador da Vale, através do Bradespar.

De 2001 a 2011, em dez anos, o lucro da Vale cresceu inacreditáveis 903%, passando de R$ 3 bilhões para R$ 30,1 bilhões. Isso aconteceu durante a gestão de Roger Agnelli, que foi substituído em 2011 por Murilo Ferreira, e a mudança foi comentada no mercado por conta de insatisfação do governo brasileiro em função de demissões que aconteciam na Vale, como consequência dos sinais de desaquecimento do mercado global, principalmente do minério de ferro, já a partir de 2008. O preço do minério começou a cair vertiginosamente, a economia chinesa sinalizou redução de crescimento do PIB e com isso demandou menos minério de ferro. A tabela abaixo demonstra a enorme variação no preço da tonelada do minério ao longo dos anos (entre 2010 e 2015), que chegou a alcançar USD 187,18 em fevereiro de 2011 – no auge das contratações de pessoal da Vale - e atingiu apenas USD 39,08 em dezembro de 2015 – uma redução de aproximadamente 80%.

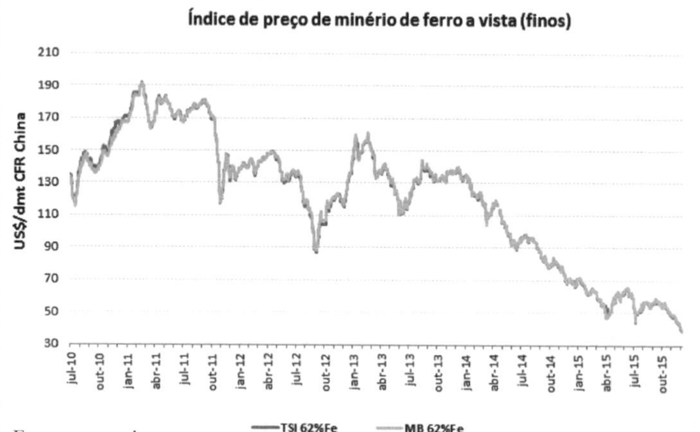

Fonte : www.vale.com

Março de 2016. Roger Agnelli morre aos 56 anos, vítima de um acidente aéreo em São Paulo. No mesmo avião também morreram sua mulher, seus dois filhos, seu genro, a namorada do filho e o piloto. Uma família inteira, ao mesmo tempo. Como não parar pra refletir novamente sobre a vida e seus mistérios?

Murilo chegou fazendo mudanças no *board* da empresa. Ele assumiu a presidência de uma companhia lucrativa e com alto valor de mercado, mas que logo começou a sentir, já no começo de 2012, os efeitos mais fortes da queda do preço da *commodity* e do "efeito China". Algumas diretorias inteiras da Vale foram extintas e muita gente começou a ser desligada da empresa. A Diretoria na qual eu trabalhava foi uma das que foram extintas. No dia do comunicado, numa reunião no auditório, uma apresentação em Power Point mostrava um organograma onde eram colocados "X" vermelhos sobre cada área, sobre cada Diretoria que estava sendo extinta. Era parte do processo de readequação da Vale ao novo cenário econômico que se desenhava. O escritório ia ficando cada vez mais vazio e já não se dividiam mais mesas nem se corria o risco de perder a cadeira para sentar. A Vale já não contratava mais pessoal como antes, e passou a demitir. Eu acabei sendo "salvo" e recebi como nova missão principal cuidar do orçamento de uma outra diretoria que ainda existia. Eu nunca havia trabalhado com orçamento antes na vida. Isso envolvia, resumidamente, coordenar o processo de preparação do orçamento das áreas, o acompanhamento na execução dos gastos e o monitoramento mensal – mas eu não gostava de fazer aquilo. Era o que tinha pra fazer, e como muita gente estava sendo demitida, era bom aceitar e agradecer por continuar empregado.

O clima de trabalho começou a ficar desagradável. O ar condicionado passou a ser desligado "mais cedo", às

19 h. Até o "brigadeiro dos aniversariantes do mês" foi cortado – era uma prática mensal da empresa distribuir doces aos funcionários para comemorar os aniversários. A assessoria esportiva de corrida que a empresa pagava para incentivar a saúde dos empregados também foi cortada, sem grandes explicações. Começou a faltar papel nas impressoras. O café da manhã que era servido todas as manhãs na Valer – o centro de treinamento da Vale no Rio – foi suspenso. As pessoas já não iam mais trabalhar felizes, e todas essas medidas afetaram negativamente a moral dos empregados. Ninguém sabia se seria demitido no dia seguinte e o clima começou a ficar muito pesado.

Um determinado dia, havia agendado um jantar com uma amiga francesa que estava no Rio por apenas duas noites, numa passagem rápida pela cidade. E para jantar comigo só tinha aquela noite, e isso havia sido programado com bastante antecedência. São oportunidades únicas, já que ela não está sempre no Rio. O jantar estava marcado para as 20 h, num local próximo do escritório. Programei sair do trabalho no máximo às 19:30 h – já além da jornada normal de trabalho. Enquanto desligava o computador nesse horário e arrumava minhas coisas para ir embora, meu chefe perguntou:

— Você *já* vai? Temos algumas entregas para fazer amanhã e preciso que você fique.

— Infelizmente hoje não posso ficar além das 19:30, pois tenho um jantar agendado.

— Você não pode remarcar o jantar?

— Não consigo mesmo.

Ter um jantar agendado às 20 h pareceu totalmente inadequado, inoportuno, um absurdo, quase um crime inafiançável. Jantar? A prioridade é da empresa e a sua vida pessoal que se dane. Pouco importa com quem você vai jantar, qual o motivo do encontro e se você só tem essa noite pra isso. Eu fui ao jantar, mas com a certeza de que havia entrado em alguma "lista negra".

Em algum outro momento nos três anos que trabalhei na Vale, havia programado férias com bastante antecedência com tudo devidamente e formalmente aprovado. Férias programadas e aprovadas são o sinal verde para organização dos detalhes para o descanso: escolha do destino, preparação de roteiros, compra de passagens aéreas, reserva de hotéis, etc. Na semana imediatamente anterior do início das minhas férias, escuto:

— Você pode reprogramar as suas férias? Temos algumas entregas importantes pra fazer e preciso de você aqui.

Não, eu não podia reprogramar as minhas férias, já estava com tudo comprado, pago e reservado. E mesmo que não tivesse nada comprado, pago e reservado, eu tinha planos de *férias*. Obviamente esse não foi o único caso que aconteceu na vida, tive conhecimento de casos similares dentro e fora da Vale que aconteceram igualmente com outras pessoas – e continuam acontecendo diariamente. A Vale não ia deixar de produzir minério se eu tirasse as férias como planejado. Isso também não ia afetar negativamente o valor da ação da companhia. Mas muita gente ainda acha que a prioridade é sempre a empresa e não a sua vida pessoal. Não penso assim...

Trabalhar num escritório sem salas, com muitas bancadas e baias, estilo *open space,* tem vantagens e desvantagens, como em tudo na vida. Facilita a comunicação entre os empregados, mas também exige mais disciplina para falar em voz baixa, evitar o barulho e tira totalmente a privacidade. Sem querer, acabamos escutando as conversas dos outros. Registrei uma em especial. Um funcionário havia combinado com a esposa de viajar no final de semana. Uma viagem dessas rapidinhas, pra serra fluminense. Eles sairiam imediatamente após o trabalho na sexta mesmo, para já aproveitarem a noite desse dia na serra. O horário normal de trabalho era de nove às 18 horas. Ao longo do dia eles chegaram a se falar pelo telefone, e pelo tom dele, ela parecia feliz. Pouco depois das 18, o telefone tocou e era a esposa novamente, perguntando onde ele estava e se já havia saído para pegá-la.

— Não, amor — respondeu ele. *Pintou* uma urgência de última hora aqui. Preciso ficar mais um pouquinho, acho que fico até às 19 horas, no máximo.

Foi o bastante para perceber que ela havia perdido o controle do outro lado da linha. Reclamando de que aquela não era a primeira vez que ele não conseguia sair do escritório no horário programado, que aquilo não era vida, que ele só sabia trabalhar e que ele ainda sequer havia preparado a mala pra viagem. Falar que sairia às 19 horas significava sair pelo menos uma hora e meia mais tarde e blá blá blá... Então, em vez de desligar o computador e ir embora, ele começou a ditar as peças de roupa que ela deveria colocar na mala. Inacreditavelmente, ele fez a mala pelo telefone. E eu não acreditava no que tinha acabado de ouvir. Resolvi levantar e ir embora pra casa – coisa que ele deveria ter feito também.

Em outra ocasião, um empregado saiu tarde do escritório e acidentou-se. Escorregou numa poça de óleo no estacionamento, provavelmente deixada por algum veículo que havia parado ali. Caiu de joelhos, sentiu muita dor, e percebeu que um dos joelhos começou a inchar muito, obrigando-o a procurar um hospital. Lá, recebeu adequada orientação médica expressa para ficar em casa por dois dias em repouso absoluto para evitar maiores complicações. No dia seguinte, adivinhem onde ele estava? No escritório, trabalhando, com uma bolsa de gelo "escondida" no joelho, achando que aquilo era um belo exemplo de dedicação e comprometimento. De responsabilidade e de amor pela empresa. "Tem muita coisa pra fazer aqui, eu não posso ficar em casa." Aquilo pra mim era uma irresponsabilidade, um péssimo exemplo e uma falta de amor próprio, isso sim.

Que fique claro: não tenho absolutamente nada contra ninguém que se comporta dessa forma. Aliás, você deve conhecer muitos iguais a eles. Trabalho não é – ou pelo menos não deveria ser – um sacrifício da vida pessoal. As pessoas deveriam trabalhar para viver, e não o contrário. Até porque absolutamente ninguém é insubstituível. Sabemos disso, mas nem sempre colocamos em prática.

No livro "Eu sou uma pessoa de tremendo sucesso", da amiga Silvana Andrade – com quem cheguei a trabalhar numa mesma empresa – essa questão de carga de trabalho exagerada fica muito clara: "Antes, ganhávamos a vida no trabalho. Hoje, é o trabalho que ganha a nossa vida." Não a vida de todo mundo... mas ainda da grande maioria das pessoas.

Enquanto as pessoas não se derem conta de que "a empresa" não vai dizer pra você cuidar da sua saúde, não vai se preocupar em equilibrar a sua vida pessoal com a profissional, não vai te falar pra ir embora ao término do seu horário normal de trabalho, e enquanto acharem que trabalhar muitas horas é exemplo de comprometimento e dedicação, muita gente vai continuar de mau humor, reclamando da vida, trabalhando infeliz, sem paciência, tendo problemas de saúde e lotando as agendas e os consultórios médicos. O agente da mudança não é a empresa: é você! É você que tem que mudar. Empresa não tem vida própria, ela é formada pelas pessoas que trabalham nela. Provavelmente há trabalho para as 24 horas do dia, porque quando você vai embora e retorna no dia seguinte, continua tendo trabalho para fazer. Você acha que esse trabalho brotou na madrugada enquanto você estava dormindo? É uma questão de equilíbrio e bom senso, coisas que nem sempre acontecem no mundo corporativo.

O escritório da Vale, onde eu trabalhava, tem um pé direito muito alto, o que permitiu a construção de um mezanino em formato de "U", com um vão central livre para o piso de baixo. Na parte central do mezanino, ficavam os funcionários com cargos mais altos do escritório: gerentes gerais e diretores. Nas outras "bordas" desse "U" ficavam os demais funcionários, assim como em todo o primeiro piso. Determinado dia, cruzei a parte central do mezanino, de um lado para o outro, para uma reunião com pessoas que estavam do lado oposto ao meu. Cumprimentei com um bom dia os gerentes gerais e diretores com quem cruzei. Fiz a reunião, e voltei pelo mesmo caminho. Alguns minutos depois, uma secretária me chamou para dar um recado.

— Eles não gostam que cruzem o mezanino de um lado pra outro. Se precisar ir para o outro lado de novo, desça e suba as escadas para não passar pela área *deles*.

Área deles? Não eram salas. O escritório era todo *open space* – à exceção das salas de reunião. Recebi a notícia com muito espanto e não me fez nada bem saber que eu não deveria mais cruzar o mezanino. Um recado esquisito...

Onde isso se encaixava nos valores da empresa? "Agir de forma correta". "Valorizar quem faz a nossa empresa". "Crescer e evoluir juntos". "Fazer acontecer". Não encontrei resposta.

Em 2013, por conta da crise do minério de ferro, de um trabalho que não me fazia mais feliz e potencializado por uma falta de identificação com a empresa naquele momento, eu decidi deixar a Vale e buscar uma nova recolocação no mercado. Sou grato pelos anos que passei por lá, mas novamente eu precisaria encontrar algum trabalho que fizesse mais sentido pra minha vida.

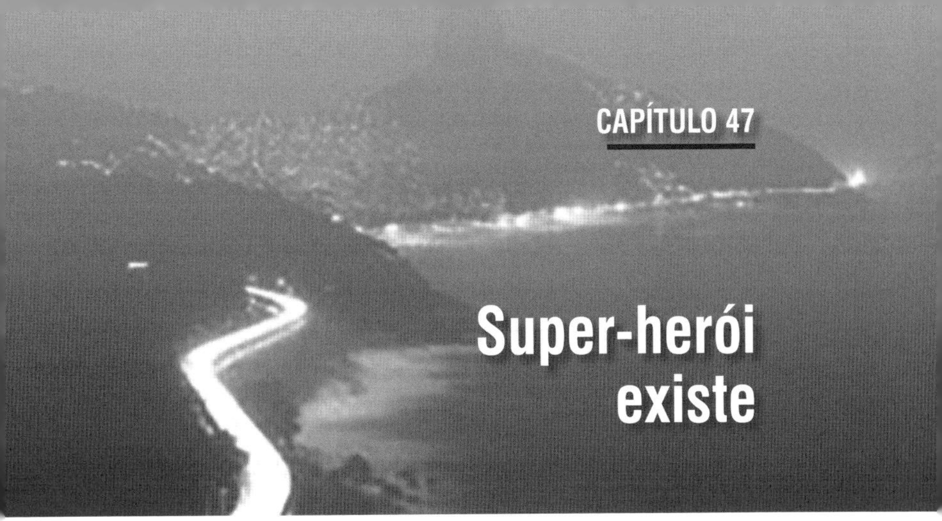

CAPÍTULO 47

Super-herói existe

Karla Duarte foi outra pessoa que me escreveu através das redes sociais. Ela é professora em São Paulo.

> *Olá, Cristiano! Tudo bem? Estou te escrevendo por um motivo muito especial! Sou professora de português, além de corredora, e estou desenvolvendo um projeto de pesquisa com meus alunos. Eles estão pesquisando sobre heróis. Um dos grupos irá trabalhar com heróis da vida real. Contei sua história pra eles! Empolgação geral! Queria saber se você toparia escrever pra eles, contando sobre sua experiência com esse suposto herói que te ajudou! Muito obrigada! Um abraço!*

Foi um prazer saber que a molecada estava contando essa história. Claro que participei e respondi todas as perguntas que me foram enviadas. Karla foi super gentil em compartilhar comigo o resultado dos trabalhos dos alunos da escola. É muito gratificante saber que essas crianças já sabem que existem pessoas espetaculares, do bem, verdadeiros heróis de carne e osso como o Bruno.

Que a história sirva de exemplo para que, desde pequenas, elas possam fazer o bem por onde passarem.

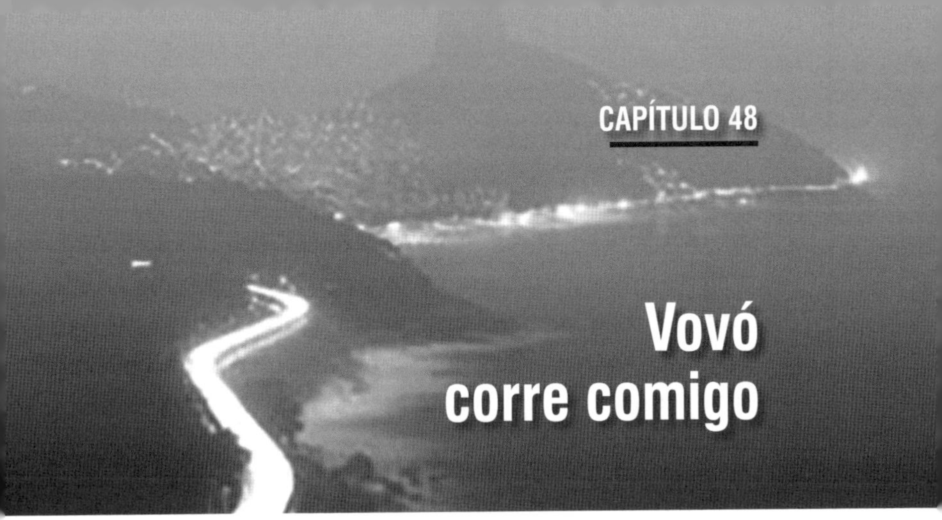

CAPÍTULO 48

Vovó corre comigo

Sempre tive uma ligação muito forte e de profundo amor com minha vó Matilde, carinhosamente apelidada de "Tida", mãe de minha mãe. Com ela, o negócio era diferente. Vovó era aquele tipo de velhinha que todo mundo adora: cabelos branquinhos, sempre bem arrumada, de bom humor e perfumada. Vovó era muito vaidosa e tinha uma agenda semanal bastante ocupada. Todo dia ela tinha uma programação diferente que seguia com um rigor de admirar. Às segundas-feiras frequentava o centro espírita kardecista Bezerra de Menezes no Andaraí. Às terças, costurava com as amigas para crianças carentes. Às quartas, tinha sempre um chá da tarde e jogava cartas com as amigas. Às sextas era dia de salão pra fazer o cabelo e as unhas – o mesmo que frequentou por mais de 40 anos. Uma fiel, a vovó. De sempre tão arrumadinha, as pessoas perguntavam se ela dormia num cabide. Muitos sábados, vovó organizava grupos de amigas para irem aos teatros. Ela lotava as vans de amigas. Vovó era uma pessoa ativa que vivia intensamente. Adorei ter uma avó assim.

Vovó era miudinha, tinha 1 metro e 48 centímetros. Tinha os pés bem pequenos, calçava 33. Por conta disso, caía com frequência na rua, mas felizmente nunca se machucou gravemente.

Minha avó tinha o hábito de telefonar muito cedo para os aniversariantes do dia. E o *muito cedo* da vovó era por volta das 7 h da manhã. Era sempre a primeira a telefonar pra todo mundo. Em tempos de muito WhatsApp, Facebook e outras formas virtuais de desejar felicidades, isso era um luxo! O curioso é que a lista de aniversariantes da vovó não se restringia apenas à família e aos amigos *dela*. Nessa lista entravam as amigas da minha mãe, os amigos dos netos e também o açougueiro, o padeiro, a moça da farmácia e os conhecidos que ela tinha cruzado talvez uma única vez na vida. Saber a data do aniversário e o telefone eram algumas das primeiras providências quando ela conhecia alguém. Ela anotava tudo num caderninho que mantinha ao lado do telefone. Era muita gente pra ligar o ano inteiro, praticamente todos os dias do ano tinha alguém pra telefonar. É um tipo de gentileza muito difícil encontrar hoje em dia, que devia ser comum pra quem nasceu em 1924 – numa época em que as pessoas ainda tinham tempo de viver de uma forma menos automática.

Num domingo de novembro de 2010, meus pais e eu saímos para almoçar com a vovó. Ela estava ótima, como sempre. Depois do almoço meus pais tinham um aniversário pra ir e deixaram vovó e eu em minha casa. Lembro-me que vovó cantarolou algumas músicas no sofá – ela tinha a voz linda e quando jovem chegou a participar de um concurso de músicas no rádio, mas teve que ser escondido, pois na época era um escândalo uma mulher cantar. E ela venceu o concurso com o nome artístico de Jim Morgan, mas levou uma bronca do meu bisavô "porque aquilo não era coisa de moça com bons costumes". Vovó teria sido uma boa cantora se tivesse seguido sua veia artística! Em algum momento da vida ela também pensou em ser enfermeira, mas isso não aconteceu. Tivemos uma tarde muito gostosa. Era uma deliciosa despedida e eu não sabia.

No dia seguinte, acordei com a notícia de que vovó tinha tido um enfarte durante a madrugada. Embora lúcida, ela amanheceu de uma forma diferente naquela manhã e reclamava de uma forte dor no peito e meu tio-avô – que morava com ela – deu a notícia para minha mãe, que rapidamente providenciou ambulância e hospital. Nesse mesmo dia fui ver a vovó no hospital, chegamos a conversar e ela estava tão bem, totalmente lúcida, que era difícil acreditar que o diagnóstico estava correto. "Deve ter sido apenas um susto mesmo. Tá ela aí firme e forte como sempre foi". Colocou um *stent* e parecia ter resolvido tudo, quando percebemos que o seu quadro de saúde piorava dia após dia. Foram 20 dias de uma morte rápida, mas ao mesmo tempo muito suave – como deveria ser pra ela. Alguém como a vovó, com uma vida tão ativa, teria muita dificuldade de se adaptar a uma nova realidade cheia de restrições.

Aos 86 anos, vovó nos deixou no dia 5 de dezembro de 2010 e eu continuo amando muito ela, porque ela ainda existe pra mim. Em mim. E ela está do meu lado quando eu coloco um par de tênis e saio para correr por aí. Tenho certeza disso...

Até logo, vovó. Sua benção!

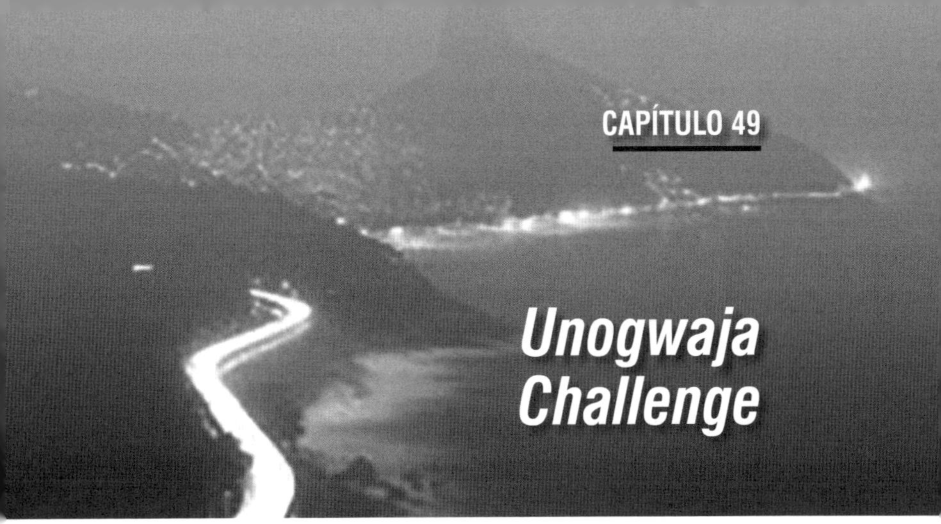

CAPÍTULO 49

Unogwaja Challenge

Tive o prazer de conhecer Aline Carvalho, uma das pessoas que me escreveu uma mensagem e que também corria naquele 12 de abril.

> *Quando te vi ali, desmoronei. Estava fazendo um treino de 28 km, fiz 7 km antes da prova. Estava já agradecendo pelo dia maravilhoso e pela oportunidade que a vida me deu de estar ali... De repente, vejo você caído. Gelei. Chorei. Não tive como não pensar na fragilidade da vida e da forma repentina que tudo muda, tudo se perde! Depois da prova fiquei caçando informações suas, torcendo muito para ter sido apenas um susto. Você fez e faz parte da minha vida e de muitas pessoas. Sem dúvida, você salvou muitas vidas naquele dia! Talvez até mesmo a minha: tanta gente que morre em vida, perdendo tempo com o que não vale*

a pena! Que você viva muito a vida! Que priorize o que vale a pena! Que todos aqueles que foram tocados por você também façam o mesmo. Obrigada por existir e por trazer mais vida à minha vida!

Não consegui terminar de ler a mensagem sem chorar. Eu precisava conhecer a Aline pra dar um abraço e um beijo nela. E sem querer acabamos descobrindo que frequentávamos a mesma academia. Um dia combinamos de nos encontrar antes de malhar, mas o papo foi rendendo que acabamos deixando a malhação pra lá.

Aline é uma pessoa adorável, apaixonada por corridas e abraçou um projeto chamado *Unogwaja Challenge*, originário da África do Sul, cujo objetivo é levar, através da corrida, vida, saúde, educação e esperança para pessoas daquele país em situação de risco social. Seus olhos brilham quando ela fala desse projeto. E que corrida a *Unogwaja Challenge*! São 1.677 km de bike percorridos em 10 dias, cruzando a África do Sul de ponta a ponta, de Cape Town até Pietermaritzburg. Pra se ter uma ideia da distância, são 4 horas de voo entre as duas localidades. No 11º dia, depois de pedalar tudo isso, eles ainda finalizam o percurso correndo os 89 km da *Comrades Marathon*, uma ultramaratona que vai de Petermaritzburg a Durban, com rotas que mudam a cada ano.

O *Unogwaja Challenge* repete o que foi feito por Phil Masterton-Smith, uma lenda da *Comrades Marathon*. Phil foi o vencedor da prova em 1931 aos 19 anos, e era conhecido por "unogwaja", que na língua zulu significa "a lebre". Dois anos depois, em 1933, sem dinheiro para a viagem de trem, ele pedalou de Cape Town até Pietermaritzburg em 10 dias, correu a ultramaratona no 11º dia e ainda chegou em 10º lugar! Assim, 78 anos depois o feito de Phil, nasceu o *Unogwaja Challenge* em 2011, cujo símbolo é uma lebre, com quatro jovens repetindo o circuito de anos atrás. A cada ano acontece uma nova edição dessa corrida. Aline participou pela primeira vez do *Unogwaja Challenge* em 2016, na África do Sul, e torço muito para que ela consiga trazer o projeto para o Brasil. O dinheiro arrecadado com o projeto é revertido para os necessitados e o mais bonito do projeto é que ele objetiva amparar e capacitar pessoas para que possam caminhar com as próprias pernas. É um projeto libertador.

Segundo relatos, Phil morreu em junho de 1942 durante a Segunda Guerra Mundial, num confronto entre as forças aliadas e o exército nazista na Batalha de Tobruk, na Líbia. Outros três soldados foram capturados na mesma batalha em que Phil morreu. Eles combinaram que se algum deles saísse vivo da guerra, passaria a usar meias vermelhas para mostrar que estavam sempre próximos e conectados. E eles saíram vivos da guerra. Assim começou a história das meias vermelhas, que ficou conhecida como *Red Sock Friday* (RSF) já no *Unogwaja Challenge*, em 2011.

Como nada é por acaso, Aline organizou o primeiro evento de divulgação do *Unogwaja Challenge* no Brasil e arrecadação de doações no dia 17 de janeiro de 2016, em São Paulo, e eu "sem querer" também estava na cidade nesse dia. Era um treino de 7 km de subida e descida na Serra da Cantareira, terminando na Pedra Grande, com um belíssimo visual da cidade. O dia estava incrivelmente lindo, de céu claro e limpo e temperatura amena. Nesse dia eu ganhei de presente um par de meias vermelhas da Aline – e corri com elas já nesse dia. Conectados! Foi um prazer estar presente e ter a oportunidade de contribuir com o evento e de conhecer grandes corredores brasileiros, como Nato Amaral, que já completou esse desafio na África do Sul e também correu muitas vezes a *Comrades Marathon*.

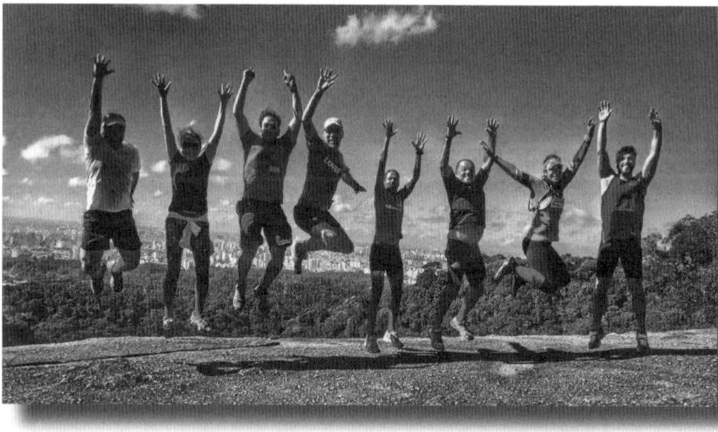

No alto da Pedra Grande, na Serra da Cantareira, em São Paulo, com parte da equipe que correu os 7 km.

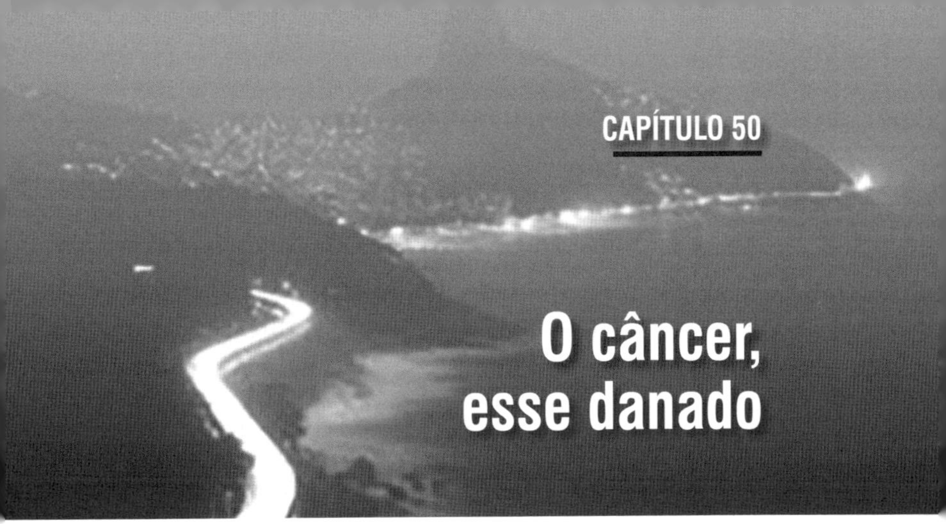

CAPÍTULO 50

O câncer, esse danado

Não sou médico, mas isso não me impede de refletir e tentar entender como uma doença como o câncer acontece na vida das pessoas. De onde e como ele surge? Por que o câncer aparece? Uma doença devastadora, muitas vezes silenciosa, que aparece de repente, em qualquer parte do nosso corpo e que, apesar dos avanços da medicina, ainda não tem cura em todas as suas variáveis. Uma doença que é explicada como "as células do corpo vão se matando e se autodestruindo".

Ok... mas mesmo não sendo médico, eu tenho lá as minhas teorias. Será que o câncer é a somatização de sentimentos ou pensamentos ruins que ficam ruminando dentro da gente ou ainda resultado de uma alimentação ruim, pobre em vitaminas e sais minerais, baseada em muita comida industrializada, com corantes, conservantes e agrotóxicos? Será que é isso? Com o aumento da população mundial – chegando a impressionantes sete bilhões de pessoas em 2011 – veio a necessidade de produzir muita comida pra alimentar "todo mundo". A reboque, veio a comida fabricada em laboratório, a produção agrícola em larga escala e o descompromisso com o que faz bem pra saúde. Veio também a utilização de agrotóxicos, nocivos à saúde humana, mas que fazem a produção agrícola gerar resultados mais rapidamente. Era o fim dos tempos daquela coisa de época da tangerina, época da uva, época da maçã, etc. Passou a ser possível, graças aos agrotóxicos, comer o que desse na telha em qualquer época do ano. Vieram as sementes modificadas geneticamente, os transgênicos. O importante é produzir, vender e capitalizar. Ganhar dinheiro. E nosso corpo funciona como um depósito de tudo que é ingerido de alimento – e também de informação. Então por que não se alimentar e informar-se somente com aquilo que faz bem à saúde?

Pela habitual falta de tempo – o que mais se escuta por aí é que ninguém tem tempo pra nada atualmente, as pessoas querem um dia com mais de 24 horas – a venda de vitaminas, suplementos e produtos químicos de laboratório, que prometem compensar a falta de uma alimentação equilibrada, disparou. As pessoas consomem e nem sabem o que exatamente estão consumindo. Viram na internet, numa revista, ouviram alguém falar e isso já é o suficiente para consumirem também. Pílula capaz de turbinar o cérebro, suplemento que queima gordura durante o sono, promessa de corpos esculturais sem muito esforço, etc. Aliado a isso tudo, a prática de exercícios físicos também acaba não acontecendo com a frequência necessária. Somos parte de um sistema de comodidade que te faz andar de elevador em prédios cada vez mais altos – pra caber mais gente e gerar mais lucro – que te deixa no sofá controlando tudo por controle remoto. Sou do tempo em que era preciso levantar do sofá pra trocar o canal da televisão, girando um botão no televisor. Nem fabricam mais televisores assim. Atualmente, até o ar condicionado e as cortinas já têm controle remoto. Sim, as cortinas! Há controle remoto pra tudo. Um convite ao sedentarismo.

Aí você toma uma decisão importante: "Vou levar uma vida mais saudável e me alimentar bem daqui pra frente! Comer muitas frutas, legumes e verduras". Tomate. Uma hora faz um bem enorme à saúde. Mas logo aparece uma matéria falando "O tomate: o grande vilão da salada". A semente faz mal pra isso, faz mal praquilo. E o ovo, coitado? Já foi do céu ao inferno umas 500 vezes. "A fruta da vez: figo". Mas já foi a maçã. A pera. A uva. As cascas dos alimentos? "É ali que está a maior parte das vitaminas". Casca de fruta emagrece? Faz bem ou mal afinal comer a casca? As pessoas não sabem mais o que comer... Se forem consultar tudo na internet então, passarão fome.

Relatório divulgado em 2015 pelo Instituto Nacional de Câncer, o Inca, alerta sobre o exagero no uso de agrotóxicos no país. O texto menciona que o Brasil se tornou o maior consumidor desses produtos no planeta, ultrapassando a marca de um milhão de toneladas em 2009, ou ainda, o equivalente a um consumo médio anual de 5,2 kg de agrotóxicos por habitante. A informação é do estudo «Agrotóxicos no Brasil: um guia para ação em defesa da vida», publicado em 2011 pela pesquisadora Flavia Londres. É muita porcaria sendo consumida junto com frutas, legumes e verduras – às vezes, quando achamos que estamos comendo alimentos que fazem bem pra saúde, estamos ingerindo muito produto químico e isso tudo fica, de alguma forma, impregnado no nosso organismo.

A instituição afirma também que a liberação do uso de sementes transgênicas no país foi uma das responsáveis por colocar o Brasil no primeiro lugar deste *ranking*, "uma vez que o cultivo dessas sementes geneticamente modificadas exige grandes quantidades destes produtos". O documento indica também que a venda de agrotóxicos tem registrado constante aumento no país, saltando de US$ 2 bilhões para US$ 7 bilhões entre 2001 e 2008, quando alcançamos a triste posição de maior consumidor mundial desses venenos. Não é pouca coisa. O estudo revela ainda que, devido à repercussão negativa que o aumento do uso de venenos começou a causar nos meios de comunicação, o Sindicato Nacional da Indústria de Produtos para Defesa Agrícola (Sindag) não divulgou o volume de agrotóxicos comercializado em 2010. O IBAMA chegou a divulgar um relatório informando que, de 2009 a 2012, houve um aumento de 59,08% na utilização de agrotóxicos no Brasil. O herbicida glifosato é um dos agrotóxicos mais utilizados no país e existem relatos de efeitos nocivos à saúde. A população não deveria receber amplamente essas informações para decidir se quer ou não comer comida com agrotóxicos? Cadê a imprensa de verdade que deveria cumprir o seu papel informativo?

Em 2009, recebi a notícia que minha amada cunhada – a Dani, ex-mulher de um dos meus irmãos – havia sido diagnosticada com câncer. Uma notícia dessas normalmente vem acompanhada de muito medo. Mesmo sendo um tratamento pesado é preciso termos esperanças de que tudo vai acabar bem no final. É nisso que é preciso se agarrar para seguir em frente. Essa doença não combinava em nada com a Dani, uma mulher adorável, absolutamente pra cima, agradável, simpática e de bem com a vida. Pelo sorriso gigante que tinha, meu irmão a apelidou de "Sorriso Maracanã". Ela não me parecia ruminar sentimentos ou pensamentos ruins nem se alimentar de uma forma equivocada. Será que minhas teorias estavam furadas? Por que ela, então? Imagino quantas vezes ela não deve ter-se feito essa pergunta.

Ao longo de pouco mais de três anos, observei de uma forma muito triste a doença avançar mesmo que a Dani estivesse lutando com todas as forças contra ela. A cada vez que eu encontrava a Dani, questionava comigo mesmo a existência dessa terrível doença. "Por que ela? Por que ela?" Dani acabou não resistindo e nos deixou em 2011.

Em 2013, minha mãe foi diagnosticada com câncer de mama. De novo, aquele turbilhão de sentimentos e o desejo de que tudo acabasse bem. Foram meses de muita fé e muita torcida e mamãe conseguiu ficar bem. Ela venceu o câncer e isso foi motivo de muita comemoração. Depois disso, mamãe passou a se alimentar seguindo os princípios da cozinha Ayurveda. O princípio da culinária ayurveda é simples : «você é aquilo que você come». A maior preocupação está em ingerir alimentos com nutrientes necessários para o bom funcionamento do organismo, que promovam uma boa digestão e que estejam de acordo com nossas individualidades – conhecidas como *doshas*. Segundo a Ayurveda, os remédios não estão na farmácia: estão na cozinha.

O açafrão ou cúrcuma, por exemplo, é um tempero de pigmento amarelo, cor de mostarda, utilizado desde a antiguidade e muito comum na culinária ayurveda. Sua utilização na alimentação é reconhecida por prevenir – e ajudar na cura ! – de vários tipos de câncer. Segundo relatos, ele faz exatamente o contrário de um câncer: faz com que as células *cancerígenas* se suicidem. Estudos relatam que na Índia, onde há elevado consumo de açafrão, existem entre cinco e dez vezes menos casos de câncer do que no resto do mundo. São dados estatísticos. É um ingrediente natural que não é caro e por que razão isso não é amplamente divulgado em meios de comunicação, nos jornais, na internet, na televisão? Novamente, cadê a mídia exercendo seu papel informativo? Sabemos que existem grandes laboratórios farmacêuticos que vendem medicação para pacientes com câncer. São medicamentos caros e que fazem parte da maioria esmagadora das prescrições médicas para pacientes diagnosticados com câncer. Quem tem mais poder de influência? Produtores de açafrão ou laboratórios gigantes que produzem medicamentos e precisam vender o que produzem? É algo para pensar.

Com dois casos tão próximos, mesmo que com finais diferentes, é impossível não refletir profundamente sobre questões que envolvem sentimentos, energia, equilíbrio da mente, da alma e do corpo físico. É preciso cuidar da saúde da melhor maneira possível com todas as ferramentas que existem por aí. Muitas delas consideradas "alternativas" – simplesmente porque elas são diferentes de um modelo padrão.

É preciso ter gratidão sempre.

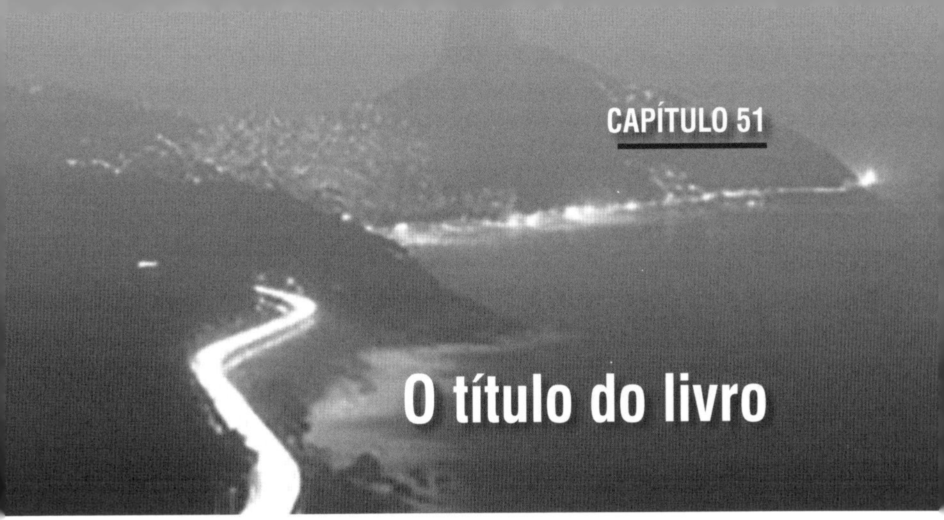

CAPÍTULO 51

O título do livro

No início de 2014 eu comecei a "seguir" um cara no Instagram. Começamos a curtir mutuamente nossas fotos e de repente estávamos com o número de telefone um do outro. Ele esteve no Rio em determinado momento e almoçamos para nos conhecermos. Semanas depois disso, fui a São Paulo e também almoçamos juntos. Estávamos nos conhecendo aos poucos, sem pressa e isso estava sendo muito importante pra mim – atualmente as pessoas têm pressa pra tudo. É tudo muito imediatista e descartável.

Na semana que antecedeu a corrida Golden4 em abril de 2015, eu estava em São Paulo a trabalho e entrei em contato com ele. Havíamos combinado um encontro na sexta-feira à noite, eu iria pela primeira vez até a casa dele.

A questão é que eu havia marcado um voo pro Rio no sábado de manhã, véspera da corrida e havia combinado também, na noite de sexta pra sábado, de dormir na casa de um casal carioca de amigos meus que mora em São Paulo com um filho bem pequeno. Eu queria vê-los, colocar o papo em dia, matar saudades e não faria muito sentido deixar minhas coisas na casa deles e sair para encontrar o "Igor" – nome fictício. Não daria para fazer as duas coisas... Se fosse encontrar o Igor, eu não passaria muito tempo com meus amigos e também isso me deixaria muito cansado para viajar no dia seguinte cedo pro Rio, sabendo que eu teria 21 km para correr no domingo. Era preciso escolher entre encontrar o Igor e ficar com os meus amigos – a gente vive fazendo escolhas na vida – e eu escolhi ficar com meus amigos. Falei então sobre isso com Igor, que ficou visivelmente decepcionado e aborrecido comigo.

Sábado de manhã, como previsto, peguei o voo de São Paulo pro Rio e chegando na cidade, entrei num táxi e fui diretamente pra um hotel em São Conrado pegar o *kit* da corrida de domingo.

Uns 15 ou 20 dias depois daquele domingo da Golden4, eu fiz contato com Igor pelo WhatsApp para contar pra ele o que tinha acontecido. Ele foi pouco receptivo e eu disse que gostaria de telefonar pra ele para conversarmos.

— Não pode falar por aqui pelo WhatsApp?

Respondi que não, que preferia falar ao telefone. Não queria relatar tudo dessa forma fria e distante.

— Então me liga amanhã à noite.

E assim eu liguei no dia seguinte, ele não me atendeu, mas mandou uma mensagem.

— Estou ocupado, pode falar pelo WhatsApp mesmo.

Contra minha vontade, acabei respondendo a mensagem.

— Eu queria te contar pelo menos pelo telefone, mas vai por aqui mesmo, já que você prefere assim. Lembra daquela corrida que te falei, no final de semana que estava em São Paulo? Então... no km 19 eu caí em parada cardiorrespiratória, foi tudo muito surpreendente, e eu estou vivo graças a um médico cardiologista que corria atrás de mim – tentei resumir o episódio.

— Ok – foi a resposta do Igor.

Não fazia sentido algum continuar com o papo. Ele não parecia estar nem um pouco interessado no que tinha acontecido comigo. Não respondi mais nada e o tempo passou.

Seis meses depois, recebo um WhatsApp de Igor me falando que estava no Rio e que queria me encontrar. Eu pensei: estou solteiro, ele teve a iniciativa de entrar em contato, tem vontade de me ver, por que não? – talvez se isso tivesse acontecido antes da corrida de abril eu fosse mais radical e teria ignorado a mensagem dele. E assim, fui encontrar com Igor num restaurante no Baixo Gávea. O encontro foi ótimo. Ele se desculpou pela frieza de seis meses antes dizendo que tinha realmente ficado triste, pois a vontade de estar comigo naquela noite era grande. Vida que segue, ele começou a perguntar dos detalhes da corrida e foi ficando impressionado com tudo que aconteceu. Papo vai, papo vem, ele comentou:

— Por que você não escreve um livro contando isso tudo? Essa história é sensacional! Já tenho até o título pro seu livro: Km 19.

Eu, que já tinha mesmo a intenção de escrever um livro, gostei bastante do título sugerido por ele.

De lá, fomos para o apartamento onde Igor estava hospedado, ali perto. A noite estava uma delícia, ele colocou uma música agradável e pegou uma taça de vinho e ficamos ali, conversando mais e nos conhecendo mais. Até que, depois de algum tempo, eu resolvi fazer a pergunta:

— O que mais te deixou chateado naquela noite, a ponto de você não ter dado importância alguma quando te contei o que tinha acontecido comigo naquela corrida? Foi só o fato de a gente não ter se encontrado?

A resposta veio como um terremoto.

— Vou te falar a verdade. Eu queria muito ter estado contigo naquela noite, como já te falei mais cedo no bar hoje. Como você resolveu fazer outra coisa e não nos encontramos, eu não estava nem um pouco interessado em saber se você estava vivo ou morto.

Falou isso, levantou-se e foi ao banheiro.

Quando voltou, eu já estava de pé pronto para ir embora. Eu havia perdido totalmente o interesse em continuar conhecendo alguém que pensa dessa forma. Eu só queria sumir dali. Não é preciso quase perder a própria vida para se preocupar com a vida do próximo. Despedi-me e fui embora com a sensação de que não nos encontraríamos novamente, agradecendo intimamente ao Igor por ter, de alguma forma, me incentivado a escrever esse livro.

Talvez essa tenha sido a razão de termos nos conhecido. Ele sugeriu o título do livro que acabei escrevendo. E a vida é assim mesmo: cada pessoa que passa por nossas vidas tem um papel a cumprir, uma razão.

Obrigado, Igor, por ter me sugerido um título tão especial!

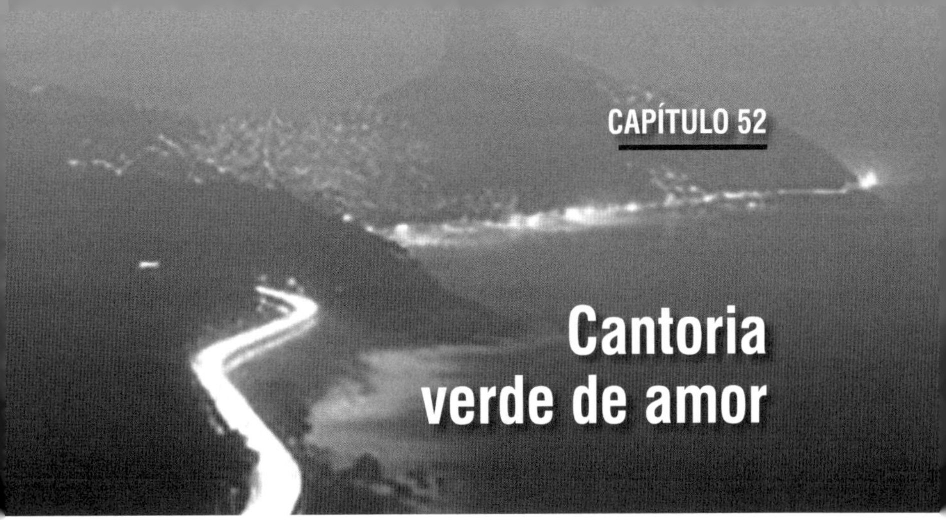

CAPÍTULO 52

Cantoria verde de amor

Quando chega o final do ano, especialmente, recebemos muitos pedidos de contribuição financeira para organizações filantrópicas, instituições, muitas "caixinhas de Natal" de porteiros, entregadores, jornaleiros, padarias, postos de gasolina, etc. de gente que a gente nem conhece direito. Todo mundo resolve pedir aquele reforço extra de Natal. Além desse período de final de ano, muitos lugares com fins filantrópicos vivem exclusivamente de doações ao longo do ano todo. Contribuir com tudo isso é sem dúvida alguma uma forma de ajudar ao próximo. E apesar de contribuir com algumas instituições, percebi que era muito cômodo dar dinheiro e que faltava alguma coisa... Havia um vazio incômodo e eu precisava resolver essa questão. Eu queria colocar a mão na massa, fazer algo de verdade, produzir e não simplesmente dar dinheiro. Eu queria doar tempo e amor, mas não sabia como.

Conversando com uma amiga sobre tudo isso, ela me contou que conhecia alguém que liderava um grupo que cantava levando música para hospitais, casas de saúde, asilos e orfanatos como forma de atenuar o sofrimento dessas pessoas e de levar alegria e amor. Ela não sabia muita coisa, mas me disse que o grupo se chamava Cantareiros. "Procura na internet que você acha alguma coisa". Nunca tinha ouvido falar neles antes, mas achei que isso vinha de encontro ao meu desejo de colocar a mão na massa. Pelo *site* do grupo, mandei uma mensagem falando sobre essa minha vontade de fazer alguma coisa e explicando que eu não era cantor nem trabalhava com música. Também não sabia ler partituras, mas já tinha cantado em coral como tenor e era "bom de ouvido". Era muito mais o desejo de fazer alguma coisa, de ajudar ao próximo, do que talento pra música.

Seis meses depois, recebi uma resposta. Eu nem esperava mais e achava que tinha sido descartado por informar que não era cantor e não sabia quase nada de música. Jules – o líder desse lindo movimento, junto com sua mãe Gleda – disse que havia ficado um período se recuperando de um acidente e que por isso tinha demorado tanto a responder. Ele me convidou para uma apresentação do grupo que aconteceria em maio de 2014, numa casa que abriga mulheres cegas na Tijuca, chamada Sodalício da Sacra Família.

Esse dia foi muito especial. Mais uma coincidência... quando soube que eu ia lá conhecer os Cantareiros, minha mãe comentou que doou o vestido de casamento dela, há quase 50 anos, pra essa casa. Era 17 de maio de 2014, um sábado. E ela foi comigo nesse primeiro encontro. As pessoas foram chegando aos poucos com camisetas de malha verde e assistimos juntos os Cantareiros cantarem. Muita gente talentosa – que vozes! – e músicas com arranjos diferentes com uma energia maravilhosa. Foi lindo e emocionante, observar como a música transformou o ambiente e levou alegria para todos daquela casa. Estava estampado no rosto de cada uma das pessoas que ali estava. Cada uma daquelas mulheres da casa se preparou para aquele dia. O grupo cantou, entre outras tantas músicas, "Maria, Maria". Minha mãe se chama Maria e era o dia do seu aniversário. Foi assim que eu conheci os Cantareiros: com emoção e comemoração.

Como muitas visitas do grupo acontecem durante a semana, meu trabalho só me permitia comparecer nos finais de semana. Assim mesmo, ganhei a camiseta verde com a estampa do grupo e vou sempre que posso.

Ao longo da vida, podemos ter várias famílias: a de sangue e as adotivas que a gente quiser. Cada um pode escolher a família que deseja ter, desde que formada com muito amor, muito respeito e muita compreensão.

Família é o conjunto de pessoas que se querem muito bem e se amam incondicionalmente – que podem ou não ter laços sanguíneos. Essa é a minha definição de família. Ela não depende de papelada, de burocracia, nem de alguém dizendo o que pode ou não ser considerado uma família. Os Cantareiros são uma linda família verde com vontade de contribuir para um mundo com mais afeto e mais generosidade através da boa música, da boa energia e dos bons fluidos.

Fazer parte dessa família me faz muito feliz, muito embora eu não consiga me dedicar ao projeto com a frequência que eu gostaria. Além de eu não trabalhar com música, o grupo não tem ensaios, já que muita gente já trabalha com isso e é preciso muita disciplina para estudar os arranjos sozinho. Quando as visitas acontecem nos finais de semana, elas entram como prioridade no meu calendário. Trabalho voluntário não é "quando dá" ou "quando não tem nada pra fazer". É compromisso. E a satisfação de ver a emoção e a alegria das pessoas que escutam a música dos Cantareiros faz tudo isso valer muito à pena e dá a certeza de seguir em frente espalhando o amor e a alegria com a música que cantamos. Minha gratidão ao Jules e a Gleda, os pais desse lindo projeto das ervilhinhas verdes do bem.

"Só o amor pode nos transformar".

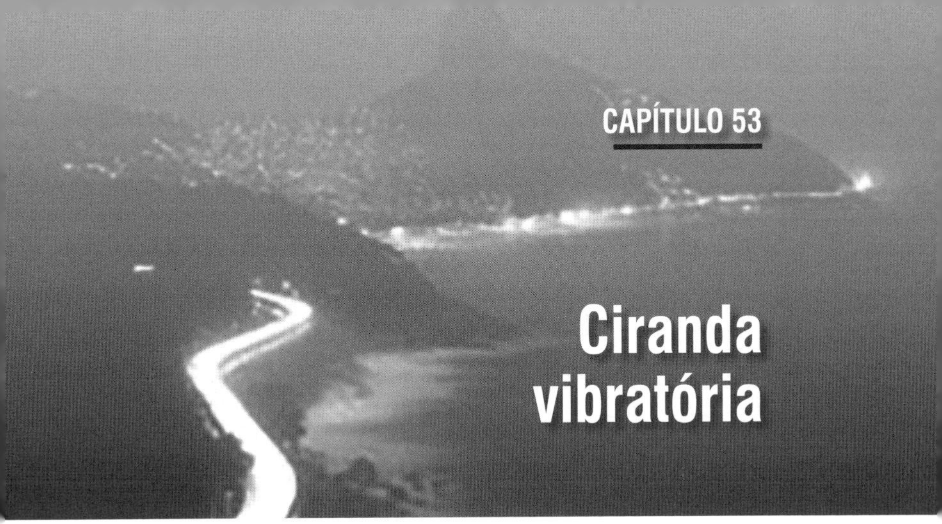

CAPÍTULO 53

Ciranda vibratória

Fiz administração de empresas na universidade e trabalhei com auditoria desde 1994, antes mesmo do término da graduação em 1997. Foram mais de 20 anos trabalhando com isso. Por falta de tempo – olha aí essa desculpa novamente – nunca estudei nada relacionado a esse mundo que chamam de místico, envolvendo aspectos de energia, o que é alvo de crítica pelos mais céticos. Uma ciranda vibratória. Muita gente só acredita naquilo que vê, mas ignora aquilo que sente e que nem sempre conseguimos explicar. Mas a gente sente saudade também, não sente? Aquela coisa que incomoda. Dá pra "pegar e ver" a saudade? Não dá. Então...

O mundo atual, principalmente o das grandes cidades – e podemos imaginar qualquer grande cidade em qualquer canto do planeta – nos dá realmente a sensação de que 24 horas não são suficientes para fazer tudo que gostaríamos. É uma avalanche de informações, de notícias, trânsito, são lugares lotados com gente apressada, correndo de um lado pra outro, e muitas opções de tudo. E tomamos conhecimento de notícias ruins, de assaltos, de tragédias naturais, de catástrofes, de agressões, violência etc. que acabamos, sem querer, contaminados por tudo isso. Ficamos irritadiços, incomodados, sem paciência e muitas vezes agressivos. E a agressão não é só física, embora em alguns casos ela acabe acontecendo também. Quem nunca teve vontade de sair do carro quando algum motorista faz uma bobagem no trânsito? E quando um motorista espertalhão quer "cortar" todo mundo pelo acostamento? Ou para o carro no meio do cruzamento e bloqueia a passagem dos demais? Muitas vezes, quando ligamos a seta anunciando nossa intenção de trocar de pista, o motorista de trás ao invés de frear para dar passagem, acelera... E pode acelerar também quando você pisa numa faixa de pedestres sem sinal de trânsito. Muita gente acaba discutindo de forma mais exacerbada. Pode acabar até em morte. Qual a necessidade disso? Nunca entendi, e mesmo que você esteja certo e não tenha feito nada de errado, é preciso não se deixar contaminar com energias ruins. A vida vale muito mais do que isso. Outro dia, sobre uma notícia de assalto no Rio, li estarrecido o comentário de alguém em rede social que dizia o seguinte: "Sou contra a violência, mas essa raça de trombadinhas, só matando". Como alguém pode ser contra a violência e pregar a morte? É o mesmo que falar "Não tenho nada contra os *gays*, mas Deus me livre ter um filho assim". Quando alguém se expressa assim, não se dá conta de que na realidade prega a violência, o preconceito e a intolerância.

As redes sociais – um capítulo à parte – são um excelente veículo revelador de personalidades. Muita gente passou a utilizar essas redes sociais como forma de projeção individual, de publicidade da vida passo a passo, como se relatar e opinar sobre tudo que fazemos fosse uma obrigação, uma necessidade. Como se todas as pessoas estivessem interessadas em tudo que estamos fazendo. O Facebook te provoca a fazer isso. Basta se conectar e a pergunta aparece: "No que você está pensando?". Num monte de coisas... Mas não há necessidade de informar e escrever tudo que se pensa para todo mundo o tempo inteiro.

Também tenho Facebook e obviamente já escrevi sobre o que eu estava pensando em algum momento sem que houvesse necessidade. Mas me policio bastante para não contar tudo o tempo inteiro pra todo mundo. Eu faço muito mais coisas na vida do que publico em redes sociais. Vejo muita gente relatar o que fez desde que a hora que acordou, o que tomou no café da manhã, o que fez depois disso, o que comeu no almoço, em qual lugar, com quem foi, o que fez depois disso, o que comprou, pra onde viajou, etc. Até foto no banheiro e gente pedindo companhia para um cinema eu já vi acontecer.

Em épocas de Copa do Mundo e de eleições – futebol, política e religião são assuntos bastante polêmicos – vi o Facebook se transformar numa arena de leões, com gente se digladiando e se agredindo, servindo de palco de intolerância e abalando as relações. Essa vibração toda é muito ruim e não faz bem. Ela não ajuda em nada. Entrar nessa "guerra" faz mal pra todos nós. E muita gente que faz parte desse jogo, reclama de intolerância das pessoas. É muito mais fácil criticar os outros do que lançar um olhar pra si mesmo, não? O que você está fazendo para contribuir para um mundo mais tolerante e menos intransigente? Aceitar quem pensa como você é mole... o bacana é você aceitar quem pensa diferente. Isso sim é ser tolerante de verdade. Você pode até defender seus pontos de vista – e ouvir os dos outros, claro – mas não precisa convencer o outro a pensar como você para continuar gostando de alguém. A gente não precisa estar cercado apenas de pessoas que pensem e ajam exatamente como nós.

Isso sem falar em pessoas que acabam passando adiante informações de forma viral sem verificar se a informação procede, se tem fundamento, se é mesmo verdade. Repassam achando que estão fazendo o seu papel – "eu fiz a minha parte!" – parecendo salvadores da pátria, quando na realidade estão multiplicando coisas que muitas vezes foram deturpadas, mal interpretadas ou não fazem sentido algum. E que foram "jogadas na internet" propositadamente como se fossem grandes furos de reportagem e descobertas incríveis que vão resolver os problemas do planeta. Informações sobre novas e pesadas multas do Detran, alertas para desligar os eletrônicos pois a tal hora da madrugada o planeta vai entrar em radiação perigosa, e por aí vai. Já vi gente famosa sendo dada como morta e até fotos montadas para deturpar a realidade. É preciso tomar muito cuidado com esse tipo de comportamento para que não sejamos veículos "baratos" de divulgar informação falsa, causando pânico e que certamente não foi colocada na internet por acaso.

Reclamar e criticar parecem vícios. Pessoas reclamam de tudo e criticam demais. Reclamavam quando a zona portuária do Rio estava abandonada e sombria, com a perimetral. Aí, por conta dos Jogos Olímpicos de 2016, a cidade começou a passar por uma transformação há muito não vista, com profundas mudanças e obras estruturais importantes. A perimetral demolida, a zona portuária revitalizada e a construção de dois museus, o Museu de Arte do Rio (MAR) e o Museu do Amanhã. A zona portuária começa a ganhar vida, mas as reclamações continuaram. É preciso cobrar por obras de qualidade, isso sim. Mas não faz muito mais sentido agradecer pelas mudanças pra melhor, já que antes dessas obras todas era pior? Agradecer as melhorias não significa ignorar os problemas e reconhecer que ainda há muito a ser feito, na educação, na saúde, na segurança, por exemplo.

Há muita coisa boa acontecendo no mundo o tempo inteiro! E é muito melhor quando podemos nos conectar com elas e entrar numa onda vibratória do bem. Precisamos aprender a sair do modelo automático. A reclamar de tudo. Ser diferente. Fazer diferente. E fazer melhor. Sempre.

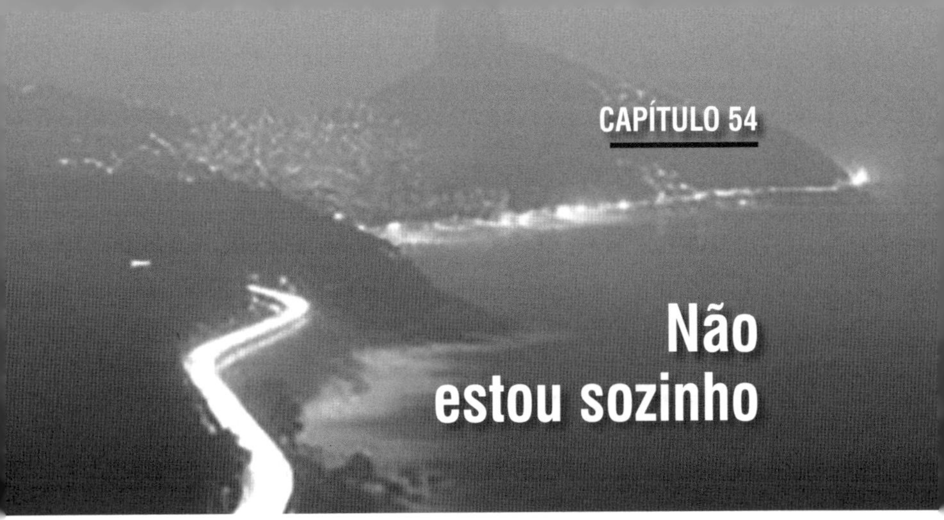

CAPÍTULO 54

Não estou sozinho

Por conta do evento da PCR na meia maratona, alguém acabou me indicando, através de rede social, para entrar em contato com o perfil "Pacemakers runners", um grupo de portadores de dispositivos implantáveis que amam a vida e não abandonaram os esportes. Acabei descobrindo também outro perfil "PacemakerUSERS", para portadores de dispositivos implantáveis – que não praticam necessariamente atividades físicas. Ambos são administrados por Luciana Alves, uma médica mineira portadora de um marca-passo.

As corridas e os exercícios físicos sempre fizeram parte da vida da Luciana. E graças ao marca-passo que ela possui, ela continua correndo e praticando exercícios físicos.

Além desses perfis em rede social, Luciana desenvolveu também um blogue homônimo, chamado PACEMAKERusers. Tudo isso para levar informações úteis para portadores de marca-passos, desfibriladores implantáveis, ressincronizadores cardíacos, entre outros dispositivos médicos implantáveis. Com isso ela incentiva portadores desses dispositivos a praticar atividades físicas, obviamente com orientações médicas adequadas.

Em 2015, Luciana participou de uma prova de corrida nos Estados Unidos, em Minnesota, organizada por um fabricante destes dispositivos médicos. Essa corrida, chamada de "Global Heroes" acontece desde 2006 uma vez por ano e reúne 25 corredores selecionados, portadores de algum destes dispositivos ligados à saúde. Cada atleta selecionado corre 10 milhas ou uma maratona e tem o direito de levar um acompanhante. O principal objetivo dessa prova é comprovar que estes dispositivos médicos permitem a essas pessoas o retorno à vida em toda sua plenitude, e com isso, incentivar outras pessoas a praticarem exercícios físicos. Eu me inscrevi para essa prova, agendada para outubro de 2016, mas não fui selecionado para correr esse ano. Tentarei novamente em 2017 para, uma vez mais, correr agradecendo pela vida.

Que a Luciana possa continuar a correr, a praticar exercícios físicos e a levar informação importante sobre saúde a tanta gente.

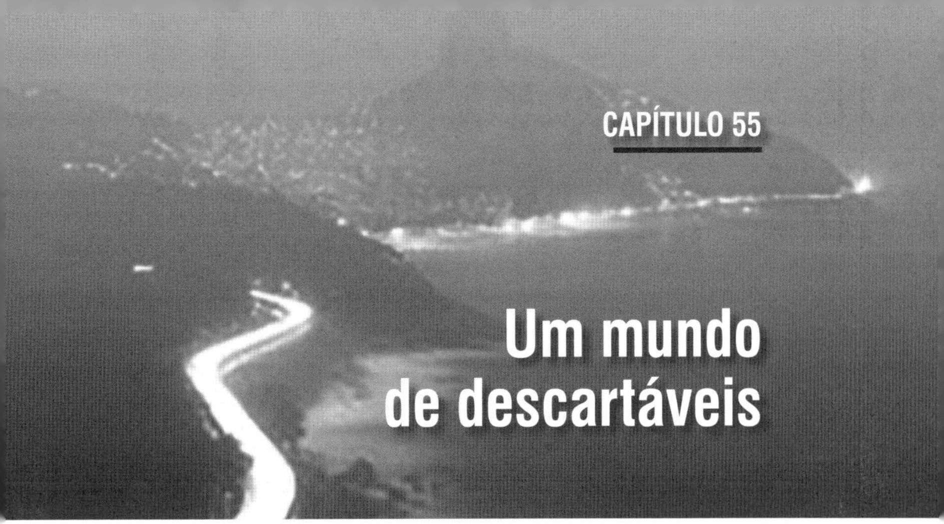

CAPÍTULO 55

Um mundo de descartáveis

Eu sou um cara antigo. Normal pra alguém que nasceu em 1975. Sou do tempo que eletrodomésticos quebravam e eram levados para a autorizada pro conserto. Isso não custava um absurdo, era um preço absolutamente razoável e ninguém te cobrava nada para fazer um orçamento. Afinal, o cara da autorizada queria o produto defeituoso para consertar e ganhar dinheiro com isso. Era bom pro cliente que tinha seu bem consertado e não precisava pagar o preço de outro novo, e bom pro cara da autorizada que era remunerado por realizar o seu trabalho de reparação. Esse é o trabalho dele.

Atualmente é mais ou menos assim: "quebrou joga fora e compra outro". Um mundo de descartáveis. Os fabricantes de geladeiras, fogões, máquinas de lavar, ar condicionados, computadores, espremedores de fruta, liquidificadores, aspiradores de pó, etc. devem fornecer peças sobressalentes às autorizadas a um preço alto, o que faz a compra de um novo aparelho ser mais vantajosa do que reparar o antigo. Isso alavanca as novas vendas de produtos, reduz os estoques dos fabricantes, mas cria um volume de lixo incalculável pro planeta. Onde vai parar tudo isso?

Por volta de 1994 eu e meus irmãos ganhamos um *pager* de Natal do nosso pai. Era um aparelhinho pouco maior que uma caixa de fósforos que recebia mensagens de texto – isso bem antes dos celulares existirem. Era preciso ligar pra uma central telefônica (nem era chamado de *call center*), informar o código do cliente e/ou do aparelho e ditar a mensagem pros atendentes. O dono do *pager* recebia a mensagem num pequeno visor mas não tinha condições de respondê-la. No máximo, caso o emitente também tivesse *pager*, era preciso seguir o mesmo procedimento para enviar uma resposta. E estamos falando de 1994, ou seja, não tem tanto tempo assim. A empresa que oferecia o serviço se chamava Teletrim, e a marca desapareceu rapidamente após a chegada dos primeiros aparelhos celulares no País.

Logicamente, também vi os celulares chegarem no Brasil. Participei inclusive do processo de privatização das empresas de telefonia no Brasil. A Arthur Andersen – empresa onde eu trabalhava na época – havia sido contratada para segregar os balanços contábeis das empresas de telefonia entre telefonia fixa e telefonia celular. Era o ano de 1998, quando o então Ministro das Telecomunicações, Sérgio Motta, anunciou a decisão do governo brasileiro de privatizar o serviço de telefonia. As "teles", como eram conhecidas as empresas de telefonia no país, foram preparadas para a privatização. Lembro-me na mesma época de receber uma carta pelos Correios da então Telefônica (que adquiriu a Telerj celular. Algum tempo depois a Telefônica virou a Vivo) anunciando que eu tinha sido contemplado no sorteio para uma linha de celular. Foi uma alegria! Havia poucos modelos de aparelho disponíveis no mercado e o principal fabricante – se não o único da época – era a Motorola. Os aparelhos eram enormes e pesados, mas era uma alegria poder ter um telefone "sem fio" funcionando em qualquer lugar. A tecnologia era tão antiga que para melhor sinal do celular era preciso puxar uma antena que ficava embutida no aparelho. Logo em seguida apareceram modelos mais modernos – afinal era preciso esperar o estoque dos antigos acabar para as empresas despejarem no mercado produtos mais modernos e logo incitarem os consumidores a jogarem o velho no lixo e comprarem esses novos lançamentos. O hoje "jurássico" modelo Startac da Motorola chegou a ser símbolo de *status* e modernidade. Mas isso era apenas o começo de um processo sem fim de lançamentos de aparelhos cada vez mais modernos e com mais tecnologia. Atualmente é possível ter um aparelho celular, um *tablet* e um computador em um único aparelho. E o aparelho ainda "conversa" com você. Se você tiver um Iphone, experimente perguntar pra ele, usando o "Siri" coisas como "Qual o seu nome?" e "Nós somos amigos?" e escute as respostas. É assustador e quase inacreditável, mas o Homem criou uma máquina para interagir com a solitária criatura que passou a ser. Toda essa avalanche de novas e modernas tecnologias, que deveriam facilitar a vida do homem moderno, acabaram, por um lado, criando um ser cada vez mais isolado do convívio com outros seres humanos. Tudo passou a ter um toque absolutamente frio e virtual.

Muitas vezes vemos mesas com casais ou grupos de pessoas em bares e restaurantes onde pouco se conversa. Ou nada se conversa. Todo mundo com a cabeça baixa olhando o visor dos aparelhos, pedindo a senha do WiFi ou buscando uma tomada elétrica para recarregar seus aparelhos. E trocando mensagens com pessoas que nunca estão por perto. E as que estão por perto? Muitas também estão usando seus aparelhos. Eu não me excluo dessa ciranda, e muitas vezes fiz a mesma coisa – e ainda devo fazer – mas procuro estar cada vez mais atento para evitar que isso seja uma constante.

O mundo das coisas passou, de repente, a ser descartável. E como isso influencia no comportamento humano? Muita gente também acha que as pessoas passaram a ser descartáveis. Não gostou? "Deleta". As relações humanas reproduziram a frieza do funcionamento das máquinas e se não prestarmos atenção, estaremos funcionando exatamente como máquinas: quebrando de vez em quando e sendo descartados.

humanas reproduziam a rigidez de funcionamento das máquinas e se não prestarmos atenção, estaremos [illegible]

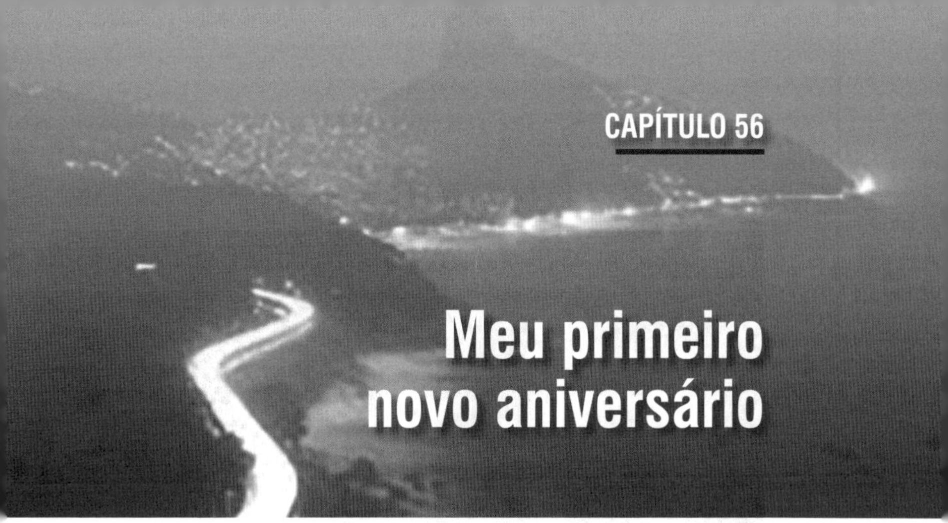

CAPÍTULO 56

Meu primeiro novo aniversário

Em meados de março de 2016, eu, os "Albuquerques" – Patrícia, Leandro e Luís Paulo – e Cris Fernandez, combinamos de treinar juntos pelo menos uma vez por semana até a Golden Run, programada para maio – nós todos nos planejamos para correr essa prova novamente. A foto abaixo foi o registro no final do nosso primeiro treino que fizemos juntos. Luís Paulo usava a camisa da Golden4 de 2015, que eu também usava naquela corrida, mas a minha provavelmente ficou no hospital ou na ambulância.

Poucos dias de completar um ano daquela Golden4 de 2015, também combinei de treinar com o Bruno Bussade. Era uma sexta-feira de abril. Corremos 10 km juntos – já nos preparativos pra Golden Run. No final do treino,

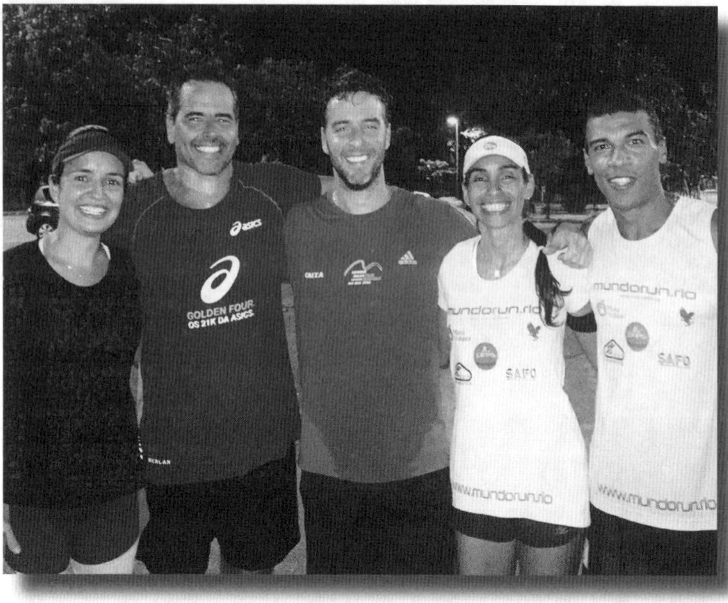

Da esquerda para direita: Patrícia Albuquerque, Luís Paulo Albuquerque, eu, Cris Fernandez e Leandro Albuquerque.

Bruno lembrou que em poucos dias completaria um ano que tudo aconteceu. Ele sugeriu que comemorássemos correndo – o que aceitei de imediato. Bruno se juntaria a nós para o treino e para um brinde depois.

12 de abril de 2016. O dia foi de muita festa e de muito agradecimento! Comecei o dia tomando café da manhã com meus pais, Isaac e Maria, incansavelmente ao meu lado. Como planejado, comemorei correndo no final do dia. Por conta de imprevistos, Bruno, Patrícia e Luís

Paulo não conseguiram ir, mas Leandro e Cris me colocaram pra correr 8 km! E depois do treino, sentamos num restaurante para o brinde. Meu irmão Eduardo e o Bruno se juntaram a nós e brindamos à vida e à saúde de todos. Um ano de uma nova vida! E pouco mais de um mês pra Golden Run!

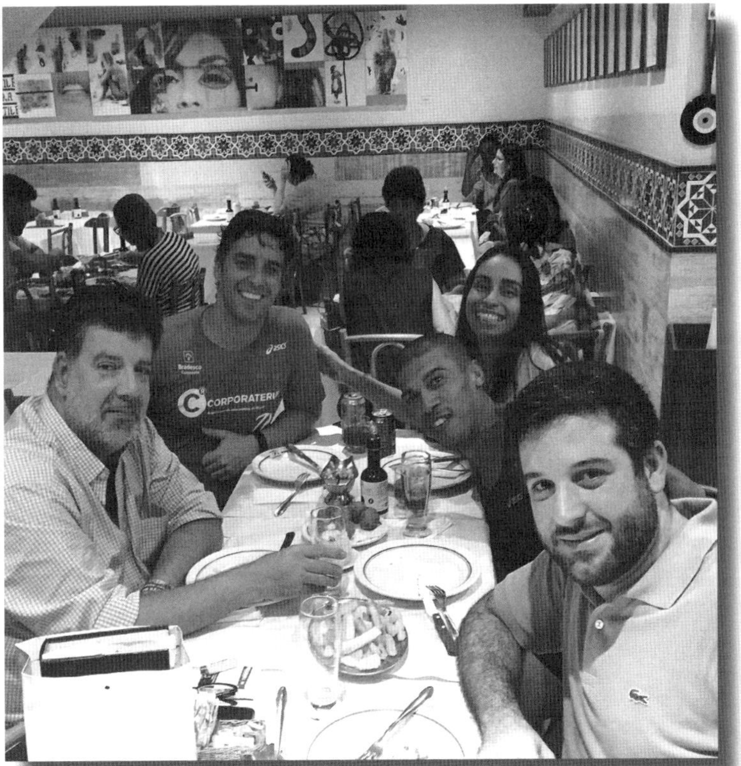

Em sentido horário: meu irmão Eduardo Goldenberg, eu, Cris Fernandez, Leandro Albuquerque e Bruno Bussade.

Paulo não conseguiu ir, mas Leandro e Carlos me coloca-ram pra correr 8 km! E depois do treino, sentamos num [illegible]

[illegible]

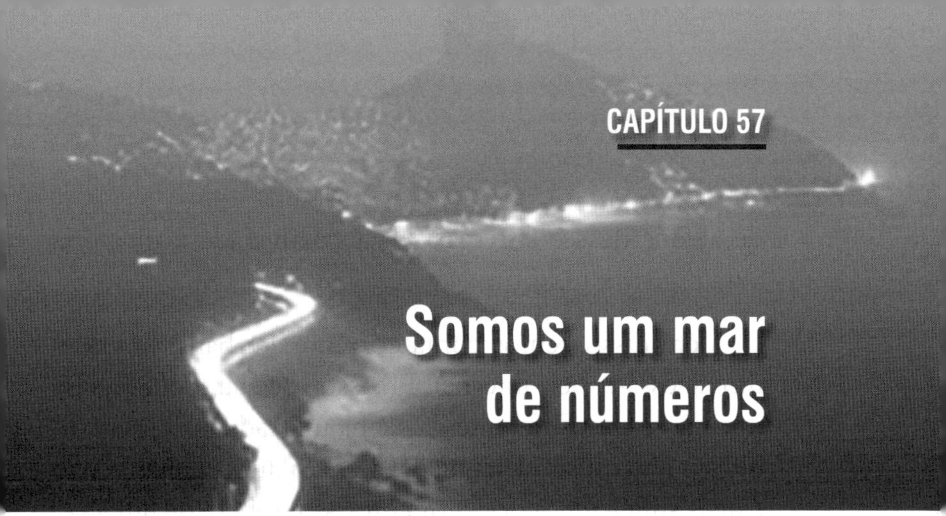

CAPÍTULO 57

Somos um mar de números

Se você trabalha numa empresa, as chances de você fazer *login* todo dia são grandes: tem um nome de usuário e uma senha pessoal para iniciar seu computador para começar a trabalhar. E a senha, por medidas de segurança, precisa conter letras maiúsculas, minúsculas, caracteres especiais e números. Além do *login* inicial, depois disso você precisa utilizar outros sistemas para solicitar viagens, para prestar contas de viagem, para solicitar férias, para reservar salas de reunião e quaisquer outros que tenham relação com o trabalho que você executa. São mais algumas senhas e todas igualmente complexas. De tempos em tempos – a cada três meses em média, também por medida de segurança, é necessário trocar a senha antiga por outra nova, por solicitação automática de alguns desses sistemas. Haja criatividade e memória para registrar tudo.

Além disso, temos conta corrente em banco e podemos acessá-la pela internet. Pra isso você também precisa de uma senha. Diferente da senha utilizada para sacar dinheiro nos caixas eletrônicos. Mas ter duas senhas já não é mais suficiente. Você agora precisa também de um *token* que te fornece um número aleatório a cada vez que você precisa efetuar uma operação pela internet. E depois de tudo isso, algumas vezes, você ainda precisa informar o dia, o mês ou o ano em que você nasceu. Quando você precisa falar com alguém porque não entende alguma coisa e quer alguma orientação, você liga pro banco, e depois de digitar todos esses dados de agência e conta corrente, sua ligação cai num atendente que te pergunta:

— Senhor, agência e conta, por favor.

— De novo? Mas eu acabei de digitar tudo isso!

— Perdão, senhor, mas é por medida de segurança.

Segurança?

Isso quando não ouvimos que "o sistema caiu" e você precisa repetir tudo de novo. O mundo ficou complexo. E paranoico...

Se você viajar pro exterior, precisa avisar ao banco para que ele te permita utilizar o *seu* cartão de crédito. Caso contrário, o cartão poderá ser recusado. Não é doido ter que prestar contas da sua vida para o banco? O cartão é seu, além da anuidade, você paga a fatura de utilização, então por que a necessidade de avisar ao banco dos seus passos? Outro dia fui cadastrar isso que chamam de "aviso viagem" e não bastou confirmar nome completo, endereço, telefone, se tinha dependentes, etc. Durante a ligação a atendente me disse que eu receberia um SMS com um número que precisaria informar a ela para que o cadastramento pudesse ser feito. Segurança... dirão.

Segurança?

Para fazer compras pela internet, os *sites* também te pedem senhas pra tudo. Se for algum programa de milhagem então, é uma senha para entrar no *site* e outra diferente para resgatar as milhas. E alguns deles você não utiliza com frequência então certamente vai ter que utilizar os recursos "esqueci meu usuário" e/ou "esqueci minha senha". É impossível lembrar de todas essas senhas. Desafio quem lembre.

Os números de telefone fixo tinham sete dígitos quando eu nasci. Atualmente já ganharam mais um dígito. O mesmo aconteceu com os telefones celulares. Quando começaram a funcionar no Brasil, os números tinham oito dígitos. Por saturação do sistema, ganharam mais um dígito.

Somos um mar de senhas, números e caracteres especiais complexos e impossíveis de serem memorizados. Liste num papel a quantidade de usuários e senhas diferentes que você utiliza na sua vida: no trabalho, nos bancos onde tem conta, nos *sites* que utiliza. Ficará com certeza assustado.

Qual desses números afinal de contas é você?

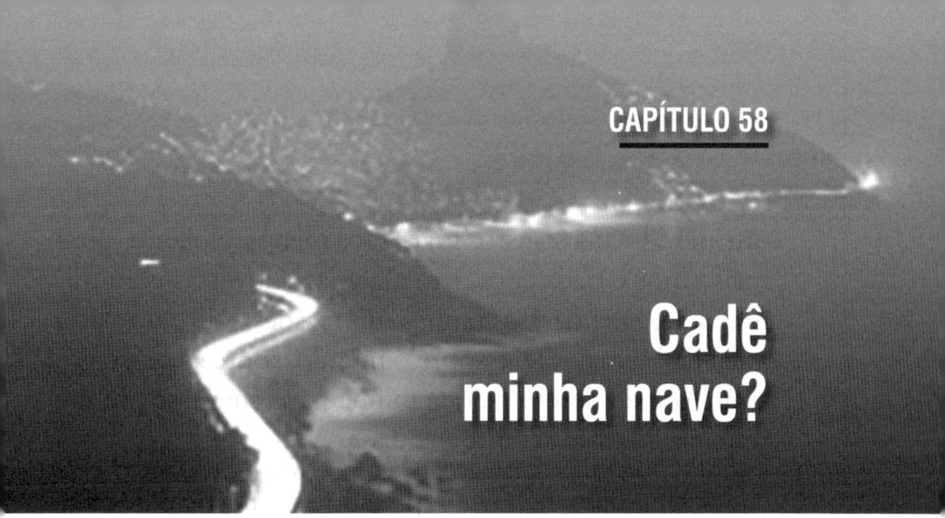

CAPÍTULO 58

Cadê minha nave?

Por conta dessa vida absolutamente agitada e estressante que levamos nas grandes cidades, das notícias ruins que lemos, ouvimos e vemos diariamente na televisão, na internet e no rádio, e do comportamento estranho do ser humano que temos assistido nos últimos tempos, no Brasil e no mundo, confesso que andava bastante pessimista com relação ao futuro da Humanidade. Achava mesmo que a Humanidade estava perdida, tomando conhecimento de muitas atrocidades e pensando que as pessoas estavam enlouquecendo. Por muitas vezes me perguntei onde estava minha nave, pois, de alguma forma, eu pensava que não pertencia a esse mundo maluco. Então, no meu mundo fantasioso, de repente, uma nave espacial poderia passar pra me pegar e me levar pra um mundo mais justo, mais são, menos violento, com mais amor e mais ética. Em algumas conversas com minha mãe, falei dessas minhas impressões sobre o estado atual da Humanidade, sobre o mundo, sobre as pessoas e sobre o meu desejo de que minha nave chegasse pra me resgatar. Mamãe sempre me disse:

— Meu filho, não fica repetindo esse negócio de nave porque quando você verbaliza alguma coisa, você dá força à palavra.

E assim eu seguia, de vez em quando pensando na minha nave espacial e no meu resgate.

Eu só não sabia que ela podia mesmo chegar algum dia...

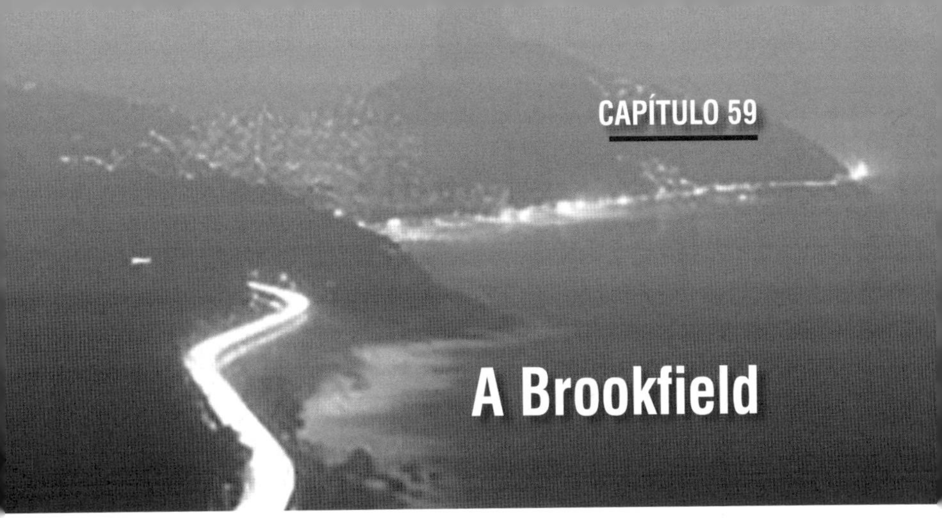

CAPÍTULO 59

A Brookfield

Em outubro de 2013, uma colega de trabalho da Vale havia visto um anúncio de uma vaga de gerente de Auditoria Interna no Linkedin e logo pensou em mim. Ela achou que o perfil da vaga combinava comigo e resolveu me encaminhar. Tanto ela como eu estávamos indignados com o tal do *off limits* – que falarei mais adiante – que existia e dificultava bastante a nossa saída da empresa. As notícias que recebíamos sobre a situação da Vale não eram as melhores, o preço do minério de ferro continuava a despencar no mercado internacional, a economia chinesa desacelerava – principal país comprador do minério da Vale – e as perspectivas de melhora no curto prazo simplesmente não existiam. Os departamentos continuavam a encolher, áreas continuavam a ser extintas e/ou fundidas e muita gente ainda estava sendo demitida. Assim, eu resolvi me candidatar para a vaga. Em novembro de 2013 eu começaria a trabalhar para a Brookfield, a empresa gigante canadense de gestão de ativos. No final de 2015, a empresa tinha sob sua gestão aproximadamente 225 bilhões de dólares em investimentos pelo mundo nos mais diversos segmentos, e no Brasil possuía investimentos da ordem de R$ 40 bilhões.

Quando o acidente na corrida aconteceu, eu ainda trabalhava na Brookfield. Tudo o que foi possível ser feito pelo restabelecimento da minha saúde, foi feito pela empresa. Tive o melhor atendimento médico possível, da melhor qualidade, e em nenhum momento houve burocracia durante os dias em que estive hospitalizado. Incluo aí minha transferência de hospital, a internação, a aquisição do CDI e a realização da cirurgia. Minha gratidão à Brookfield é pra sempre.

Mas abril de 2015 foi um mês decisivo na minha vida – pessoal e profissional – que me fez repensar um batalhão de coisas. Exatos 15 dias após o episódio, no dia 27 de abril, eu estava normalmente de volta ao trabalho, como se nada tivesse acontecido. É verdade que não havia nenhuma restrição médica para isso e eu queria mesmo voltar à ativa, pra me sentir vivo e produzindo. Um funcionário da Brookfield do Canadá chegou inclusive a propor que eu trabalhasse apenas duas ou três vezes na semana, pelo menos naquele recomeço, mas eu não via necessidade. Alguns meses depois comecei a me sentir bastante incomodado e não ver mais sentido no trabalho que realizava. Era algo que já existia antes de abril, mas que havia voltado com "força total" a partir de então. Aliado a isso, uma carga de trabalho elevada, estresse e diversas questões relacionadas ao modo de funcionamento desse burocrata mundo corporativo, muito comuns das grandes corporações, principalmente as multinacionais, me levaram a decisão de deixar a Brookfield.

No final de janeiro de 2016, comunicava oficialmente a decisão de deixar a empresa. Saí sem ter nenhum novo trabalho remunerado pela frente. Por essa razão, fiquei trabalhando até 15 de abril de 2016, para que a transição fosse bem suave e o departamento pudesse se estruturar melhor para seguir em frente sem impactos nas suas rotinas.

Diferente do processo que aconteceu em 2009, com a minha saída da Michelin, quando eu imaginava que o que me incomodava era *apenas* o mundo corporativo em si, dessa vez eu chegava à conclusão que o que me incomodava não era apenas o mundo corporativo em si, mas também o tipo de trabalho que eu executava. Saí da Brookfield com o objetivo de buscar outro trabalho que aliasse o meu desejo de agradecer ao mundo por estar vivo com algo voltado para o bem-estar das pessoas e do planeta, de uma maneira geral. Por outro lado, não pode ser unicamente um trabalho voluntário, pois eu preciso de dinheiro para viver e pagar as contas. Todo mundo precisa. Eu ainda não sei, mas pretendo descobrir em breve qual será meu novo trabalho remunerado.

Mais uma vez, era fora da minha zona de conforto que eu encontrava o conforto que procurava.

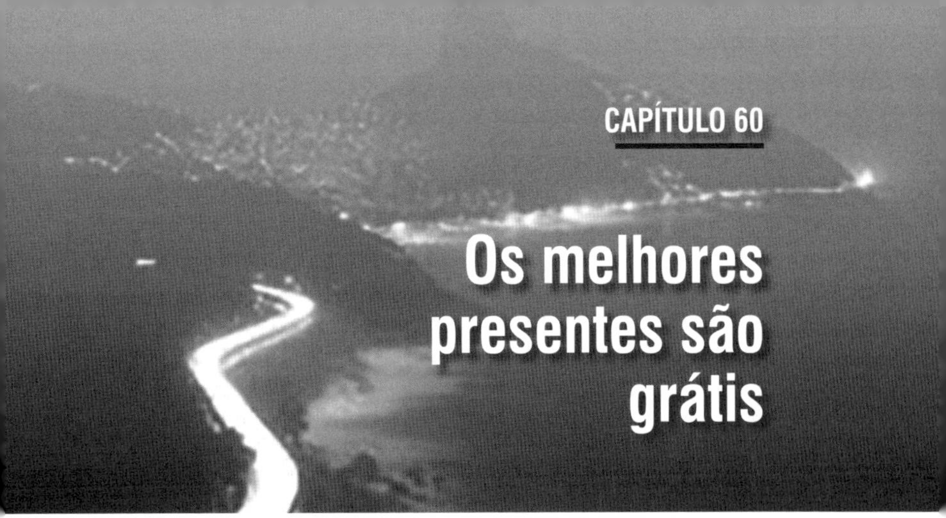

CAPÍTULO 60

Os melhores presentes são grátis

Nossa sociedade valoriza de uma forma exacerbada os bens materiais. Não há mal algum em possuir bem materiais, o problema é o exagero. E como todos os exageros, a busca desenfreada por dinheiro e consequentemente por bens materiais não é saudável. Tudo acaba sendo motivo para comprar e presentear. São muitas datas exploradas pelo comércio, pela televisão, pelos jornais e pelo rádio para vender presentes para demonstrarmos nossa bem querença. Quanto melhor e mais caro o presente, maior a demonstração de bem querer. Não faz muito sentido.

Chega a ser um processo angustiante ter que comprar alguma coisa a qualquer custo pra alguém, mesmo que não você não vá encontrar nada com a "cara" de quem vai receber o presente. O importante é comprar pra não ficar de mãos abanando. O maior exemplo de todas essas datas é o Natal, pois o movimento envolve muito mais gente ao mesmo tempo. Ir a um *shopping* em dezembro é um exercício de paciência, falta espaço pra tudo, desde vaga para parar o carro até espaço para caminhar pelos corredores. Onde está escrito e definido que a gente demonstra bem querença com presentes? Alguém inventou isso e todo o mundo passou a assumir como verdade absoluta.

Com o passar dos anos, tive a certeza de que os melhores presentes não têm etiqueta com preço. Amor, paz, amizade, saúde e tempo. Um belo pacote, não? Isso ficou ainda mais claro pra mim depois daquela corrida. Ter muito dinheiro pode até ajudar a ter algumas dessas coisas, mas também pode tirar completamente a naturalidade e a espontaneidade dessas conquistas. Faz muito mais sentido conquistar esses bens imateriais sem ter que pagar nada por isso. Presentear é bom e todo mundo gosta, mas sem obrigação e sem exagero é ainda melhor.

Você anda presenteando as pessoas por obrigação?

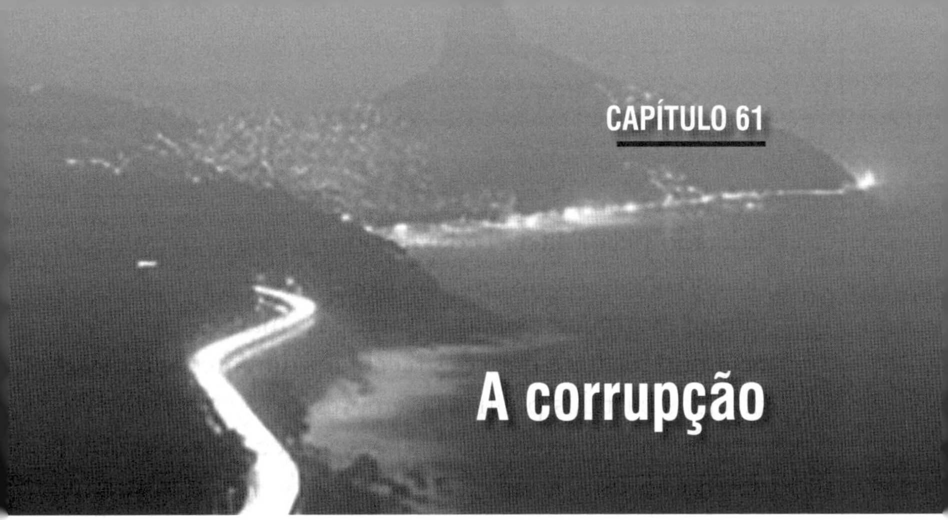

CAPÍTULO 61

A corrupção

Sou de um tempo em que lava-jato era apenas aquela ducha com espuma dos postos de gasolina para limpar os carros. No máximo, brinquedo de carrinhos de criança – eu cheguei a ter um desses quando moleque. Em março de 2014, a Polícia Federal do Brasil deflagrou uma grande investigação, com o cumprimento de centenas de mandados de busca e apreensão, prisões temporárias e preventivas, tendo como objetivo apurar um esquema gigantesco de corrupção e lavagem de dinheiro suspeito de movimentar muitos bilhões de reais, podendo o montante total superar R$ 40 bilhões, sendo destes, R$ 10 bilhões em pagamento de propinas. Essa investigação foi chamada de Operação Lava Jato e envolve a Petrobras e as maiores construtoras do país. É considerado pela Polícia Federal como a maior investigação de corrupção da história do Brasil desde a primeira vez que os portugueses aqui pisaram há mais de 500 anos. Segundo relatos e delações recebidos durante o processo, diversos partidos políticos e empresários teriam se beneficiado com o esquema. A operação recebeu esse nome devido ao uso de uma rede de lavanderias e postos de combustíveis para movimentar os valores de origem ilícita, supostamente, desde 1997.

Uma das razões que me dava imensa alegria de trabalhar com auditoria era a possibilidade de contribuir para um mundo melhor, mais ético, mais justo e livre da corrupção. Eu me sentia agente de mudança. Comparativamente, a corrupção tem efeitos tão ou mais devastadores que um tsunami. Ela mata, e não permite que a população, de uma maneira geral, tenha acesso à saúde, à segurança e à educação como deveria ter por conta principalmente do mau uso do dinheiro público e privado. Ela devasta o sistema e enriquece o corruptor. Tenho grandes problemas em compreender como alguém consegue, sem peso na consciência, fraudar processos de compra de medicamentos ou de merenda escolar – apenas para citar dois exemplos básicos. Como conseguem dormir tranquilamente? Roubar não pode ser um esporte nacional. Ou pelo menos não deveria ser.

A corrupção é silenciosa e na maioria das vezes discreta. Os mecanismos de transparência nas prestações de conta nem sempre são transparentes como deveriam ser, e podem gerar números e informações manipuladas e distorcidas. Os códigos de ética que passaram a existir com mais frequência a partir do escândalo envolvendo a Enron, nos Estados Unidos em 2001, que deveriam contribuir para a redução da corrupção, também nem sempre são respeitados ou colocados em prática. Falar em transparência é uma coisa: ser transparente é outra coisa completamente diferente. E nesses casos, muitas vezes é mais interessante *parecer* do que *ser* ético e transparente.

O esforço de reconstrução de áreas afetadas por catástrofes naturais também é diretamente afetado pela corrupção. A solidária população que se mobiliza para arrecadar roupas, materiais, insumos em geral e dinheiro para os afetados acaba se perdendo nos trâmites burocráticos, que ajudam bastante para que a corrupção se prolifere. Os casos são muitos e quase sempre envolvem o poder público.

Em janeiro de 2010, um terremoto catastrófico no Haiti teve seu epicentro a cerca de 25 quilômetros da capital haitiana, Porto Príncipe. A Cruz Vermelha estimou que cerca de três milhões de pessoas foram afetadas pelo terremoto, com a morte de 100 a 200 mil pessoas. O governo haitiano anunciou que cerca de 80 mil corpos haviam sido enterrados em valas comuns. Pela catástrofe, sequer havia espaço disponível nos cemitérios para todos os corpos. Foi uma comoção internacional.

Muitos países responderam aos apelos de ajuda humanitária, com recursos financeiros, expedições de resgate, equipes médicas e voluntários. Sistemas de comunicação, transportes aéreos, terrestres e aquáticos, estradas, casas, edifícios residenciais e comerciais, hospitais, e redes elétricas, tudo foi danificado pelo terremoto, o que dificultou a ajuda nos resgates e de suporte. Houve relatos de confusões sobre o comando das operações, o congestionamento do tráfego aéreo, e problemas com a priorização de voos, dificultando ainda mais os trabalhos de socorro. Os atrasos na distribuição de roupas, alimentos e água levaram a fortes apelos de trabalhadores humanitários e sobreviventes, e alguns furtos e violências esporádicos também foram relatados em diversos artigos e *sites* de notícia na época.

Segundo a organização *Transparency International*, que avalia e emite anualmente um relatório sobre a percepção da corrupção pelo mundo, o Haiti ocupava a 161ª posição de um total de 175 países em 2014 – pouco diferente da posição no *ranking* em 2010, o ano do terremoto. Ou seja, o país tem uma das mais elevadas percepções de corrupção do mundo, graves problemas de concentração e distribuição de renda. Quase metade da riqueza nacional estaria concentrada em apenas 1% da população. Cerca de 60% da população de 10,4 milhões de habitantes vivem abaixo da linha de pobreza, com pouco mais de dois dólares norte-americanos por dia ou ainda pouco mais de 60 dólares por mês. Como os corruptos conseguem dormir com uma notícia dessas?

Seis anos após o terremoto, o país ainda luta para se recuperar e seus problemas estão longe de serem resolvidos. Centenas de milhares de pessoas ainda vivem em tendas erguidas pelas Nações Unidas. Outras reconstruíram suas casas como podiam, nos mesmos lugares em que viviam antes da tragédia, usando lonas e placas de metal no lugar de cimento e tijolo. Serviços como saúde e educação continuam precários. Muitas regiões ainda sofrem com falta de água encanada, saneamento básico adequado, postos de saúde e escolas. Condições insalubres de saúde deram origem a um surto de cólera, que já matou mais de oito mil pessoas em todo o país desde 2010. Pelas ruas, há relatos de que ainda é possível encontrar escombros daquele janeiro fatídico. A maior parte dos edifícios oficiais também aguarda reconstrução, incluindo o prédio do governo.

De acordo com informações divulgadas, o Haiti teria recebido pelo menos 80% dos 12,4 bilhões de dólares como ajuda humanitária para reconstrução e alívio da divida. Onde foi parar todo esse dinheiro? Certamente não foi queimado nem evaporou, e parece não ter sido totalmente aplicado como deveria para ajudar na reconstrução do país.

No Brasil, em janeiro de 2011, as chuvas e enchentes que devastaram a região de Teresópolis e Friburgo na região serrana do Rio contabilizaram aproximadamente mil mortos e muitos desaparecidos e desabrigados. Houve grande comoção e mobilização de pessoas em redes sociais para coleta de doações e dinheiro. Muita gente subiu a serra com os carros lotados de artigos de higiene, água e roupas para ajudar como podia. Cheguei a notar alguns supermercados da cidade do Rio com as prateleiras inteiras vazias na seção de artigos de higiene pessoal, e tive dificuldades de encontrar esses artigos por onde passei. Vi muita gente com os carrinhos de supermercado lotados de garrafas de água, sabonetes, cremes dentais e absorventes íntimos. Os veículos de comunicação pediam doações para minimizar os danos causados por essa tragédia e anunciavam a abertura de uma conta corrente com o fim específico de arrecadar fundos. O Corpo de Bombeiros também recebia as doações e muita coisa chegou até a região para que fosse distribuída aos afetados. Segundo a Controladoria Geral da União, as doações chegaram a impressionantes R$ 234 milhões.

Em 2012, o prefeito de Nova Friburgo estava sendo acusado pela Procuradoria Regional da República da 2ª Região ao Tribunal Regional Federal do Rio de fraude em licitações, corrupção ativa e passiva, lavagem de dinheiro e falsidade ideológica, juntamente com mais cinco secretários municipais e cinco empresários. O grupo era suspeito de desviar os recursos destinados ao socorro das vítimas das enxurradas de janeiro de 2011 na cidade. A denúncia foi baseada em investigações do Ministério Público

Federal de Friburgo, da Controladoria Geral da União e de uma CPI da Alerj. As irregularidades incluíam favorecimento de fornecedores, declarações falsas em processos administrativos, falta de fiscalização de serviços, pagamentos com beneficiários ocultos — com cheques, em vez de transferência eletrônica — e recusa a fornecer dados do governo requisitados pelo Ministério Público Federal. Segundo a denúncia, havia fortes indícios de que uma viagem a Las Vegas, nos Estados Unidos, feita pelo prefeito em março de 2011, quando Friburgo ainda lutava para socorrer as milhares de vítimas da tragédia, foi financiada por um empresário, sócio e gestor da empresa Formato, supostamente uma das beneficiadas pelo desvio de recursos públicos nesse episódio. Ambos viajaram em companhia de suas mulheres e ficaram sete dias nos Estados Unidos enquanto a população ainda agonizava por socorro.

Durante a tragédia, recursos financeiros enviados pelo governo federal à cidade de Friburgo para socorrer os moradores, foram sacados, em dinheiro, na agência do Banco do Brasil no Centro do município. Imagens captadas pelo circuito interno de câmeras e anexadas à denúncia revelaram que os saques teriam sido efetuados pelo empresário que viajou para Las Vegas e por um funcionário municipal diretamente ligado ao prefeito afastado. Inacreditavelmente, enquanto equipes de busca ainda tentavam encontrar sobreviventes, um grupo de servidores públicos e empresários era acusado de se beneficiar da tragédia. Um empresário envolvido no escândalo revelou em depoimento que, para aprovar contratos sem licitação para reconstruir as cidades – o que é justificado pela emergência da situação – funcionários públicos reajustaram o valor das propinas de 10% para 50%, incentivados pelos valores de doação que não paravam de chegar. Ou seja, aproveitaram-se da tragédia para encher ainda mais os bolsos de dinheiro de forma ilícita. Como essas pessoas conseguem viver tranquilamente?

Obras públicas também são alvo de desvio de dinheiro. Com 12 anos de atraso e custando o triplo do preço inicial, o curto metrô de Salvador foi inaugurado em dezembro de 2015, com 12 km de extensão e oito estações, ao custo total de quase R$ 4 bilhões. O metrô começou a ser construído no ano 2000 e deveria ter ficado pronto três anos depois disso. As obras sofreram embargos do Tribunal de Contas da União (TCU) ao longo dos anos por conta de irregularidades encontradas. Novamente, assim como na operação Lava Jato, uma grande construtora brasileira estava envolvida no caso.

A Cidade das Artes, na Barra da Tijuca no Rio – cujo nome inicial era Cidade da Música, inaugurou em maio 2013, tendo custado aos cofres públicos aproximadamente R$ 600 milhões, quase oito vezes acima do valor inicial do projeto, cujo contrato inicial foi de R$ 80 milhões. A obra se arrastou por mais de dez anos até ser finalmente entregue à população. Em dezembro de 2008, o então prefeito da cidade chegou a fazer uma cerimônia de "inauguração", mas a real conclusão do projeto foi deixada para o governo seguinte. Ou seja, algo foi inaugurado sem estar finalizado e sem condições de uso. Como é possível inaugurar alguma coisa que não está pronta para uso da população?

O valor gasto no projeto da Cidade das Artes foi considerado "farra com dinheiro público" pela Comissão Parlamentar de Inquérito (CPI), aberta pela Câmara os Vereadores em 2009. O relatório da CPI apontou indícios de fraudes em licitações e superfaturamento de preços nas obras. O Ministério Público do Rio de Janeiro denunciou quatro empresas e ainda seis pessoas que seriam responsáveis pela obra. Entre os denunciados, estava o prefeito da cidade na época que o projeto foi lançado, que responde por improbidade administrativa.

Uma sucessão de irregularidades constatadas nos relatórios do Tribunal de Contas do Município do Rio incluíam problemas de qualidade, estruturas mal feitas, denúncias de duplicidade de pagamentos e a tal da inauguração promovida pelo então prefeito da época, no final de 2008. O prefeito seguinte herdou uma obra inaugurada, mas inacabada e que não podia ser utilizada por ninguém. Como no papel a obra já tinha sido inaugurada no final de 2008, os certificados de garantia dos equipamentos começaram a valer a partir dessa data, ao mesmo tempo em que cadeiras novas estofadas começaram a mofar, e escadas rolantes, a enferrujar – só para citar dois exemplos de problemas, conforme constatação do Tribunal de Contas do Rio de Janeiro.

Muitas empresas investigadas em esquemas de corrupção realizaram doações para partidos e campanhas políticas. Com isso, a independência e a imparcialidade do poder público, necessárias para fiscalizar e garantir a transparência nos processos de contratação de empresas privadas ficam muito comprometidas. As acusações vão desde licitações fraudulentas, obras públicas superfaturadas até a remessa de valores desviados do Tesouro para paraísos fiscais.

Obviamente e infelizmente, a corrupção não acontece apenas no Brasil. Ela é um fenômeno mundial. No livro "Meu Pai – As Histórias que não Deveríamos Saber", que Juan Pablo Escobar escreveu sobre a conturbada vida de seu pai Pablo Escobar, o maior traficante de drogas que já se tem notícia, ele relata a curta passagem de seu pai pela política da Colômbia. Claro que os métodos utilizados por Pablo Escobar para beneficiar os menos favorecidos são absolutamente injustificáveis através de uma sangrenta onda de violência imposta pelos seus negócios ilícitos, e isso também foi reconhecido por seu filho Juan Pablo. Mas ao deixar a política, por pressões cada vez maiores da mídia principalmente colombiana, Pablo Escobar escreveu em janeiro de 1984: "Seguirei na luta contra as oligarquias e as injustiças e contra as alianças partidárias ilegais, responsáveis pelo eterno drama do povo, que é feito de palhaço, e também contra os políticos de carteirinha, que são indiferentes à dor do povo e que sempre se mostram arrivistas quanto à partilha de cargos públicos". Essa declaração tem mais de 20 anos, mas infelizmente continua sendo muito atual, e não somente na Colômbia. O mundo ainda é muito corrupto... Como seria esse mundo que a gente vive se todo o dinheiro clandestino, fruto da corrupção desenfreada, tivesse sido aplicado em benefício dos povos todos?

Os poucos casos aqui relatados não têm nenhum objetivo de esgotar a vasta lista de conhecidos casos de corrupção, que sempre me incomodaram bastante. E são tantos casos que um acaba sobrepondo o anterior, que rapidamente cai no esquecimento. "A notícia de hoje embrulha o peixe de amanhã na feira" – já dizia a minha sábia e saudosa Bia. E no meio disso tudo tem também *réveillon*, tem carnaval, farra e a vida continua. Mas ainda assim esses casos nunca deixaram de me incomodar.

A corrupção é um tema bastante complexo, sobretudo quando falamos apenas do corrupto. É bom lembrar que não há corrupção sem a figura do corrompido. A corrupção ativa não acontece sem a passiva. Quando alguém suborna, tem sempre alguém sendo subornado. E enquanto ambas as partes estão se beneficiando dos esquemas fraudulentos, nada acontece. Muitas pessoas acreditam que corrupto é apenas aquele que rouba dinheiro propriamente dito, quando na realidade fazer um "gato" de energia, de TV a cabo, ter ligação clandestina de água, sonegar imposto de renda, todas essas coisas também são atos de corrupção: alguém vai ter que pagar conta e não é você. Quando você falsifica carteirinha de estudante para pagar meia entrada em cinemas, teatros e *shows* também: alguém vai pagar essa conta por você, seja pelo valor do ingresso que aumenta pra quem paga, seja por mais dinheiro que precisa ser colocado pelos patrocinadores. Não há milagre nem mágica. Até quando você fura uma fila você está sendo corrupto, pois está roubando o precioso tempo de alguém que chegou ali antes de você. E tempo vale muito, não?

Quando eu escrevia este livro, li muitos livros ao mesmo tempo para que pudesse ter mais inspiração para terminá-lo. Tinha uma pilha de livros na minha mesinha de cabeceira. Cheguei a ler três ao mesmo tempo. Um deles era a biografia de Lars Grael. Devorei em dois dias. Uma bela história que eu não conhecia em detalhes. Num dos capítulos, Lars comenta, depois do acidente que sofreu em que perdeu uma das pernas, o início da vida dele na política, em 1998, quando recebeu o convite para assumir um cargo num órgão ligado ao Ministério do Esporte. Convite aceito, ele se mudou pra Brasília e tomou conhecimento de que teria um auxílio-moradia no valor de R$ 1.800. Descobriu também, ao procurar apartamentos, que muita gente alugava um imóvel por R$ 1.300 e negociava com o proprietário a emissão de uma nota no valor de R$ 1.800, para que essas pessoas pudessem pagar o IPTU e o condomínio com esse valor "extra" que sobrava. Lars comenta que quando recebeu o Código de Ética dos Servidores Públicos, leu o documento e observou que estava expressamente escrito que o auxílio-moradia não poderia ser usado para pagar IPTU nem condomínio. E, assim, o valor da nota que ele pediu ao proprietário foi exatamente o valor do aluguel que pagava: R$ 1.400. Um dia ele conta que foi contatado por um funcionário do órgão de controle de gastos para explicar as razões dele ter apresentado uma nota de R$ 1.400 enquanto "todo mundo" apresentava notas no valor de R$ 1.800. Código de Ética pra quê? Será que essas pessoas que apresentaram notas de R$ 1.800 reclamavam e se incomodavam com a corrupção?

Em outra passagem do livro, Lars comenta que chegou a coordenar um programa de governo na área de esportes – sua especialidade. Relata que investiu muita energia e tempo para produzir um programa para descobrir, no fim, que tudo não passava de uma obra de ficção. Chegou a comentar que os candidatos nem leem o programa que apresentam e defendem durante as campanhas. Quando eleitos e são cobrados por isso, finalmente leem o programa e dizem "que a coisa não é bem assim". Lars termina falando que, depois da sua experiência no Ministério do Esporte, quando é chamado para a política, não participa mais.

É uma equação difícil de fechar a conta, mas fácil de entender: o que deveria ser destinado para o bem geral da população – sem distinção de classe social – levando saneamento, saúde, segurança, cultura, educação e lazer para todos, acaba beneficiando apenas os corruptores. E uma parcela da população que não pode pagar por nada disso acaba, no desespero e algumas vezes por instinto de sobrevivência, praticando atos de violência. Enquanto eu puder fazer a minha parte não sendo conivente com a corrupção e contribuir para um mundo com mais justiça e mais ética, assim o farei – trabalhando ou não com auditoria. Mesmo que "todo mundo" faça diferente e errado. É dessa forma que eu quero seguir em frente.

O que estamos fazendo para acabar com a corrupção no mundo?

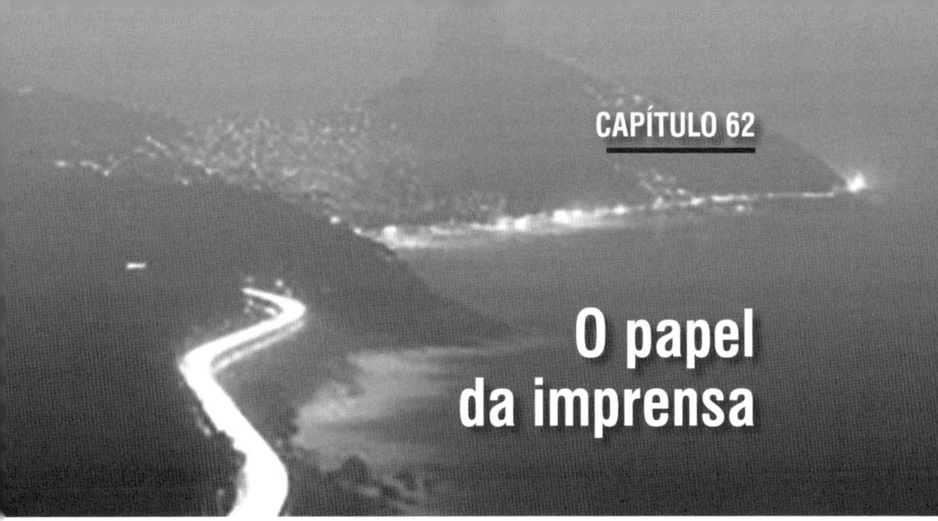

CAPÍTULO 62

O papel da imprensa

Segundo o Wikipédia, "imprensa é a designação coletiva dos veículos de comunicação que exercem o jornalismo e outras funções de comunicação informativa - em contraste com a comunicação puramente propagandística ou de entretenimento". Bastante esclarecedor.

Diariamente, muitas vezes sem querer, somos inundados por notícias, a maioria de tragédia, tristeza e pânico. Basta ligar o rádio, a televisão, ler um jornal ou navegar na internet. Por isso, precisamos tomar alguns cuidados muito importantes e que parecem não acontecer na maioria das vezes: o primeiro deles é não se deixar contaminar por tudo. Se isso acontecer, somos tomados por uma onda de pessimismo, que contamina e deixa todo mundo "pra baixo". Depois, é preciso avaliar se a informação é relevante, se é importante, entender se o que foi relatado procede, verificar a fonte da informação e principalmente não divulgar e passar adiante sem a certeza da veracidade dos fatos. Não dá pra acreditar em tudo que lemos por aí.

Se tomarmos como exemplo uma determinada manchete publicada em um jornal ou em um *site* na internet: "Empresa polui o rio da cidade". A primeira reação do leitor é de revolta, afinal, por definição, os rios não devem ser poluídos. Se lermos a mesma manchete escrita de duas formas diferentes: "Empresa polui o rio da cidade *de forma acidental*" ou "Empresa polui o rio da cidade *por negligência*", as reações já serão bem diferentes. Por acidente, significa que algo aconteceu fora do planejado, foi algo não intencional. Por negligência, significa que a empresa não fez o que deveria ser feito para evitar o acidente. Nenhuma das situações é motivo de comemoração pela poluição do rio, mas a forma como a notícia é contada muda completamente a reação das pessoas. Exemplos como esse têm se reproduzido todos os dias nas notícias que são divulgadas.

A imprensa é tão importante que tem papel fundamental no comportamento das pessoas, ao comunicar e relatar fatos e eventos que acontecem em todo o mundo. Ela pode ajudar a semear o ódio, mas também o amor. Ela pode provocar a ira, mas também apaziguar. A imprensa, por definição e considerando esse importante papel que possui, deveria ser livre e responsável pelo que divulga e publica. Mas infelizmente não é o que temos visto acontecer nos últimos tempos. Temos observado a existência de uma mídia vendida aos interesses dos grandes grupos econômicos e que divulga os fatos de forma distorcida e direcionada. Isso influencia comportamento, forma opinião e gera um grande problema de pressão popular. Informação manipulada é muito perigosa e não tem qualquer compromisso com a verdade. Ela tem compromisso com o poder e com o dinheiro.

Alguns poucos anos atrás a imprensa não tinha uma abrangência global como tem hoje. A informação não tinha "velocidade". O acesso à informação foi democratizado com a internet e a partir daí não se podia mais controlar tanto assim o que chegaria ao conhecimento das pessoas. Ainda mais num regime de governo democrático, com liberdade de expressão. Isso revolucionou a forma de comunicar acontecimentos, dados e fatos e também impactou a forma das pessoas se relacionarem.

É absolutamente triste saber que existe uma parcela da imprensa que no fundo não informa nada. Uma parte da imprensa que, por exemplo, tem por objetivo principal falar da vida alheia e tirar a privacidade das pessoas. Quantas vezes li na internet "notícias" com zero de conteúdo, falando que "fulano vai ao supermercado". "Ele também corre na orla". "Ela transpira quando se exercita". "Eles andam de mãos dadas no *shopping*". "Ela estaciona o carro no Leblon". "Eles deram um mergulho na praia da Joatinga". "Ele olha pros dois lados antes de atravessar a rua". *Pessoas* fazem essas coisas. Seria estranho se não fizessem. Mas por que isso deveria ser notícia? E os programas de televisão com confrontos e agressões verbais totalmente combinadas nos bastidores? A quem interessa notícias e programas dessa natureza? Isso gera uma alienação e não contribui em nada para o desenvolvimento intelectual e cultural das pessoas. Isso não acrescenta nada...

Sobre o caso citado anteriormente do trágico terremoto que aconteceu no Haiti em 2010, um jornalista americano chamado Jonathan Katz testemunhou todo o ocorrido, pois estava baseado no país naquele momento. Ele relatou a situação num livro chamado "The Big Truck That Went By: How the World Came to Save Haiti and Left Behind a Disaster" ("O caminhão que passou: como o mundo veio salvar o Haiti e deixou para trás um desastre", em tradução livre). Enquanto dezenas de correspondentes desembarcaram no Haiti para cobrir o terremoto e seus estragos, suas coberturas focaram principalmente nos esforços imediatos de resgate humano. Manadas de jornalistas chegaram como urubus na carniça fresca, ávidos pelos saques que ocorriam nas lojas de Porto Príncipe e usavam o caos para dar forma às suas matérias. Uma imagem de uma garota de 15 anos que levou um tiro da polícia por ter supostamente roubado tintas de uma loja, logo começou a circular mundo afora.

A cobertura internacional também desagradou Garry Pierre-Pierre, fundador e editor da revista de notícias online The Haitian Times. Ele disse que a mídia internacional falhou em reportar o elemento humano que sofria todas as consequências do terremoto. "A cobertura foi muito mais sobre a síndrome de Tarzan que acometia os homens brancos salvadores do que sobre a situação dos nativos", disse Garry. "Para mim, isso é jornalismo preguiçoso, mais que qualquer coisa. Se você é um repórter e é enviado para cobrir uma pauta como essa, era esse aspecto que faltava. Isso significa – e isso é o verdadeiro princípio jornalístico – que temos que presumir nossa própria ignorância", disse Katz. "Quando você se encontra em uma situação qualquer e você tem de cobri-la, tente descobrir o que está realmente acontecendo e não o que você acha que está acontecendo." Esse é o compromisso com a verdade que a imprensa deveria ter: averiguar e apurar os fatos antes de divulgar notícias rasas e superficiais.

Em 2015, o mundo assistiu ao início de uma grande crise migratória na Europa sem precedentes desde o fim da Segunda Guerra Mundial, em 1945. Motivada por conta de guerras, conflitos armados, perseguições, pobreza e violações dos direitos humanos, as pessoas migravam de seus países de origem para conseguirem viver com dignidade. Pelo instinto de sobrevivência e na esperança de dias melhores, foram realizadas perigosas travessias, em precárias condições, pelo mar Mediterrâneo e pelos Bálcãs, com origem principalmente na África, no Oriente Médio e nos países do sul da Ásia. Na cobertura de um desses movimentos, uma jornalista húngara foi flagrada dando uma rasteira num homem sírio, com uma criança no colo, que tentava atravessar a fronteira da Hungria com a Sérvia. Além disso, ela também foi filmada chutando dois adolescentes em meio à multidão dos refugiados que corriam para escapar da barricada policial. Qual o objetivo dessa jornalista? Certamente não era cobrir o caso. Qual foi a contribuição jornalística dessa profissional? Foi com amor que ela se comportou? Por conta da repercussão mundial do caso, cujas imagens circularam o mundo, ela acabou sendo demitida. Posteriormente, Petra László se desculpou: "Peço sinceramente perdão pelo ocorrido a todos os afetados", diz em uma carta divulgada no portal informativo "Mno". Muito provavelmente o pedido de desculpas não existiria se o caso não tivesse se tornado público.

Ainda sobre a crise migratória, as imagens de um menino sírio morto, de 3 anos de idade, com o rostinho enfiado na areia numa praia da Turquia também circularam o mundo. Novamente, sírios tentando escapar do seu país em guerra para chegar à Grécia. Uma luta pela vida.

Os casos acima corroboram com o fato de que uma parcela da mídia é sensacionalista – sem generalizar. Essa mídia quer "causar", quer chamar a atenção para o que mais vende e impressiona, em vez de apurar os acontecimentos de uma forma efetivamente informativa, cuidadosa e colaborativa com o ser humano. Em vez de contribuir positivamente para a solução dos problemas. O que precisamos tomar consciência é que a mídia, seja ela qual for, sempre vai precisar de leitores. A partir do momento que eu, você e um monte de gente quiser somente uma mídia de qualidade, a que não se enquadrar e só mostrar porcaria e semear o ódio vai precisar se readaptar para continuar existindo – sob pena de sumir do mapa.

Eu quero uma imprensa de verdade. E você?

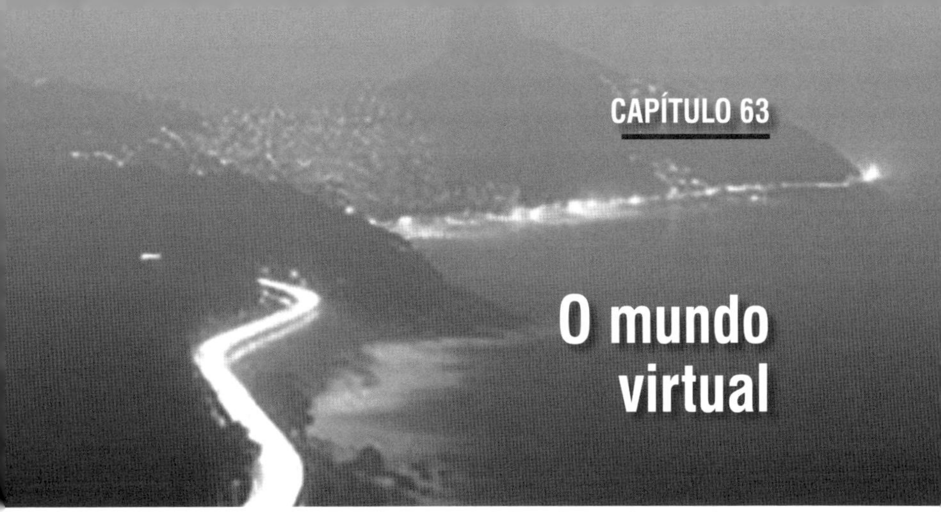

CAPÍTULO 63

O mundo virtual

Morava na França quando vi aparecer um negócio novo na internet chamado Fotolog, que eu não tinha ideia do que se tratava. Vira e mexe eu recebia algum *e-mail* de amigo meu falando disso, chegando convite pra entrar no Fotolog. Então, descobri que o Fotolog era uma espécie de álbum de fotos na internet, onde cada usuário criava um perfil e publicava as fotos que queria compartilhar com os outros. No começo, só era possível publicar algo em torno de nove ou dez fotos por perfil. Como morava fora do Brasil, aquilo passou a ser muito importante pra mim como uma forma de encurtar a distância, matar as saudades dos amigos e compensar a ausência física. Logo depois surgiu o Orkut, que tinha mais funcionalidades que o Fotolog e era possível colocar mais fotos sem limite quantitativo. O Orkut tinha uma coisa de escrever testemunhos sobre alguém, e esse depoimento ficava disponível para todos lerem mediante aprovação do dono do perfil. Chegou a ser uma verdadeira "febre", quem não tinha Orkut era tratado quase como um extraterrestre.

De carona com a popularização da internet e desses *sites* de relacionamento, logo chegaram os tempos de vida virtual. São tantas as formas de se relacionar virtualmente, que muita gente parece ter desaprendido a se relacionar ao vivo. São inúmeros *sites*, redes sociais e aplicativos que existem, onde a principal preocupação é relatar o dia a dia da vida, exibir felicidade, conquistar mais *likes* e mais "amigos". Amizades virtuais passam a ter muita importância e falta tempo pra viver as amizades reais. Amizades reais dão lugar a amizades virtuais. Elas passam a ter vida própria e não é raro ver uma quantidade representativa de pessoas absolutamente dependente desse tipo de contato. Conheço pessoas totalmente desinibidas em redes sociais, mas quando te encontram ao vivo, sequer te cumprimentam. Fingem que não veem para não ter que falar. Acontece muito.

"Qual a senha do Wi-Fi?" passou a ser perguntado antes mesmo do bom dia, do boa tarde ou do boa noite, tudo para que as pessoas pudessem estar "conectadas". Mas não é o Wi-Fi que mantém a conexão entre as pessoas: é o amor! Pra amar não precisa de senha, de chave, nem de código secreto. Precisa querer. Mas as pessoas andam querendo ser amadas? E elas amam também ou só querem ser amadas?

Como todo tipo de vício, essa questão passou a gerar em algumas pessoas uma necessidade de mostrar tudo que compraram, para onde viajaram, onde dormem, o que comem, o que bebem e o que fazem ao longo do dia. A intimidade passou a ser escancarada publicamente – e por vontade própria, o que parece ainda mais estranho. Gente na cama indo dormir, quando acorda, no banheiro, com roupas íntimas, escovando os dentes, tomando banho. As pessoas públicas preferem o anonimato para circularem livremente sem serem incomodadas o tempo inteiro. Os anônimos preferem o contrário: querem ser reconhecidos o tempo inteiro por onde circulam. Cada um passou a poder construir uma vida somente de alegria e de felicidade, tudo exposto, por livre e espontânea vontade em redes sociais. Algumas pessoas ainda pedem que se você ama mesmo seus pais, seus irmãos, seus avós, se você é solidário com a doença "x", com o sofrimento "y", que você copie e cole alguma coisa no seu mural. Não basta "curtir": tem que copiar e colar. A gente não precisa fazer isso em rede social para provar nada pra ninguém... Conheci um rapaz que tinha como meta ultrapassar os cem *likes* em foto que ele publicava em rede social. Se esse objetivo não era atingido em determinado tempo que ele próprio estabelecia, ele apagava a foto – ou "deletava" que é o termo mais utilizado atualmente.

Ele achava que a foto não tinha "feito sucesso" e com isso era melhor apagá-la, mesmo que ele próprio tivesse gostado da foto.

Falando em "deletar", esse verbo passou a fazer parte do vocabulário e da rotina das pessoas. Antes disso tudo, quando você tinha um desentendimento, um problema ou um desconforto com alguém, você encontrava ao vivo para falar sobre, conversar, debater e resolver logo de uma vez. Na pior das hipóteses, uma conversa pelo telefone pra resolver a questão. Atualmente, você aperta a tecla "delete" do seu computador ou do seu *smartphone* e bola pra frente. *Next.* Tudo passou a ser feito de forma robótica, fria e distanciada. Sem contato, sem olho no olho.

Basta andar na rua e prestar atenção no metrô, nos ônibus, nas salas de espera dos consultórios médicos, nos bancos, nos *shoppings*, nos carros, em qualquer lugar: está todo mundo de cabeça baixa olhando pra tela de um *smartphone*. As pessoas chegam a se trombar na rua porque não olham pra frente. Há pouquíssimo contato visual. Algumas pessoas simplesmente se sentem incomodadas quando percebem que estão sendo observadas. E esse fenômeno de fobia social parece ser mundial. Há um certo isolamento generalizado.

À meia-noite de 16 de dezembro de 2015, o serviço de comunicação WhatsApp foi suspenso em todo o Brasil. A decisão foi tomada em um procedimento criminal, que correu em segredo de justiça. O pedido de suspensão foi por 48 horas, mas no dia seguinte, menos de 24 horas depois, o serviço já estava normalizado por conta de uma liminar apresentada por um desembargador de São Paulo. Foi muito curioso ver o desespero de algumas pessoas pela suspensão do serviço. O assunto foi muito comentado em redes sociais, com gente relatando a dependência no uso da ferramenta. "Como é possível viver sem WhatsApp? " As pessoas também parecem ter desaprendido a se comunicar de outra forma.

Nunca existiram tantas formas diferentes de se comunicar e ao mesmo tempo nunca foi tão difícil se fazer entender pelo outro. A comunicação virtual é fria, distante e sem emoção – independente da quantidade de exclamações que você escreve no final ou dos *emoticons* bonitinhos que você escolhe, mesmo que seja um coração ou um bonequinho sorrindo com corações nos olhos que você coloca no final da mensagem. Não importa se você utiliza isso na sua vida pessoal ou na sua vida profissional. Nada, absolutamente nada, vai conseguir substituir o olho no olho, o contato real, o calor humano e o diálogo entre as pessoas.

É conversando e dialogando ao vivo que a gente se entende.

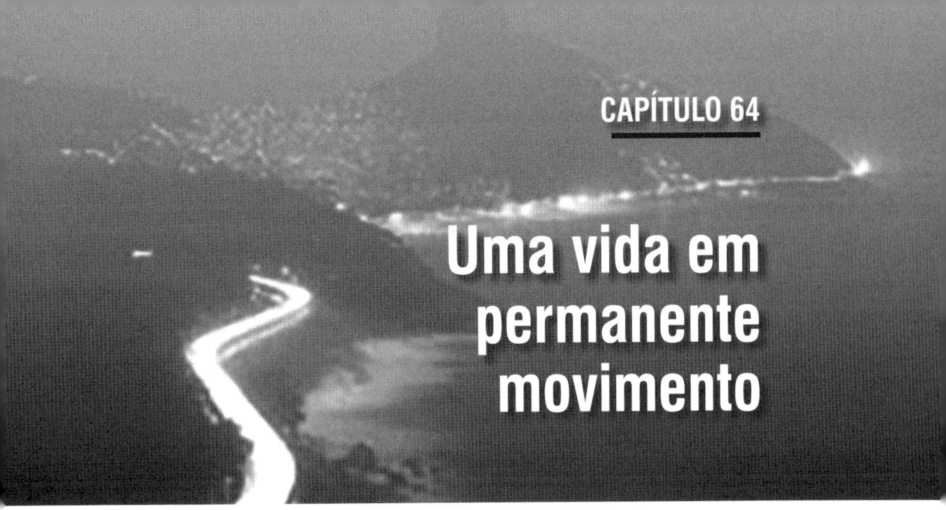

CAPÍTULO 64

Uma vida em permanente movimento

As grandes cidades foram crescendo de forma desenfreada e com elas a frota de carros também. Quem pode pagar por isso, quer ter um carro para andar pra cima e pra baixo para se locomover com conforto. Preste atenção nos carros nas primeiras horas da manhã, eu já fiz isso algumas vezes. É curioso. Há praticamente uma pessoa por carro. E muitos carros caros, superpotentes, muitas vezes não conseguem passar de 10 km/h ou 20 km/h por conta dos congestionamentos dos grandes centros urbanos.

Quando eu prestei vestibular em 1992, era muito comum escutar como promessa dos pais: "Se você passar no vestibular vai ganhar um carro de presente". Todo mundo queria passar logo pra ganhar um carro, era quase como uma carta de alforria, um passe para a vida adulta. Experimente fazer essa promessa pra essa geração que está entrando agora na universidade. Vão rir de você. Não há mais aquela febre coletiva de querer um carro próprio. Eles querem mais mobilidade urbana, menos trânsito, mais transporte público de qualidade, mais bicicleta. Mais liberdade. Mais consciência. Mais coletividade.

Naquela época, lá em 1993, nem se usava cinto de segurança – vejam o absurdo. Cinto de segurança só era usado nas estradas e olhe lá. Era quase um enfeite e os cintos, que ficavam escondidos sob o banco, ainda eram abdominais. Os cintos de três pontos começaram a surgir depois. Em 1994, o cinto de dois pontos passou a ser obrigatório no Brasil. Três anos após, em 1997, surgiu o cinto de três pontos no banco dianteiro. Hoje é obrigatório em qualquer situação, seja na cidade ou na estrada. Atualmente, independente da obrigatoriedade, quem entra no carro automaticamente coloca o cinto de segurança, muitas vezes antes mesmo de dar a partida, por conta de campanhas de conscientização. É um movimento automático. O comportamento das pessoas mudou pra melhor.

Por que você tem carro? Já se fez essa pergunta? Já colocou na ponta do lápis tudo que gasta para ter um carro na garagem? É muita despesa: seguro contra acidentes e roubo, IPVA, combustível, manutenção, às vezes o aluguel da vaga, pedágio – fora o que se gasta nos estacionamentos na rua. Outro dia estive no estacionamento de um hospital por aproximadamente duas horas e paguei R$ 30. O que justifica pagar para parar o carro num hospital? Alguém vai deixar o carro ali e não vai visitar ninguém? Se houvesse controle na entrada dos carros sobre qual motivo nos leva até o hospital, não seria necessário cobrar esses valores absurdos. Parece-me simples. Mais curioso que isso é ir ao *shopping* ou ao supermercado para consumir e ainda ter que pagar para parar o carro. Não faz sentido. E todo mundo paga...

Os aplicativos de táxi surgiram no Brasil em 2012 e isso já foi uma revolução pras pessoas se locomoverem. Até então, ou você pegava um táxi na rua estendendo a mão ou ligava pra alguma central telefônica para solicitar um. Pelos aplicativos, passou a ser possível saber onde o motorista estava no mapa em tempo real e qual o tempo estimado para chegar até você. Além de ser possível pagar a corrida com cartão de crédito cadastrado no aplicativo.

Mas a qualidade do serviço prestado pelos taxistas comuns, alguns cadastrados nos aplicativos, algumas vezes deixa a desejar: veículos velhos, com bancos sujos, sem manutenção, sem ar condicionado – ou quando tem ar condicionado alguns reclamam para ligar – e com motoristas que teimam em fazer o caminho que querem, mesmo que você indique o caminho que deseja fazer. Isso quando você não fala pra onde vai e o motorista se recusa a te levar e arranca com o carro, te deixando para trás.

É ele que escolhe as corridas que quer "pegar". Estranho, não? O passageiro queria e precisava de algo melhor.

De repente, em maio de 2014, surgiu de mansinho no Rio um serviço de transporte privado urbano cujo *slogan* era "seu motorista particular". Parecia coisa cara. Depois o serviço apareceu em São Paulo, no final de junho do mesmo ano. Fundado em 2009 em São Francisco, nos Estados Unidos, revolucionou o serviço de transporte, por oferecer mais conforto ao passageiro por um preço muitas vezes similar ao do táxi normal. Os preços flutuam em função da relação "oferta × demanda". Além de terem motoristas muito bem treinados e educados - que te oferecem água e balas – em carros modernos, sempre bem refrigerados, o serviço não permite que exista pagamento com manipulação de dinheiro entre o passageiro e o motorista. Tudo é pago através do cartão de crédito cadastrado no aplicativo e não tem esse negócio de que o taxímetro pode estar adulterado – até porque nem taxímetro existe – você consegue estimar o valor que pagará na corrida no próprio aplicativo antes de entrar no carro. Quando a demanda é maior que a oferta, o aplicativo também te informa isso, avisando que a corrida vai custar mais cara que o habitual: a decisão de aceitar ou não é do passageiro. Esse novo serviço de transporte incomodou bastante os taxistas comuns, como as mudanças normalmente incomodam alguém – não somente no Brasil, mas no mundo inteiro essa nova forma de se locomover despertou a ira dos taxistas, gerou muitos protestos e tentativas de acabar com o serviço. É preciso entender que há espaço para todos. O objetivo desse novo serviço não é exterminar com os taxistas comuns, mas estes sim parecem querer acabar com ele. Lutar contra essas novidades também é uma forma intolerância.

Todo mundo já deve ter ouvido falar na "máfia dos táxis". Dizem que para comprar um alvará para trabalhar como taxista no Rio você precisa pagar algo em torno de R$ 100 mil pra alguém. Alguém ganha dinheiro com isso e certamente não é o motorista que precisa pagar esse valor para trabalhar. Por que então lutar contra esse novo serviço de transporte que surgiu? Não faria mais sentido lutar contra a máfia dos táxis e verificar como essa novidade pode ser boa pra quem se dispõe a transportar passageiros de uma forma mais confortável e mais barata?

E como o mundo não para de evoluir, nos próximos anos poderão surgir novos meios de transporte ainda mais inteligentes e mais interessantes que ainda nem sonhamos existir. É preciso saber se adaptar.

Cerca de seis anos após sua fundação, em agosto de 2015, esse novo serviço de transporte foi avaliado em inacreditáveis 60 bilhões de dólares aproximadamente e já está presente em mais de 60 países. Alguém também está ganhando dinheiro com isso, é claro – alguns vão falar. Mas a questão não é "ganhar dinheiro" – porque ganhar dinheiro de forma lícita não é errado, isso é preciso – e sim ganhar dinheiro com algo mais justo, mais correto e que faça mais sentido. Todos nós precisamos de dinheiro para viver, o importante é que isso seja feito de forma a beneficiar o maior número de pessoas possível – ou ainda, sem prejudicar ninguém.

Além de tudo isso, é bom lembrar que quem bebe álcool não pode dirigir, para sua própria segurança e dos outros. Então, vale mesmo a pena ter um carro na garagem? Quem disse que ter um carro é símbolo de *status*? Eu fiz as contas e tomei uma decisão: espero conseguir vender o meu carro em breve e andar mais a pé, de transporte público, de "motorista particular" e de bicicleta. Se não vender, espero pelo menos reduzir bastante a utilização dele.

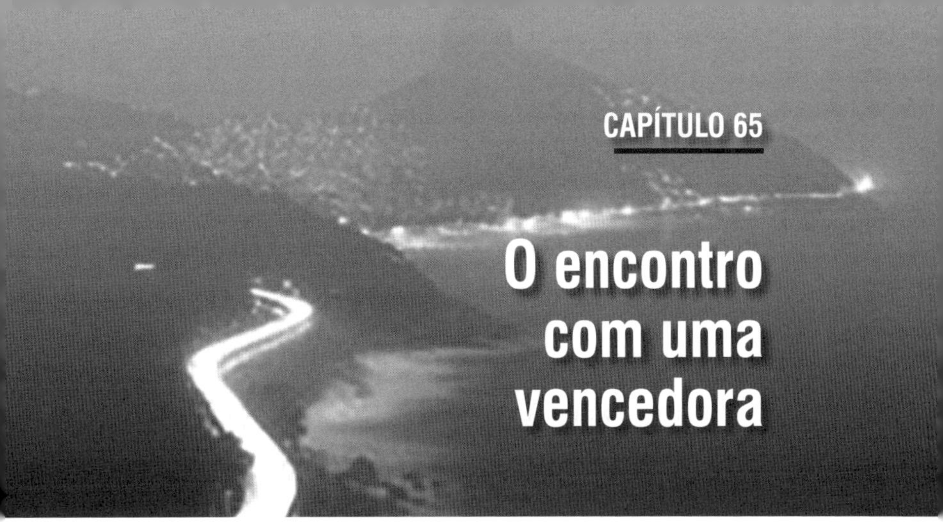

CAPÍTULO 65

O encontro com uma vencedora

Existem pessoas que a gente acha que só existe em ficção científica e que servem de inspiração pra gente viver as nossas vidas a cada segundo da melhor maneira possível.

Certo domingo de junho de 2015, estava em casa de manhã e liguei a televisão, totalmente por acaso. O programa exibia uma matéria sobre uma nadadora que eu nunca tinha ouvido falar. Ela tinha sido triatleta e completado 13 *ironmans*. Treze! Era uma atleta de elite. Aos 37 anos, após ter tido o terceiro filho, ela se separou do marido e foi diagnosticada com uma doença de múltipla atrofia dos sistemas. Os médicos deram a ela dois anos de vida e a encheram de remédios. A história dela chamou a minha atenção e eu fiquei grudado na televisão até o final da reportagem.

"Quem é essa mulher maravilha?"

Ela recebeu o diagnóstico de uma doença rara, sem cura, mas não entregou os pontos e decidiu viver. Encontrou diariamente na piscina a força que precisava para continuar vivendo e lutando contra essa doença. Descobriu que quanto mais ela nadava, mais ela freava o avanço da doença. Passou a competir pelo Brasil como nadadora paraolímpica e também agradece – assim como eu – todos os dias pela vida.

Em determinado momento da matéria, passaram umas imagens dela encontrando os filhos no prédio onde eu moro. Como assim? Ela morava no meu prédio e eu não sabia? Então eu fui no Facebook, digitei o nome dela e vi que tínhamos alguns amigos em comum. Resolvi enviar uma mensagem dizendo que tinha assistido a matéria sobre ela e que gostaria muito de conhecê-la para dar um abraço. Fiquei quase um mês sem resposta. Em julho, o mesmo programa exibiu a matéria sobre o que aconteceu comigo naquela corrida. Logo depois, recebi uma mensagem dela dizendo que tinha assistido o programa e que também gostaria de me conhecer.

"Oi, Cristiano. Acabei de conhecer sua história e fiquei mega emocionada... Gostaria muito de conhecer você também. Nos só temos que celebrar a vida, não é?"

Ela esteve em minha casa ainda em julho. Foi um encontro emocionante. Ela tem uma energia maravilhosa. Eu estava diante de alguém que, apesar das dificuldades, resolveu arregaçar as mangas, decidiu viver da melhor forma possível e seguir em frente. Já se passaram dez anos e ela continua viva, nadando muito e vivendo um dia de cada vez. Ela me contou que estão fazendo um filme sobre a vida dela, chamado "1.000 dias" por conta da contagem regressiva que ela começou a fazer para representar o Brasil como nadadora paraolímpica nos Jogos que o Rio vai sediar em 2016. Quero estar lá pra vê-la nadando e não perco a estreia desse filme por nada.

Desejo muita saúde pra ela, vida longa e agradeço muito a oportunidade desse encontro.

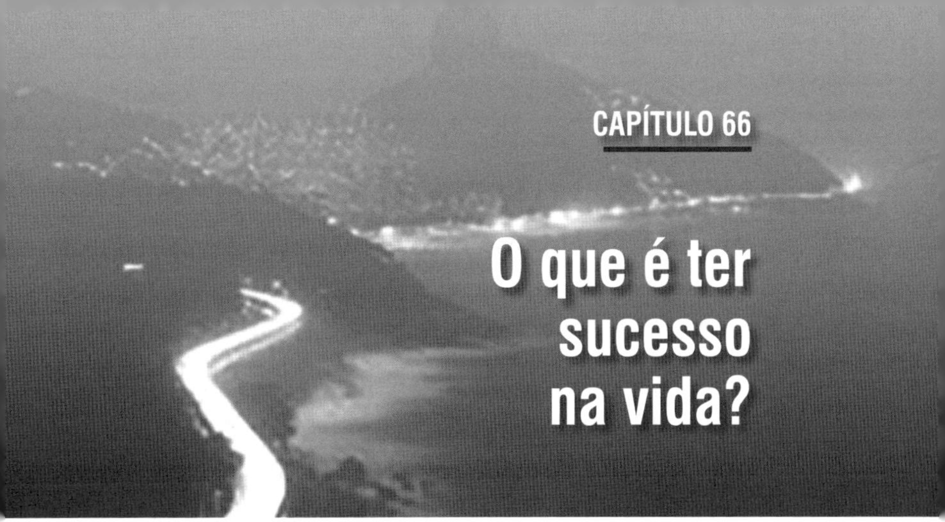

CAPÍTULO 66

O que é ter sucesso na vida?

O que é ter sucesso na vida?

> *"Sucesso: substantivo masculino. 1. aquilo que sucede; acontecimento, fato, ocorrência. 2. Significa ter êxito em alguma coisa; Ter um resultado feliz em algo; Conseguir chegar ao fim de uma empreitada".*

Normalmente, quando falamos que "fulano tem sucesso na vida" a gente logo imagina que a pessoa tem muito dinheiro, que mora num lugar grande e luxuoso, tem um carro caríssimo, uma casa de veraneio, viaja todos os anos pro exterior e por aí vai. Ter sucesso na vida pode ser tudo isso, mas também pode ser ter um salário suficiente para pagar as contas, não ter muitos bens materiais, morar num lugar pequeno e aconchegante e não ter carro. Quem disse que existe apenas uma definição de sucesso na vida e que ela deve ser seguida por todo mundo? Quem definiu esse modelo? Eu não fui.

Ser feliz é ter sucesso na vida. Ou ter sucesso na vida é ser feliz. Pra mim é isso, simples assim. Existem pessoas com muito dinheiro que não são felizes. Vivem arrumando confusão por onde passam, são arrogantes, mal educadas, egoístas e acham que todo mundo se aproxima delas por interesse. Elas nem conseguiriam gastar todo o dinheiro que têm nessa vida. Gente que também vive pra trabalhar e não tem tempo pra ninguém, nem pra si mesmo. Gente que vive irritada e de mau humor. Entendo que essas pessoas não têm sucesso na vida.

Precisamos de dinheiro pra viver. Não é nenhuma apologia à pobreza. Longe disso. A questão é o lugar que ocupa e a importância que o dinheiro tem nas nossas vidas. Dinheiro tem que ser o meio. E nunca o objetivo final.

Como tem sido a sua relação com o dinheiro?

Ter amigos também é ter sucesso na vida. Amigo é aquela alma com a qual você se identifica de graça, que pede colo, que dá colo, que compartilha ideias, momentos, que ri e chora junto. É gente que torce e contribui para a nossa felicidade, que está junto na alegria e na tristeza também. Que você pode ficar anos sem encontrar, mas sabe que "tá ali" e quando reencontra parece que viu na véspera. Quem tem amigos, tem tudo. A vida não faz sentido sem amigos.

Você tem encontrado seus amigos?

Ter tempo – e fazer bom uso dele – é ter sucesso na vida. De que adianta ter muito dinheiro se não há tempo para usufruir dele?

Como você está utilizando o seu tempo?

Tenho uma amiga que foi casada por quase oito anos com um homem e ambos não queriam filhos. Era uma decisão consensual. Durante os anos em que esteve casada, ela se sentiu absolutamente cobrada para ser mãe. "Estão planejando filhos pra quando? Vocês já têm muitos anos juntos, quando vem o bebê?" Cobrada pelos amigos e pelos familiares. Algumas amigas achavam que ela não tinha sucesso no casamento porque não tinha filhos. "Coitada". Tenho certeza que ela teve sucesso no casamento, enquanto ele durou – o casamento terminou por outras razões, já que ambos continuavam a não querer filhos. Ela foi muito feliz e encontrou alguém que, durante o tempo que estiveram juntos, também foi feliz com ela. Isso é o que importa.

Muitas mulheres – as solteiras principalmente – quando chegam a uma determinada idade, começam a ficar desesperadas porque querem logo casar e ter filhos. Colocam pressão nos parceiros. Ou procuram desesperadamente por um que realize seu desejo de maternidade. Forçam a barra, tentam emplacar logo um relacionamento, quando ele ainda não existe. O relógio biológico é implacável. Será que elas pensam que pra ter sucesso na vida é preciso ser mãe? Isso não é uma regra. Algumas mulheres querem ter filhos. Outras não. E ambas podem ter sucesso na vida. Não ter filhos não é um fracasso.

Ser livre também é ter sucesso na vida. Quanta gente não consegue se libertar de um trabalho ou de uma relação que não trazem mais satisfação nem felicidade. São pessoas que não têm mais amor nem pelo trabalho, nem pela relação que vivem. Basta o amor pra tudo recomeçar. Com amor, o sucesso vem junto.

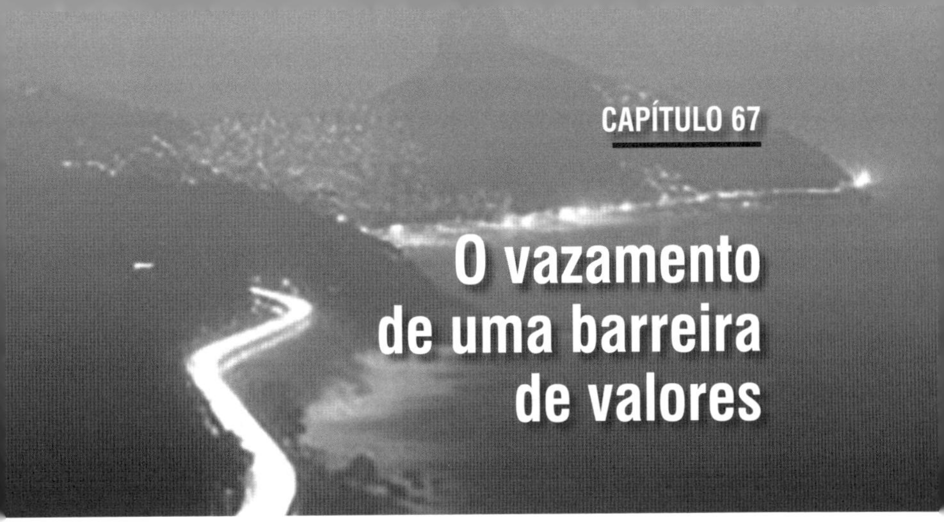

CAPÍTULO 67

O vazamento de uma barreira de valores

A Samarco é uma mineradora formada por uma *joint venture* entre a Vale e a anglo-australiana BHP, duas das maiores mineradoras do planeta. Fundada em 1977, a companhia recebeu investimentos de R$ 5 bilhões para aumentar sua capacidade de produção em 37,5%, passando de 25,3 milhões de toneladas de minério de ferro por ano para 30,5 milhões, segundo notícia de abril 2011, divulgada pelo Diário do Comércio. Será que a segurança das operações também aumentou na mesma proporção da capacidade de produção? É uma pergunta que merece ser feita.

Novembro de 2015. O rompimento de uma barragem de rejeitos de mineração da Samarco causou uma enxurrada de lama e deixou um rastro de destruição por onde passou, começando pelo distrito de Bento Rodrigues, em Mariana, em Minas Gerais. O volume de lama vazado foi estimado em 62 milhões de metros cúbicos, ou ainda, o suficiente para encher inacreditáveis 24.800 piscinas olímpicas. O Rio Doce, que deu o primeiro nome à Vale, recebeu toda essa lama e testemunhou o impacto instantâneo na flora e na fauna existentes. Dias depois, após percorrer longos 600 km, a lama chegou até o mar do Espírito Santo, que ficou com cor de barro. Não há registro de evento ambiental mais grave em 100 anos de atividade mineradora no planeta, com prejuízos que foram estimados em 5,2 bilhões de dólares. Mais que os R$ 5 bilhões investidos para aumentar a capacidade de produção da Samarco em 2011. Muito mais do que dinheiro, houve perda de vidas – o que é imensurável. As imagens e os vídeos que foram exibidos e estão na internet são impressionantes.

Talvez a tragédia da Samarco pudesse ter sido evitada, caso a empresa tivesse investido mais na segurança das suas barragens. Um dos valores da Vale – acionista da Samarco – é "Cuidar do nosso planeta". Com certeza, não é dessa forma que se cuida do planeta – mesmo que isso tenha acontecido de forma não intencional. Por mais que a tragédia tenha acontecido com a Samarco e não numa operação 100% da Vale, a empresa tem 50% das ações da Samarco, e dessa forma, é corresponsável pelas suas operações. Como acreditar que estão cuidando do nosso planeta dessa forma?

O *Public Eye*, promovido todos os anos desde 2000, é um contraevento realizado em conjunto com o *World Economic Forum* (WEF) em Davos, envolvendo ONGs de todo o mundo. A premiação critica empresas que criam globalização unicamente para fins lucrativos. O poder do dinheiro. A Vale foi considerada em 2012, pela *Public Eye*, a pior empresa do mundo em termos de desastres socioambientais e de desrespeito aos direitos humanos, por conta de outros problemas ambientais e conflitos com comunidades tradicionais.

Em contrapartida, a Vale argumenta que investe em ações de responsabilidade socioambiental. Em seus relatórios de sustentabilidade, a empresa afirma que "procura atuar com responsabilidade socioeconômica e ambiental nos territórios onde está presente, durante o ciclo de vida de seus empreendimentos, e visa à construção de um legado positivo observando neste processo os termos globais de sustentabilidade".

Certamente a Vale não faz só coisas ruins, claro! Ela faz muitas coisas boas também. Não se trata de tentar quantificar o que é bom e o que é ruim, para polarizar e definir se estamos falando de uma empresa "boa" ou de uma empresa "ruim" – não é preciso fazer essa escolha. Além de empregar milhares de pessoas em diversos países além do Brasil, o minério de ferro, principal produto da Vale, está presente em quase tudo que utilizamos diariamente, como carros, ônibus, metrô, aviões, nos eletrodomésticos diversos, nos computadores, nos telefones celulares e até nos prédios e casas que moramos. A lista é grande. É difícil conseguir viver sem o minério de ferro. Então nós precisamos da Vale, mas a Vale também precisa de nós – funcionários e consumidores. É uma via de mão dupla.

Eu trabalhei na Vale entre 2010 e 2013, e mesmo que já não estivesse mais trabalhando lá quando esse vazamento aconteceu, eu pensei em como o trabalho que eu executava lá poderia ter de alguma forma ajudado a evitar uma tragédia como aquela. Eu não via ligação. Talvez pelo fato da empresa ser gigantesca. Talvez porque o meu trabalho não fazia mesmo sentido.

O rompimento da barragem da Samarco foi mais um evento que me motivou ainda mais a abandonar o meu trabalho, embora eu já trabalhasse em outra empresa quando isso aconteceu. Eu queria ver mais sentido na utilização do meu tempo e da minha energia. Trabalhar a maior parte do tempo atrás de uma tela de computador, respondendo centenas de *e-mails* por dia com dezenas de pessoas em cópia, escrevendo relatórios, alterando palavras por sinônimos, trocando frases de lugar, nada disso estava fazendo mais sentido pra mim. Eu quero trabalhar para contribuir com o planeta, com a humanidade. Para uma relação mais justa entre as empresas e as comunidades onde estão inseridas. Para reduzir as desigualdades. Acredito mais do que nunca que sempre há solução, mesmo quando tudo pode parecer perdido – a vida me mostrou isso de forma bem clara em abril de 2015. Não se trata de algo impossível de resolver. É preciso coragem e vontade de todas as partes envolvidas para melhorar alguma coisa que não está funcionando como deveria. Tem que querer que dê certo.

E o mais importante: nunca é tarde para corrigir o que não funciona e (re)começar.

O que você e a sua empresa estão fazendo para corrigir as coisas que não estão funcionando?

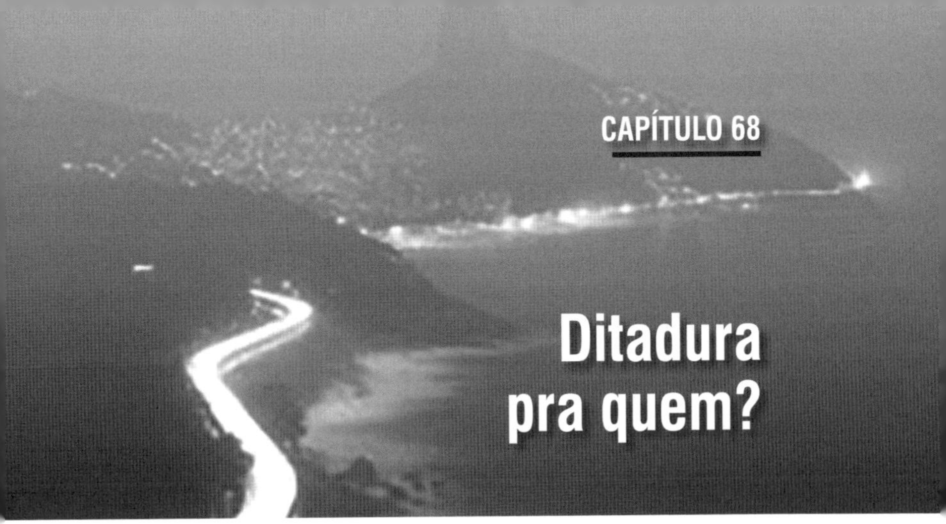

CAPÍTULO 68

Ditadura pra quem?

Foi com muita estranheza que observei recentemente pessoas clamando pela volta da ditadura militar no Brasil, por conta da crise política que o país atravessa desde 2015. Pedidos em redes sociais, faixas pedindo intervenção militar já, como se isso fosse a solução para alguma coisa. Muitas dessas pessoas não viveram num regime ditatorial – eu também não, diga-se de passagem – mas parecem também nunca ter lido nem se informado sobre o assunto. Talvez não saibam o que é uma ditadura de verdade. Se tivessem se informado, não só sobre a ditadura que aconteceu no passado recente do Brasil, mas também sobre outros governos ditatoriais ao redor do mundo, certamente repudiariam esse tipo de governo. A história do mundo está cheia deles. Basta querer se informar. Existe muita informação disponível para consulta.

Parte das pessoas que clamam pela volta da ditadura nasceu quando o Brasil já havia retornado ao regime democrático em 1985. Foram 21 anos de um regime que não permitia a livre expressão das pessoas, das organizações e das instituições no país. A tão desejada liberdade... Até letras de músicas, espetáculos teatrais e novelas foram proibidos pela censura. Artistas perseguidos, presos e exilados. As pessoas que pedem a volta da ditadura não compreendem que com a ditadura, vão perder, inclusive, o direito amplo de falar e escrever o que pensam em redes sociais. Tudo passa a ser controlado e monitorado pelo Estado ditatorial. Eu cheguei a ler em rede social que uma pessoa queria a ditadura de volta "para poder passear com o cãozinho tranquilamente na rua, pois estavam roubando cachorros e isso era um absurdo. Vejam a que ponto chegamos. Ditadura já! ". Será que ela sabe mesmo o que está pedindo? E pior: muitas vezes quando você explica e leva informação esclarecedora, são reativos e agressivos.

Pra começar, tem gente que acha que na ditadura não tem corrupção. Pela falta de liberdade dos poderes Legislativo e Judiciário e pelo controle da imprensa, pouco chega até o conhecimento da população. O Ministério Público independente, que permite uma investigação dos casos suspeitos de corrupção, deixa de existir. E a Polícia Federal fica mais interessada em caçar supostos subversivos do regime do que propriamente investigar corruptos dentro ou fora do governo. Ou seja, a ditadura acaba favorecendo a corrupção, mas pouco ou nada se sabe do que acontece de verdade. "O que os olhos não veem, o coração não sente". Quem inventou esse ditado não entendia nada de sentimentos. Os olhos não precisam ver uma ditadura acontecer para que ela seja repudiada com todas as forças. Coração de verdade é capaz de enxergar sem precisar da ajuda dos olhos.

A ditadura vivida no Brasil entre 1964 e 1985 torturou e matou muita gente. Bastava discordar do regime e questionar alguma coisa que isso era motivo para perseguição, tortura e morte. Muitos foram os desaparecidos durante esses anos todos. E muitos, mas muitos nunca foram encontrados.

Nunca se investigou tanto caso de corrupção no país como agora, 30 anos depois do fim da ditadura. O poder Judiciário tem mais independência em relação ao Poder Executivo, a imprensa pode investigar e falar livremente dos casos de corrupção, e é possível fazer denúncias que envolvam autoridades públicas. Na ditadura, nada disso era possível fazer. E muita gente acha, como se investiga e se noticia muito sobre corrupção atualmente – como a já comentada Operação Lava Jato –, que não existia tanta corrupção antes. Que essa corrupção é de agora. Entretanto, a corrupção começou a acontecer no Brasil desde 1500, no ano que os portugueses pisaram aqui pela primeira vez e quando o país começou a ser saqueado.

Se cada um de nós não praticar a corrupção, ela não vai existir. A corrupção só existe porque alguém pratica atos de corrupção. Parece complicado, mas é simples demais.

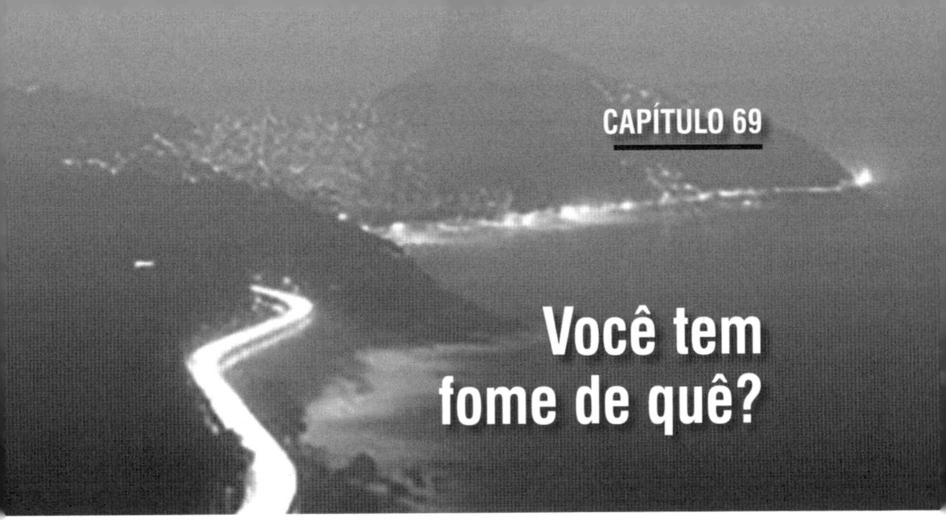

CAPÍTULO 69

Você tem fome de quê?

Por que ainda existem pessoas famintas, se o mundo já é capaz de produzir muito alimento e a agricultura evoluiu tanto nas últimas décadas? O planeta produz menos comida do que o necessário para alimentar todo mundo? Não. O grande problema da fome no mundo não é a produção, mas a logística de distribuição da comida e o desperdício. Se organizar corretamente, ninguém passa fome.

Da população mundial atual, estimada em pouco mais de 7 bilhões de pessoas, 795 milhões são famintos, ou ainda, 11,4% das pessoas. Em 1990 eram mais de 1 bilhão de famintos. Houve melhora. Os dados são da ONU para Agricultura e Alimentação (FAO – *Food and Agriculture Organization*) divulgados em maio de 2015. E há projeções indicando que a população do planeta chegará a impressionantes 10 bilhões de pessoas em 2050. É muita gente. Qual a lotação do planeta? Sempre me fiz essa pergunta.

De acordo com a FAO, somente na África há mais de 220 milhões de famintos, o que representa 23,2% da população do continente. Esta é a mais alta taxa de concentração de fome no mundo. Atualmente, 24 países africanos enfrentam crises alimentares, o dobro do que em 1990. "Algumas regiões definitivamente ficaram para trás: os países asiáticos que estão em conflito – como a Síria, o Iraque ou o Iémen – e a África central subsaariana são as regiões que concentram a fome no mundo", afirmou José Graziano da Silva, diretor geral da FAO. Para reverter essa situação, além de comida, é preciso boa vontade, paz e amor.

A FAO afirma que o objetivo é a erradicação da fome. Segundo o relatório o "Estado da Insegurança Alimentar 2015", do grupo de países em desenvolvimento do qual o Brasil faz parte, há 25 anos a desnutrição representava 23,3% da população brasileira. Atualmente esse percentual é de 12,9%. É uma redução expressiva.

O documento mostra que nos últimos anos o Brasil atingiu tanto os Objetivos de Desenvolvimento do Milênio (ODM) como os da Conferência Mundial de Alimentos. Nos últimos 20 anos, o país foi capaz de alimentar melhor sua população, combateu a fome e a miséria, atacando suas causas estruturais, que geram exclusão social. É preciso garantir o direito de qualquer ser humano a alimentos básicos.

O Brasil é o país, entre os mais populosos do mundo, que teve a maior queda de subalimentados entre 2002 e 2014, e com isso, está oficialmente fora do mapa da fome mundial desde 2014. Foi uma redução de 82,1% de famintos. Não me lembro de ter visto a imprensa noticiar amplamente essa conquista, uma bela notícia. No mesmo período, a América Latina reduziu esse número em 43,1%. Num país como o Brasil, de dimensões continentais, a fome também tem dimensões continentais. Já viajei muito pelo país e pelo mundo, mas tenho a certeza de não conhecer muitos lugares por aqui onde a fome é uma realidade diária para boa parte da população, por ausência de educação de qualidade e de oportunidades de trabalho. É preciso sem dúvidas investir nessa educação de qualidade, mas quem tem fome tem, indiscutivelmente, pressa pra viver.

"Sem dúvida uma das experiências mais exitosas que nós temos para mostrar ao mundo é o caso brasileiro: pela rapidez com a qual se logrou – praticamente – erradicar a fome e pela amplitude, atingiu todo o País. O Brasil tem hoje menos de 5% da população de famintos, localizados em algumas regiões muito específicas. Isso se deve a um conjunto de políticas ativas promovidas pelo país. Isso inclui a busca ativa, uma política inovadora de ir atrás das pessoas que precisam, não ficar esperando que elas venham bater na porta do governo", afirmou Graziano.

Em 30 de dezembro de 2015, no apagar das luzes do ano, o IPEA – Instituto de Pesquisa Econômica Aplicada – divulgou o resultado de uma pesquisa que aponta para uma redução entre 63% e 68% da extrema pobreza no Brasil, nos últimos 10 anos, entre 2004 e 2014. Segundo o estudo divulgado, a renda crescente, a diminuição da desigualdade de renda, além da melhoria dos programas de transferência de renda e o aumento da cobertura previdenciária foram fatores que contribuíram para o alcance do resultado. Também não vi a imprensa noticiar amplamente essa conquista.

O desperdício de alimentos no mundo ainda contribui bastante com a fome. Sobra pra quem tem, mas falta pra quem não tem. Um terço de todo alimento produzido do planeta vai pro lixo todos os dias. A FAO também fez uma pesquisa no Brasil e verificou que desperdiçamos em torno de 26 milhões de toneladas de alimentos por ano, o que daria para matar a fome de 35 milhões de pessoas. É muita comida...

Não dá pra ignorarmos a questão da fome simplesmente porque não passamos fome. Tente trabalhar com fome. Mas aquela fome "de verdade". Tente imaginar como se sentiria.

O que estamos fazendo para acabar com a fome no mundo?

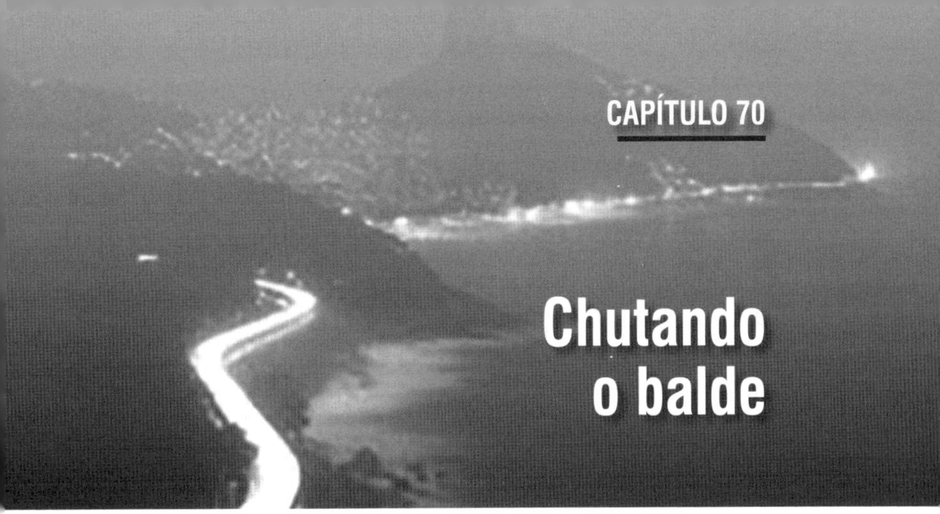

CAPÍTULO 70

Chutando o balde

Em 1990, fui para a Disney numa dessas excursões, como presente de aniversário de 15 anos oferecido pelos meus pais. Ainda era possível fumar a bordo dos aviões! Fumar a bordo passou a ser proibido somente a partir de 1996. Ainda no livro escrito por Juan Pablo Escobar sobre seu pai, ele lembra que em 1977 não existiam muitos mecanismos de segurança nos aeroportos, muitos não tinham equipamentos de raios X, nem eram realizadas inspeções exaustivas de passageiros. Tudo isso mudou de repente.

Quem não se lembra dos rolos amarelos de filme da Kodak? Tinha variedades de 12, de 24 e de 36 poses. Às vezes, o filme acabava no meio de uma festa ou de uma viagem e pior... quando o filme era revelado, metade das fotos não prestava. Das fitas cassete TDK ou Basf, dos discos de vinil e das fitas de vídeo VHS? Aparelho de fax. Na época eram tecnologias modernas e em pouco tempo praticamente todas elas deixaram de existir. O mundo evoluiu rapidamente, surgiram novas tecnologias – e continuam surgindo – mas novas formas mais inteligentes de trabalhar no mundo corporativo parecem não ter surgido com a mesma velocidade.

Meu questionamento sobre o envelhecimento do modelo atual de trabalho no mundo corporativo converge, entre outros temas, para a questão de uma jornada de trabalho muitas vezes superior a oito horas diárias. Vamos considerar uma jornada média de nove horas de trabalho por dia e mais uma hora de almoço. Vamos considerar, ainda, mais duas horas para o deslocamento de ida e volta para o trabalho – pois muita gente mora longe do trabalho e o trânsito tem ficado bastante congestionado nas grandes cidades. Total de 12 horas. Oito horas de sono. Total de 20 horas. Sobram apenas quatro horas do dia para fazer outras coisas além de trabalhar, ou ainda, pouco mais de 10%. Pouco, não?

De maneira geral, há uma crença de que quanto mais tempo se trabalha, mais se demonstra comprometimento e dedicação e mais se deve ser reconhecido com promoções, bônus e aumentos de salário. Engajamento não deveria ser medido pela quantidade de tempo que você se dedica a alguma coisa, mas sim pela *qualidade* do tempo.

Definitivamente, a sua vida profissional não deve ocupar quase todo o seu tempo ao longo do dia, e curiosamente, quem determina isso não é o seu chefe ou a empresa na qual você trabalha: é você. Enquanto você não largar a sua caneta para ir embora e voltar no dia seguinte, você vai ter trabalho pra fazer. Até o dia seguinte. Sem pausa, sem dormir. Esteja certo disso.

Conheci gente que trabalhou tanto na vida que não viu os filhos crescerem. Que não teve tempo de gastar como gostaria todo o dinheiro que ganhou ao longo da vida. Gente que, anos mais tarde, lamentou não ter aproveitado melhor o seu tempo, que não se dedicou a um amor, que não teve tempo de prestar atenção nas pessoas queridas, que não conseguiu casar – ou que teve um casamento apenas "no papel", não conseguiu viajar, fazer o bem. Gente que, resumidamente, trabalhou muito mais do que viveu. E que também passou a maior parte do tempo de vida corporativa reclamando da empresa que trabalhou e dos chefes que teve, mas que não fez nada para mudar tudo isso. Gente que lamentou anos depois. Eu não quero engrossar essas estatísticas. Não mesmo!

As empresas podem – e devem – ajudar nesse movimento de desaceleração da carga de trabalho, sob risco de, no longo prazo, sumirem do mapa caso não colaborem. Na cidade de Gotemburgo, na Suécia, uma empresa da área de saúde, administradora de uma casa de repouso para idosos, chamada Svartedalens, reduziu recentemente, em 2015, a jornada diária de trabalho de oito para seis horas. A razão? O crescente número de casos de enfermeiros procurando atendimento médico devido ao estresse e depressão por conta do trabalho. A decisão gerou um custo de um milhão de dólares, pois foi necessário contratar 14 novas pessoas. O que certamente foi compensado pela maior produtividade de todos, que trabalharam mais felizes, com mais saúde, menos estresse e sem depressão.

Em entrevista ao jornal *The Guardian*, uma enfermeira da Svartedalens é a prova de que a iniciativa trouxe bons resultados. "Eu costumava estar exausta o tempo todo, eu voltava para casa do trabalho apenas para me jogar no sofá", disse Lise-Lotte Pettersson, de 41 anos. "Mas não agora. Eu estou muito mais alerta: tenho mais energia para o trabalho, e também para minha família". Após a iniciativa da Svartedalens, outros centros hospitalares da cidade passaram a optar pela redução de jornada.

Muitos vão dizer: "Cai na real! Não estamos na Suécia, estamos no Brasil. Por aqui isso não funciona". Mas não é inteligente olhar pro lado e ver casos de sucesso que podem ser copiados e adaptados? Não é vergonha alguma se espelhar numa experiência de sucesso e tirar proveito disso. Vergonha é insistir nos mesmos erros quando existem caminhos melhores a seguir, que já foram testados e funcionam.

As reduções do tempo laboral para 30 horas semanais – seis horas, de segunda à sexta – estão se tornando frequentes na Suécia. Surpresa reveladora: em muitos casos, as empresas aceitam bem a mudança. Ao adotarem essa mudança, dão-se conta de como são atrasadas as concepções segundo as quais é preciso "sacrificar-se" no trabalho. A ideia de que trabalhar mais horas é melhor é falsa. Melhor é trabalhar feliz.

E o mais interessante: a redução da carga horária de trabalho não significou redução salarial. Isso gerou uma motivação extraordinária nos empregados, menos estresse e mais produtividade e consequentemente mais lucro para as organizações. Todos saem ganhando com isso. Os empregados passaram a ter mais tempo livre para curtir a vida, para passar com a família, com os amigos, estudar ou praticar atividades físicas, e as pessoas trabalham mais felizes. F-e-l-i-z-e-s!

Algumas empresas pediram aos empregados apenas para que não acessassem mídias sociais e evitassem outras distrações pessoais durante as seis horas de trabalho, além de eliminar algumas reuniões semanais – muitas vezes improdutivas. Assim, é possível focar intensamente no que precisa ser feito. A redução da carga horária só não seria vantajosa se os empregados conseguissem manter as oito horas de trabalho com 100% de aproveitamento do tempo para assuntos profissionais, o que é muito difícil acontecer.

Ao longo de mais de 20 anos de trabalho no mundo corporativo, escutei em determinada ocasião, de um Diretor, que "quando chegamos ao trabalho, deixamos a roupa pessoal do lado de fora e colocamos nossa armadura. Quando vamos embora, pegamos a roupa pessoal de volta e deixamos a armadura pro dia seguinte". Armadura? Eu nunca entendi essa analogia. E esse papo de "matar um leão por dia?" Trabalhar não é entrar numa guerra, muito menos matar. Ou pelo menos, não deveria ser!

O modelo atual do mundo corporativo, com raras exceções, ainda exige que você se desloque todos os dias de casa pro escritório. Na medida do possível, as pessoas deveriam morar em local mais próximo de onde trabalham – mas a maioria ainda mora longe. Os benefícios são muitos: sobra mais tempo para realizar atividades pessoais, praticar exercícios, redução do estresse por ficar menos tempo no trânsito, redução da quantidade de veículos nas ruas, menos poluição. Todo mundo sai ganhando. Muita gente trabalharia mais feliz dessa forma. Conheci uma pessoa que morava em Piratininga, região oceânica de Niterói, e trabalhava na Barra da Tijuca. O caminho mais curto de casa para o trabalho tinha mais de 50 km. Ou seja, 100 km por dia. Conclusão: a pessoa passava entre 4 e 5 horas do dia no trânsito, e estava permanentemente cansada e sonolenta durante o trabalho. Ninguém consegue produzir com qualidade o que quer que seja dessa forma.

O que é mais importante: você ir pro escritório ou produzir com qualidade para a empresa para a qual você trabalha? Se você conseguir produzir com qualidade fora do escritório, que mal há em trabalhar de casa? Isso é bom para o funcionário que consegue aproveitar melhor as horas do seu dia, e bom para a empresa que consegue reduzir o custo fixo com a manutenção de um escritório para acomodar todo mundo. Mas infelizmente, a questão do *home office* ainda é vista com maus olhos no Brasil. As pessoas acham que quem está em casa "está fazendo corpo mole e enrolando a empresa". Algumas podem até fazer isso, mas quem pensa assim esquece que muita gente também faz corpo mole e enrola a empresa quando está no escritório. Ou ainda, que quem está em casa poderia trabalhar um pouco mais – afinal já está usufruindo do "benefício" de trabalhar de casa. No final, fica claro que quem deve estabelecer a adequada carga de trabalho é você mesmo. Nunca a empresa.

Reunião é outra coisa que precisa urgentemente ser revista no mundo corporativo. Já participei de umas 15.689 reuniões e poucas foram as efetivamente produtivas. Parece que é item obrigatório pra quem trabalha no mundo corporativo. Muito se fala, muito se discute, e no final acabam marcando outra reunião para resolver o que já deveria ter sido resolvido antes. É uma perda de tempo preciosa de todos.

Durante as reuniões que participei, muitas vezes fiz aquela pergunta imaginária *"Quem está de saco cheio dessa reunião improdutiva e não gostaria de estar aqui levanta a mão"* e penso que faltaria gente para tanta mão levantada...

E-mails: essa coisa de colocar todo mundo em cópia dá muita confusão. Primeiro porque quem está em cópia não sabe exatamente o que tem que fazer, se tem que responder, posicionar-se, fazer alguma coisa. Se você coloca, alguns reclamam porque estão enchendo a caixa de *mails* deles à toa. Se você não coloca, outros resmungam que deveria ter colocado para dar ciência sobre o que está acontecendo. Alguns colocam superiores hierárquicos em cópia "pra dar mais peso" – considerando que alguns só se "mexem" quando tem gente graúda envolvida. Também acaba sendo uma perda de tempo preciosa, além de sobrecarregar de forma desnecessária os servidores de *e-mail* das empresas.

Cruzei com perfis muito distintos de profissionais ao longo dos anos. Alguns desses perfis, listados abaixo, não contribuem para um bom ambiente de trabalho. Eles existem... queiramos ou não. E precisamos aprender a conviver de forma harmoniosa com eles.

O autoritário. Gente que ainda vive a hierarquia do cargo como nos tempos de escravidão: "sou Diretor (a) e eu resolvo". "Faça assim porque eu quero". "Faz do meu jeito". "A última palavra é minha". "Explica pra ele(a) como as coisas funcionam aqui ". Não há respeito, e sim temor. As pessoas trabalham com medo. Medo do que vão pensar, do que vão falar, como o outro vai reagir e medo de serem demitidas.

O teatral. Vive representando o tempo inteiro, e normalmente está sempre fazendo papel de vítima. Tem tendência a aumentar as coisas ou diminuí-las, em benefício próprio, claro. Por isso, demonstra que trabalha mais do que os outros. Um eterno sofredor e injustiçado. Alguns chegam até a chorar.

O mau caráter. Trabalha somente para "se dar bem" e arruinar com os outros. Sente prazer com isso. Não tem ética alguma, distorce os acontecimentos e mente, criando verdades que não existem. É habilidoso para que isso não seja percebido pelos outros dessa forma, principalmente pelos superiores hierárquicos. Trata as pessoas de forma diferente, dependendo do cargo que ocupam e como podem ser úteis. É capaz de não dar bom dia nunca pra quem serve o café ou pra faxineira. É como se essas pessoas fossem invisíveis.

O puxa-saco. Acha que agradando o chefe vai ter vida longa na empresa e ser promovido. Nunca discorda de nada que o chefe fala. Muda de opinião não porque reviu alguma coisa e mudou de ideia, mas para estar alinhado com o que o chefe pensa. Está sempre fazendo de tudo para satisfazer o chefe. É capaz de levantar para pegar água, café, ceder o espaço na fila do restaurante, do *check-in* do aeroporto, carregar coisas, arrastar mala.

Não mede esforços para satisfazer quem pode alavancar a sua carreira.

O azedume. Está permanentemente de mau humor e cuspindo marimbondos. Não costuma responder cumprimento de bom dia, não se despede quando vai embora. Está sempre de cara amarrada e distribui patadas. Por onde anda carrega aquela nuvenzinha negra em cima da cabeça.

O perseguidor. Aquele que cisma com um funcionário sem razão alguma e acaba implicando com ele de graça. Nunca tem exemplos concretos e convincentes para justificar a perseguição. Costuma adotar comportamentos, pesos e medidas diferenciados com alguém, se comparado com os demais. E também critica vorazmente sem razão quem quer perseguir.

O tumultuador. Trabalha pela manutenção do caos e está sempre buscando "aliados" para suas ideias e posicionamentos – que sempre são confusos. É craque em apontar "culpados". Nas coisas que dão certo, bate no peito e assume as responsabilidades sozinho, mas nas que dão errado, compartilha as responsabilidades com mais gente – isso quando não tira o corpo fora e culpa terceiros, que algumas vezes são os próprios subordinados.

O máquina. É tido como um grande "entregador" de trabalhos e normalmente não tem tato para se relacionar bem com as pessoas, passa como um trator e parece não ter coração. A preocupação é trabalhar cada vez mais, seja lá o que isso vá custar do ponto de vista pessoal próprio e dos outros. Pra essas pessoas, pode ser normal virar a noite trabalhando para cumprir algum prazo.

Alguns podem inclusive combinar diferentes perfis citados. Fico me perguntando: será que essas pessoas não percebem que isso mais prejudica do que ajuda? Qual será o balanço que terão feito de suas vidas quando estiverem mais velhas? Será que vão achar que viveram de uma forma agradável e foram felizes? Será que vão ter deixado uma lembrança agradável por onde passaram?

E, sobretudo, gestores que gerem processos e egos, quando deveriam estar gerindo pessoas. Não há mais espaço para esses tipos de profissionais.

Se você se encaixa em algum desses perfis – e a lista não é exaustiva –faça-se uma pergunta: "Você é feliz assim?" Se não for, reveja seus comportamentos e contribua para melhorar a sua vida, a das pessoas que trabalham com você e a do seu ambiente de trabalho. Ainda há tempo para isso. Trabalhar num ambiente leve, agradável e feliz faz bem não só pra você, mas pra todo mundo.

Em determinada empresa onde trabalhei, viajei para o exterior para realizar uma auditoria. Um país na África, sem muita infraestrutura. Pedi indicações de hotel para a Diretora da área auditada e ela me indicou dois hotéis que estavam totalmente dentro dos limites estabelecidos na política de viagens da empresa, deixando claro que um era melhor que o outro. A diferença de tarifa entre os dois não passava de 20 dólares norte-americanos, e assim fui para o melhor hotel, que ela mesma havia sinalizado. A tarifa representava ainda menos de 70% do limite máximo do valor de hospedagem permitido pela política de viagens da empresa. No primeiro dia de estadia, cruzei com um diretor da empresa no café da manhã, que me lançou um olhar de clara surpresa e me cumprimentou. "Ele não imaginava me encontrar por aqui. Deve ser isso." – pensei. Chegando ao escritório da localidade para começar a trabalhar, enquanto ligava o *laptop*, uma das secretárias me procurou, informando que o tal diretor havia pedido para eu mudar de hotel.

— Mudar de hotel? Qual a razão?Ela não sabia informar, estava cumprindo ordens do diretor com o qual eu havia cruzado no café da manhã mais cedo. Então eu fui pessoalmente procurá-lo para entender o que estava acontecendo.

— Veja bem... esse hotel é apenas para VIPs, então mude pro outro por favor.

Eu continuei sem entender, isso não estava na política de viagens da empresa. Não existiam valores de hospedagem ou de refeições diferenciados por cargos, muito menos hotéis indicados para VIPs. Quem seriam os VIPs? Além disso, a mudança ia gerar um certo transtorno do ponto de vista logístico, pois já estava instalado no hotel e seriam apenas mais três dias de hospedagem. Não fazia sentido.

— Desculpe, mas não entendi. Quem são os VIPs da empresa que podem se hospedar lá? Não lembro de ter visto isso na política de viagens da empresa.

— Por favor, não discuta, apenas mude de hotel. Veja isso com a secretária.

Levantou-se e foi embora.

Não foram os 20 dólares a mais por dia que o incomodaram. Foi o fato de ele saber que alguém "que não era VIP" – partindo da premissa de que, na concepção dele, ele era VIP – estava hospedado no mesmo hotel que ele. Tomando café no mesmo lugar que ele. Usufruindo o mesmo espaço que ele. Talvez até respirando do mesmo ar que ele. Não consigo encontrar uma palavra exata para definir essa situação – nem essa pessoa – mas eu tive a certeza, ali, naquele momento, de que ele é um tipo de profissional que eu não tenho vontade alguma de trabalhar. Mas ele me inspirou a não ser como ele. E felizmente, eu nunca mais cruzei com essa pessoa.

Em outra ocasião, também viajei pela empresa e segui todas as regras estabelecidas na política de viagens. Respeitei todos os prazos para solicitar passagem aérea, reservei hotel conforme procedimento e realizei as refeições atentando para os valores máximos permitidos.

Voltei e preparei o relatório de prestação de contas de despesas da viagem. Nada fora das regras. Meu chefe me envia um *mail* avisando que iria aprovar minha prestação de contas, mas havia percebido que para um determinado jantar eu havia gasto "quase o valor máximo permitido pelas regras". Ele me informava que eu deveria economizar, para dar o exemplo – afinal de contas eu era gerente... – dando a entender que gostaria de estabelecer um valor "extraoficial e mais baixo" do que aquele das regras de viagens da empresa. Queria provavelmente criar algo que fosse mais restritivo do que as regras oficiais da empresa. Mas dar o exemplo pra quem? Entendo que quem respeita a política de viagens já está dando um belo exemplo. Se a política de viagens não fosse adequada, seria melhor rever as regras, válidas para todos os funcionários – e não criar algo extraoficial – mas certamente se eu fizesse essa proposta seria considerado "reativo". Uma atitude dessas não tem praticamente efeito nos resultados da Companhia, mas certamente tem efeitos devastadores, bastante negativos na satisfação e na felicidade dos funcionários – incluindo os gerentes como eu.

E as avaliações de desempenho? Estive dos dois lados da mesa nesse processo, como avaliado e como avaliador e pra mim, nenhum dos lados faz sentido com os modelos de avaliação que vivenciei. Pra começar, há alguns anos inventaram a tal da autoavaliação. Isso serve não somente para que o avaliador tenha noção de como o avaliado se enxerga profissionalmente, mas também para que ele possa ganhar tempo te avaliando, já que normalmente há muito pouco tempo disponível para avaliar muita gente. Os prazos são sempre muito curtos. E a maioria das pessoas tem um olhar tão crítico para si próprio que tende a se avaliar abaixo da realidade, para não parecer arrogante. É uma questão de concordar ou discordar da autoavaliação na hora de preenchê-la e alterar uma coisa aqui ou outra ali – muitas vezes pra dizer que fez alguma coisa.

O grau de subjetividade das avaliações também é enorme e pouco adianta argumentar numa reunião de avaliação. Até porque, em alguns casos não raros, há uma tal de "curva forçada" ditada pela área de Recursos Humanos que deve ser seguida. Ou seja, as avaliações não avaliam a realidade das pessoas: é a realidade das pessoas que precisa se adequar a um resultado que precisa acontecer. Por exemplo, casos em que o RH espera que 10% dos avaliados estejam acima das expectativas, 80% dentro das expectativas e 10% abaixo das expectativas. Se esse resultado não existir, ele precisa ser alterado para que passe a existir. Precisa ser forçado, criado artificialmente. Não importa qual é a realidade. Qual a credibilidade que um processo como esses tem para motivar, principalmente, avaliadores a seguirem em frente? A investirem tempo nesse processo? Com qual credibilidade um avaliador vai receber sua própria avaliação? Esse modelo também precisa ser urgentemente reinventado.

Quantas vezes ouvi que fulano era um excelente funcionário, dedicado e comprometido porque tinha "sangue nos olhos". Isso sempre me soou muito estranho. Me dá ideia de desespero, de sofrimento, de dor, de guerra e de disputa. Prefiro muito mais gente com brilho nos olhos. É muito mais bonito!

Numa das empresas onde trabalhei, havia uma prática que eu considerava muito saudável: os departamentos reuniam os empregados semanalmente para abordar temas relacionados à saúde e à segurança de todos. Era um encontro rápido, de 30 minutos aproximadamente. Para tornar o evento mais dinâmico e mais interessante, a cada encontro, um empregado diferente era responsável por apresentar o tema escolhido e promover um debate, que acabava acontecendo naturalmente entre os presentes. Tabagismo, vida sedentária, prevenção de gripes e resfriados, vacinação, ergonomia, alcoolismo e drogas foram temas apresentados e debatidos entre todos os presentes. Temas muito pertinentes e importantes. Na minha vez de apresentar algum tema, resolvi falar sobre a necessidade do equilíbrio entre vida pessoal e profissional. O anúncio do tema gerou, logo de cara, desconforto e estranheza. Caras e bocas. Mas ainda assim eu fui em frente. A interação que acontecia naturalmente nos outros encontros foi substituída pelo silêncio constrangedor que pesou no ar. A duras penas as pessoas foram colocando seus pontos de vista. Muito discretamente, é claro. Afinal, o meu chefe estava presente. Não participavam com medo de parecerem rebeldes, talvez? Será que ninguém ali estava interessado em equilibrar as vidas pessoal e profissional? Eu duvido.

Vivenciei alguns momentos em que as pessoas gostariam de deixar a empresa onde trabalhavam para buscarem novas colocações em outras empresas. Por razões variadas: insatisfação com o trabalho que executavam, por incompatibilidade com o chefe, por falta de identificação com os valores da empresa, por distância de casa, etc. Ou simplesmente porque queriam seguir outros rumos. Esses movimentos fazem parte da vida. E muitas vezes tomei conhecimento que a empresa tinha acordos de *off limits* com empresas de recursos humanos, recrutamento e seleção. Isso impede que o funcionário participe de processos seletivos de vagas gerenciadas por essas empresas e, de certa forma, torna o funcionário refém da empresa em que trabalha. Quando não é bom pra empresa, ela desliga o funcionário. E quando não é bom pro funcionário, ele não pode participar do processo seletivo de uma vaga em outra empresa enquanto ainda estiver empregado? Que a retenção dos funcionários seja pelo prazer de trabalhar, por felicidade, e não por conta de uma regra que limita e engessa sua movimentação de carreira.

Conheci um gestor que tinha o hábito de colocar os dois pés em cima da mesa durante uma entrevista com candidatos a uma vaga de emprego. Sempre achei isso muito esquisito. Coisa de faroeste sem lei. Mas alguns tratavam ele como ídolo. Ele dizia que isso "era para ver como os candidatos se comportam". Qual deveria ser o comportamento e a reação de alguém que observa um entrevistador desconhecido colocar de repente os pés sobre a mesa, a não ser achar esquisito e totalmente fora de contexto? Isso não deveria fazer parte de uma avaliação para contratação de alguém. E esse gestor achava incrível fazer isso, como se fosse um belo diferencial e um item essencial de avaliação. Nada estranho para alguém que adorava também fazer acareação com os funcionários, o que acabava deteriorando a relação entre os mesmos e contaminando o ambiente de trabalho.

Conheci empresas que se vangloriavam por terem uma "sala de descompressão" ou ainda "áreas de convivência" para os funcionários realizarem saudáveis pausas no trabalho ao longo do dia. Escutei algumas vezes conversas de gestores que encaravam tais espaços como verdadeiras armadilhas: eles achavam que quem frequentava esses espaços não tinha trabalho e estava "enrolando". Por outro lado, ter uma sala de descompressão pode significar que as pessoas trabalham comprimidas, sob pressão. Qual a razão das pessoas trabalharem sob pressão? Isso não faz bem à saúde. Ninguém produz feliz dessa forma.

Em determinada empresa que trabalhei, escrevi o relatório de um trabalho de auditoria que sinalizava graves deficiências de controles internos. O "quadro" não era nada bonito, mas muitas vezes esse é o trabalho ingrato de um departamento de auditoria, que é independente e pode realizar o trabalho com liberdade para relatar os fatos como eles são de verdade. Esse relatório chegou a ser revisado – e teve o texto alterado – por oito pessoas diferentes. No final de longos seis meses, o relatório ainda não havia sido emitido em forma final, e eu era incapaz de reconhecer o relatório que havia escrito inicialmente... O nome que constava como redator do relatório era o meu, mas não era eu que tinha escrito daquela forma. Deixei a empresa sem ver a emissão final do relatório.

A urgência de revisão do atual modelo de trabalho do mundo corporativo é evidente, sob pena de faltarem funcionários querendo trabalhar dessa forma antiga, engessada, burocrática e ultrapassada. Aqueles funcionários que ficarem, correm o risco de adoecerem cada vez mais. E serem infelizes.

O mundo corporativo é formado por gente. A empresa não é uma entidade com vida própria. A empresa não decide nada, não veta nada, são as pessoas que trabalham nela que tomam as decisões. São as pessoas que formam a identidade de uma empresa. São pessoas que criam processos burocráticos. É preciso controlar e monitorar, mas sem burocratizar. E é gente que é capaz de mudar tudo isso e simplificar. É gente que pode mudar essa realidade da grande maioria das empresas do mundo corporativo atual.

Comece por você a mudança e seja mais feliz.

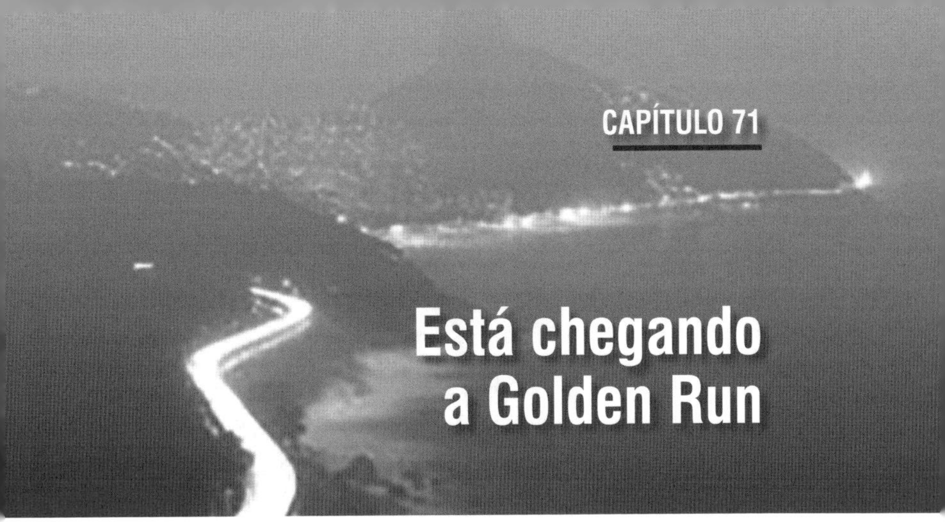

CAPÍTULO 71

Está chegando a Golden Run

Faltando duas semanas, fiz um teste ergoespirométrico com o Dr. Fabrício Braga. A felicidade dele no final do exame ao dizer "Você está pronto! Tudo perfeito, mete bronca! Tá treinando pouco, cara" foi o sinal verde pra eu correr essa prova. Dr. Leonardo Arantes, o médico cardiologista especializado em arritmias cardíacas, que realizou em mim a cirurgia de implante do CDI e que me acompanha desde então, também estava lá para ver o resultado do exame. Agradeço a ambos por tudo!

14 de maio de 2016. Falta apenas um dia! Véspera da corrida mais esperada da minha vida. Dia em que Bruno e eu fomos convidados para dar uma palestra sobre o tema "Como evitar problemas cardíacos no esporte e a história do corredor que superou uma parada cardíaca

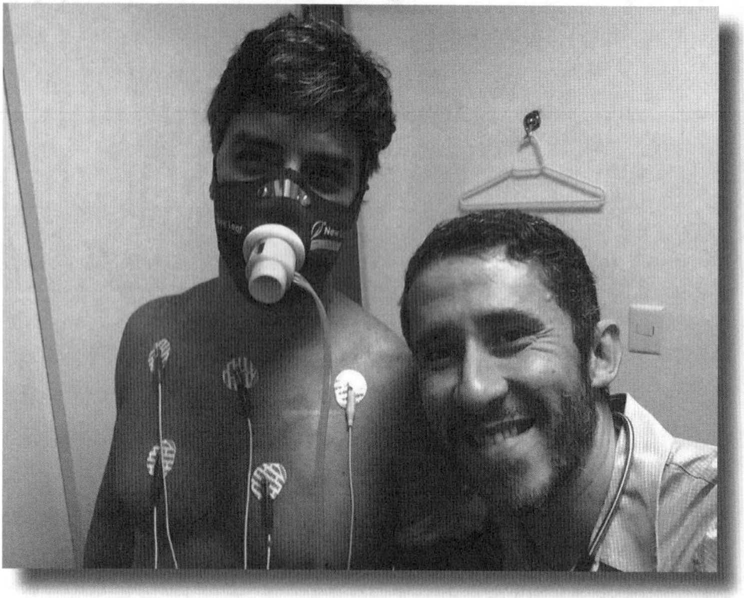

Eu e Dr. Fabrício Braga na realização do exame ergoespirométrico.

na meia maratona" na retirada dos *kits* da prova. Que o episódio que aconteceu comigo sirva de alerta para que muitas pessoas cuidem do coração. Que possam aprender a realizar a massagem cardíaca de reanimação que salva vidas. Que compreendam que praticar atividades físicas não faz mal à saúde e não pode levar a uma parada cardiorrespiratória: pelo contrário, exercitar-se isso faz muito bem à saúde, com o devido acompanhamento médico.

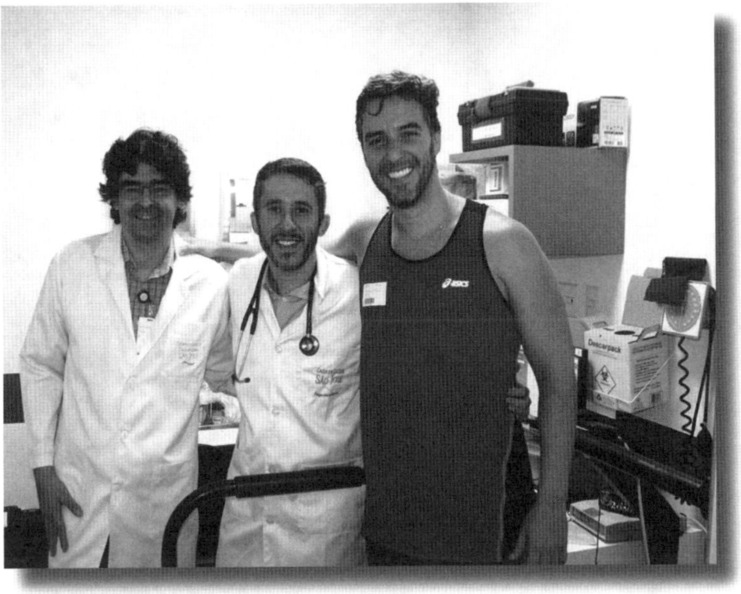

Dr. Leonardo Arantes, Dr. Fabrício Braga e eu no final do exame.

Antes de deitar pra dormir, fiquei na frente do espelho me olhando nos olhos. Lembrei daquele 12 de abril. Da subida do Elevado do Joá. Da placa anunciando o quilômetro 17, logo na subida. Dos Dois Irmãos que eu vi minutos antes de cair no asfalto. Do meu coração acelerado, quase saindo pela boca no quilômetro 19 e da minha mão levada ao peito. Vi um cara refletido no espelho chorando muito. Um choro incontrolável de absoluta alegria e de ansiedade. Vi um cara pronto e preparado pra correr

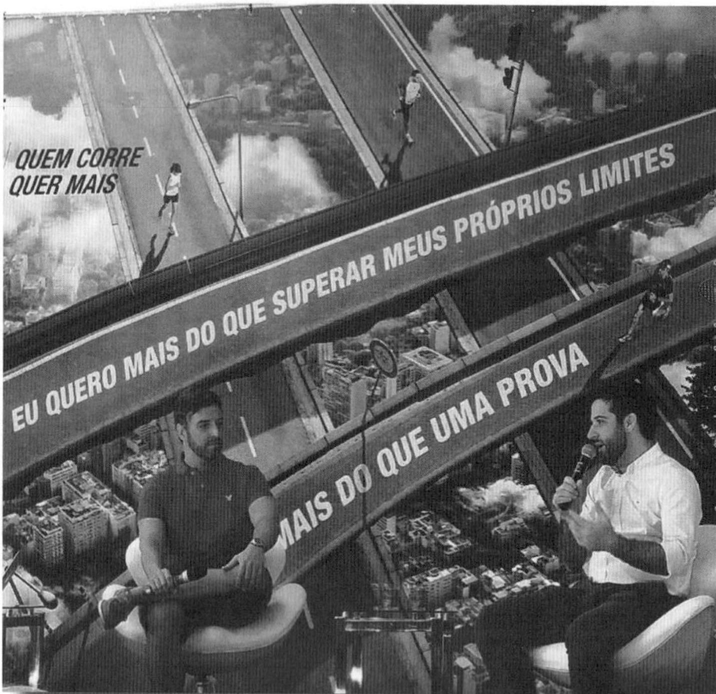
QUEM CORRE
QUER MAIS
EU QUERO MAIS DO QUE SUPERAR MEUS PRÓPRIOS LIMITES
MAIS DO QUE UMA PROVA

Eu e Bruno Bussade durante a palestra na retirada dos *kits* da Golden Run.

mais 21 quilômetros. Mas não *quaisquer* 21 quilômetros... mas *aqueles* 21 quilômetros, que foram somente 19 em 2015, e que sacudiram a minha vida.

Agradeci mais uma vez – agradecer passou a ser quase como respirar pra mim – e resolvi não pedir nada... Mentalizei a largada, a emoção de tantos encontros, de tanta gente do bem que estava lá naquele dia no ano anterior e que estará novamente amanhã.

Deitei às 22 horas, mas demorei a dormir. Levantei meia hora depois. Ansiedade. Fiz um chá. "Eu preciso dormir bem. Especialmente hoje". E dormi imaginando a chegada da prova.

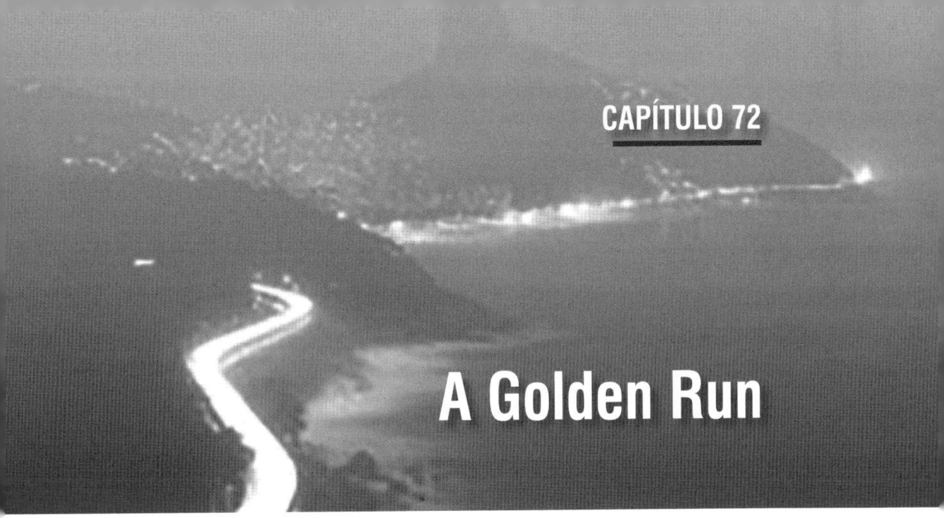

CAPÍTULO 72

A Golden Run

Quinze de maio de 2016. Despertador programado para as 5:30. Desperto sozinho às 4:30. "Dorme mais uma hora, cara! Daqui a pouco são 21 quilômetros pra correr. Chegou a hora... É hoje". Fiquei sonolento na cama até o despertador tocar. Consegui descansar mais um pouco. Levantei com energia, comi algo leve, me arrumei e saí pra prova às 6:00. Bruno e eu chegamos juntos na concentração da corrida às 6:30. A meta? Correr ao lado do cara que salvou a minha vida, dar tchau pro quilômetro 19 e completar a prova juntos, do início ao fim, em duas horas.

Logo encontrei com corredores que fazem parte da minha vida desde a corrida de 2015: Cris Fernandez e Leandro Albuquerque, que me treinaram pra essa prova.

William Lorena, que recolheu – e devolveu – todos os meus pertences que ficaram no asfalto do Joá. Patrícia Albuquerque, a médica ortopedista que revezou com o Bruno as massagens cardíacas que salvaram a minha vida. Todos correram comigo e com o Bruno, do início ao final da prova. Agradeço mais uma vez a cada um de vocês.

7:00. Foi dada a largada.

"Segura aí, coração, nada de acelerar agora: ainda tem muito chão pela frente!" Um dia de temperatura mais baixa do que em 2015. "Tá ótimo, sem o calorão do ano passado. Vamos nessa!". Um sol discreto na largada – que chegou forte ao longo da prova. Algumas sombras dos prédios na orla davam uma trégua importante. O "retão" dos 16 quilômetros de orla, do Recreio e da Barra da Tijuca. A curva no quebra-mar pra esquerda. "Se prepara, tenha calma".

A subida do Elevado do Joá... "Cadê aquela placa do quilômetro 17 que estava aqui ano passado? Cadê?"

O Elevado do Joá.

O quilômetro 19...

"Ei, sou eu... você lembra de mim? Olha eu aqui de novo. Eu tava pra te encontrar desde 12 de abril de 2015, cara! Nem demorou tanto assim, vai... pouco mais de um ano. Mas me conta... o que aconteceu naquele dia, hein?! O que você viu? Como tudo aconteceu? Como eu caí?

Mas fala rápido porque eu já estou indo embora e você vai ficar pra trás... Ih, não vai dar tempo não. Vou ali completar a prova e não volto não. Adeus!"

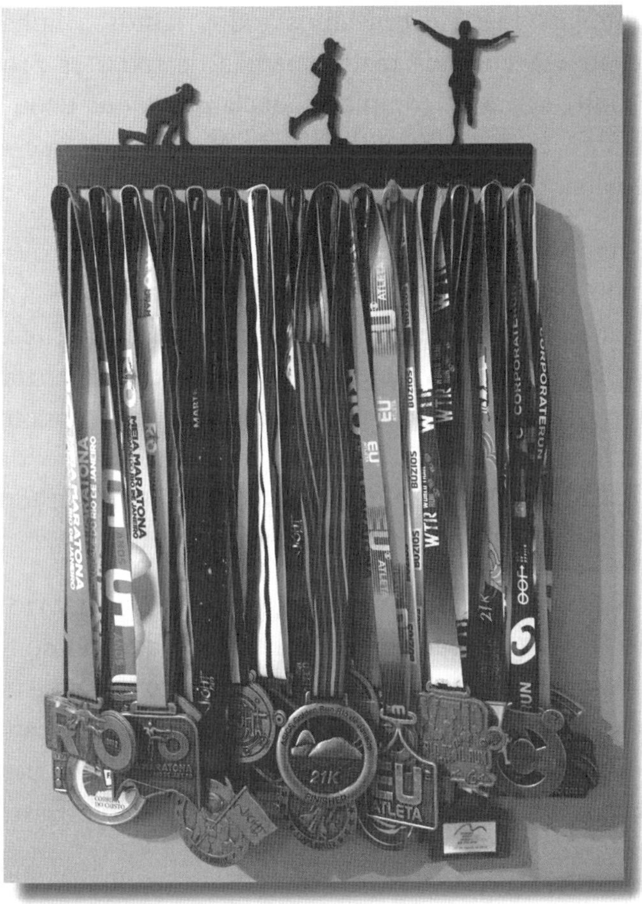

Medalhas de muitas corridas, agora com a da Golden Run 2016, em destaque.

O último túnel da prova – uma descida! Mais sol. A placa do quilômetro 20. "Falta pouco!" Um caminhão pipa joga água nos corredores na última curva da prova pra refrescar. "Já consigo ver o pórtico escrito FINISH!" Demos as mãos e cruzamos todos juntos a linha de chegada. A chegada mais esperada de todas as provas. "Pronto, agora eu completei aquela prova que ficou inacabada". A medalha que faltava. Muito mais que uma medalha, na realidade...

Tempo oficial: 2:02. Não completamos a prova no tempo planejado por dois minutos apenas. Mas a vida é exatamente dessa maneira, não é mesmo? Cheia de surpresas. E você aí achando que pode controlar tudo... Nunca fugir do planejamento fez tanto sentido pra mim. O que são dois minutos pra quem ganhou uma vida de volta? Mesmo sem ser o mais rápido, foi o melhor tempo da minha vida em meias maratonas!

Na chegada, encontrei tanta gente que ainda não conhecia, pessoas que passaram por mim quando eu estava desacordado naquela prova em 2015, que assistiram nossa palestra na retirada dos *kits* ou que simplesmente tomaram conhecimento do ocorrido. Muita alegria, muita emoção e muita energia boa circulando. Esse é o caminho!

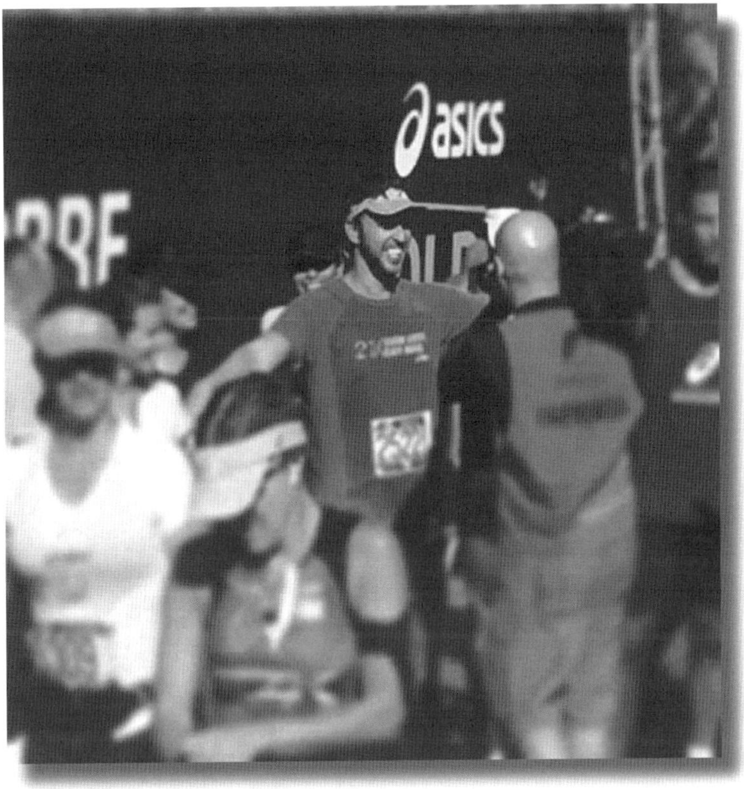

A tão esperada linha de chegada da Golden Run 2016: dessa vez eu cheguei!

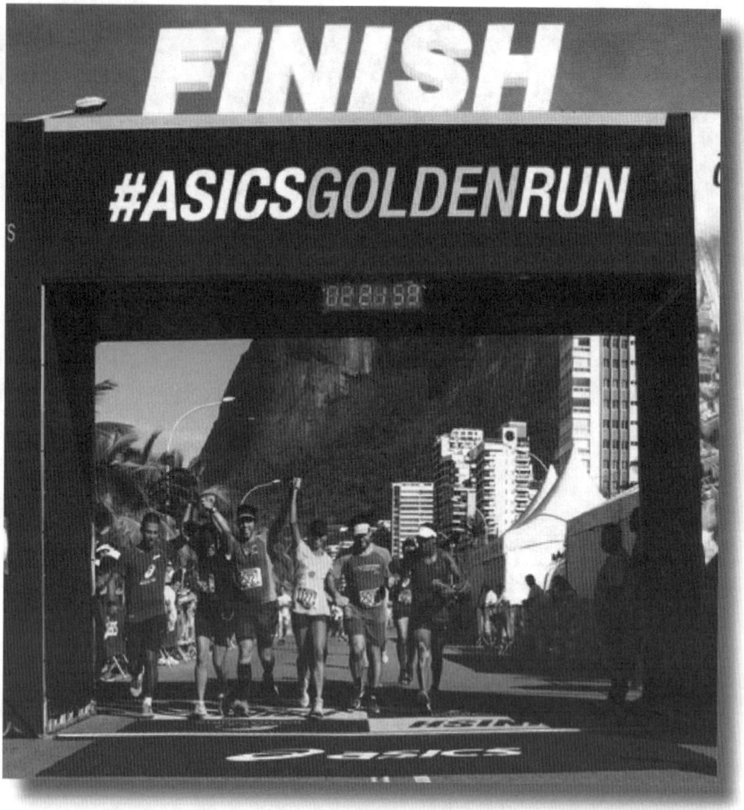

Cruzando a linha de chegada juntos e de mãos dadas. Da esquerda pra direita: William Lorena, Patrícia Albuquerque, eu, Cris Fernandez, Bruno Bussade e Leandro Albuquerque.

Uma corrida de muita gratidão, de profundo agradecimento e de celebração da vida.

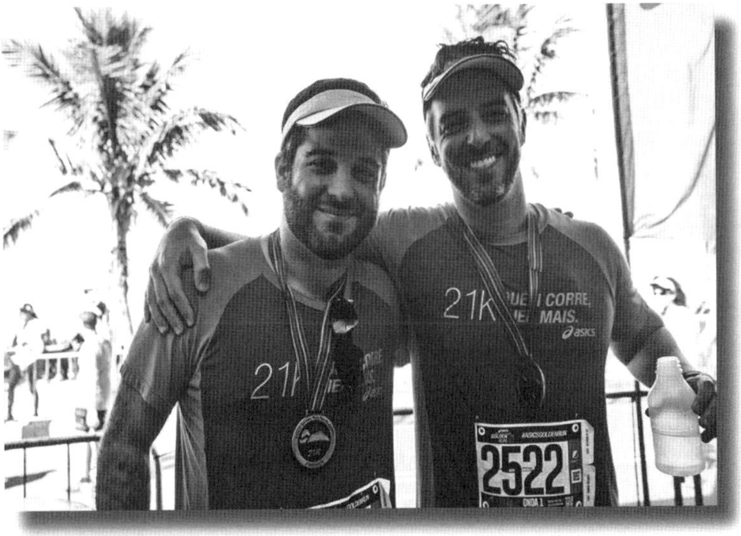

Bruno Bussade e eu após completarmos juntos, um ano depois daquele acidente, os 21 km da Golden Run em 2016.

Depois da prova, William Lorena publicou o seguinte texto em rede social: "Há pouco mais de um ano, passávamos correndo pelo Elevado do Joá, quando encontramos um atleta caído ao solo desacordado. Naquele momento, como primeira reação, cada um ajudou como pôde sem pensar em benefícios ou recompensas, apenas com o intuito de salvar aquela vida. Cristiano Goldenberg, naquele dia 12 de abril de 2015, Deus colocou em seu caminho pessoas que poderiam mudar sua história. Agradeço a Ele pela sua vida e também pela oportunidade de eu e outras pessoas podermos ter te ajudado naquele momento. Porém, a vida é uma roda gigante e sempre terá algo a nos ensinar, aquela vida que foi salva lutou, persistiu e venceu, a tal ponto de querer fazer a mesma corrida, passando pelo mesmo local onde sofrera o acidente. O dia 15 de maio de 2016 ficará guardado em nossas vidas como o dia em que presenciamos a vitória de um amigo. Após vivenciar aquela situação apreensiva no ano passado, pude ver ontem seu nervosismo na largada, angústia ao começar a subir o Joá, busca por respostas ao passar pelo local do acidente, alívio ao chegar em São Conrado, mas nenhuma dessas sensações foi mais emocionante do que cruzar a linha de chegada te acompanhando, juntamente com aqueles que puderam te ajudar naquele dia. Qualquer busca por tempo ou recorde pessoal não seria tão importante como testemunhar sua volta por cima". William, que privilégio poder largar e terminar a prova juntos! Corri por vocês, pra vocês. Ah... agradeço pelas águas e isotônicos que você foi pegar antecipadamente pra cada um de nós, toda vez que avistava um posto de hidratação se aproximando! Você é especial demais!

Cris Fernandez também publicou um texto em rede social: "A solidariedade é um laço recíproco entre as pessoas; é um sentimento que envolve e constrói possibilidades transformadoras. Ser solidário é uma atitude com vontade e determinação libertadora. Ser solidário é apresentar-se ao mundo consciente da responsabilidade que vincula os seres humanos, consciente do papel que podemos representar uns para os outros. Ser solidário é ser luz, é ser ajuda, é ser muito mais do que o sistema induz que podemos ser. Diante de grandes tragédias sociais, o sistema mobiliza as pessoas e promove grandes campanhas de solidariedade. Mas a grande contradição é que o sistema é, na sua essência, o maior responsável pelas tragédias humanas e sociais, pois o mesmo sistema é baseado na desigualdade, na cultura do individualismo, na promoção da competência individual que gera cada vez mais personalidades egocêntricas, que gera cada vez mais certos protótipos humanos afeitos a soluções individuais e não coletivistas. O tipo de sistema ao qual estamos expostos corrói os valores humanos, embrutece as pessoas e banaliza a vida. Mas, em meio aos caos humano e social, emergem do interior do ser humano os valores mais nobres e sagrados, a energia mais dinâmica e poderosa. Isso se chama solidariedade! É a ela que mais aproxima os seres humanos da ideia de uma energia divina. Solidariedade é amor, é esperança, é luz. Ser solidário é agir para que laços e abraços sejam símbolos daquilo que somos e da conduta que fazemos. É, assim, traduzir tudo o que conquistamos e não as ações que ficam por conquistar. Gratidão a este grupo que compôs este lindo tecido da Vida!" Cris, que a gente possa aumentar essa rede de solidariedade por onde a gente passar. Que a gente nunca fique embrutecido ou banalize a vida – porque ela vale muito! Obrigado! Obrigado! Obrigado! Você é uma fonte de inspiração pra mim, principalmente nas inúmeras provas de muitos quilômetros que participa.

Dr. Fabrício Braga me escreveu: "Querido, estou perto de completar 20 anos de formado. Já participei de muita melhora. Convivi com muita piora. Acho que dei mais notícias boas que ruins nesses anos trabalhando nessa indústria vital. O que vi hoje, você completando essa prova, foi a coisa mais gratificante de toda a minha carreira. Muito obrigado por me proporcionar essa alegria. Acompanhei esta história desde sua primeira página! Não haveria de ter epílogo mais bonito. Parabéns Cristiano Goldenberg. Parabéns Bruno Bussade!" Fabrício também é anjo em forma de gente. Foi ele que resolveu a minha transferência de hospital, telefonando para o Hospital Miguel Couto para informar que havia um leito disponível pra mim na Casa de Saúde São José. Foi ele também que realizou o teste ergoespirométrico e que me liberou para correr a Golden Run com segurança. Que você possa continuar a dar muitas boas notícias no curso da sua bela profissão! Quero ter você sempre por perto!

Na chegada, eu fui apresentado a Neide Santos, ou melhor, a Neide Vida Corrida. Desde 1999, Neide coordena um projeto social chamado "Vida Corrida", que fica na comunidade do Capão Redondo, em São Paulo, considerada uma das mais violentas da cidade. Através da corrida, Neide resgata a autoestima dos participantes, promove saúde, inclusão social e melhora a qualidade de vida das pessoas. São aproximadamente 500 pessoas atendidas pelo projeto, entre adultos e crianças, sendo a grande maioria mulheres.

Neide perdeu o marido e um dos filhos vítimas da violência da comunidade onde mora. Coordenando esse lindo projeto social, ela responde com amor e dedicação ao próximo a tudo que aconteceu. Leva amor em forma de corrida. Neide é uma mulher que faz a diferença na vida das pessoas. Logo na semana seguinte à Golden Run, estive em São Paulo e tive o privilégio de conhecer o projeto *in loco* e participei do treino com eles, Neide me colocou pra correr! São iniciativas como essa que transformam o nosso mundo num lugar melhor para todos. Parabéns, Neide! Que outras Neides se inspirem na sua história!

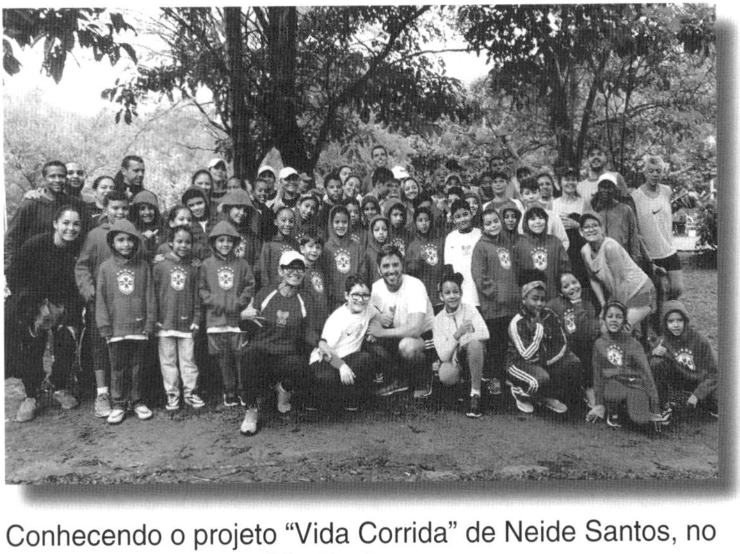

Conhecendo o projeto "Vida Corrida" de Neide Santos, no Capão Redondo em São Paulo.

No dia seguinte da prova, estive num dos projetos sociais que faço parte, o “Bonecas de Propósito”. Esse projeto, coordenado por Fernanda Candeias, tem o propósito – razão do nome – de levar amor em forma de bonecas, a crianças em tratamento de câncer, com problemas cardíacos, problemas renais e lábio leporino. Com as bonecas e os bonecos de pano, as crianças podem ter a percepção de que elas não são “diferentes” porque têm uma doença. É uma forma divertida das crianças se

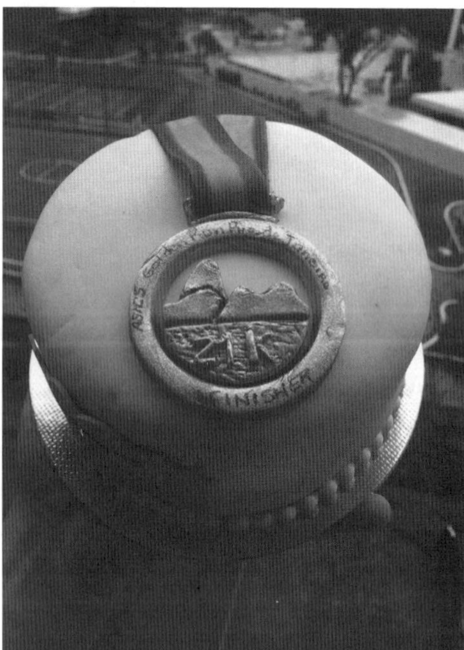

O bolo em comemoração à prova completada.

identificarem com as bonecas e com os bonecos. Ver as crianças sorrindo vale a pena. E a alegria também ajuda na cura.

Cheguei ao projeto levando a medalha da prova! Fui recebido pela Fernanda e pelas voluntárias com um bolo surpresa comemorativo – que reproduzia a medalha com perfeição – e com um coração, que foi especialmente bordado por elas. Agradeci muito pelo gesto, mas tenho a sensação de que nada será suficiente para agradecer

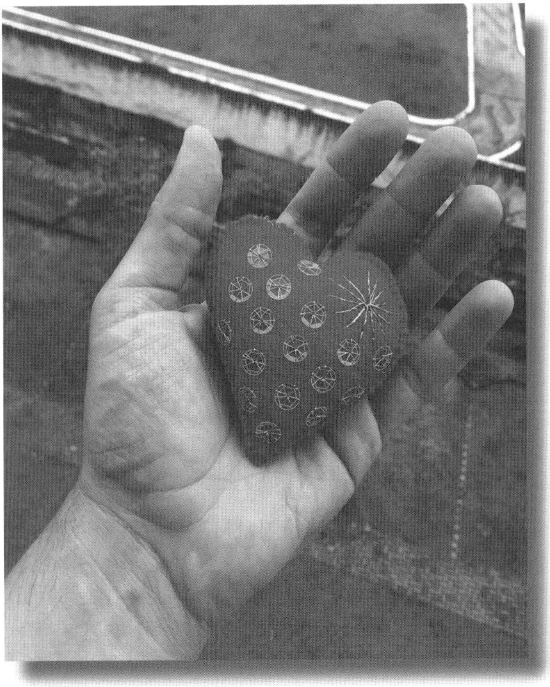

O coração: tudo a ver!

tudo isso. Que juntos possamos continuar a fazer bonecas e bonecos de pano que também salvam vidas!

"Bruno, especialmente esse ano, essa corrida foi pra você e pra todos aqueles que me ajudaram a viver. Foi mais uma maneira de te dizer o quanto eu sou grato a você. Muito obrigado por não ter desistido de me fazer viver novamente!"

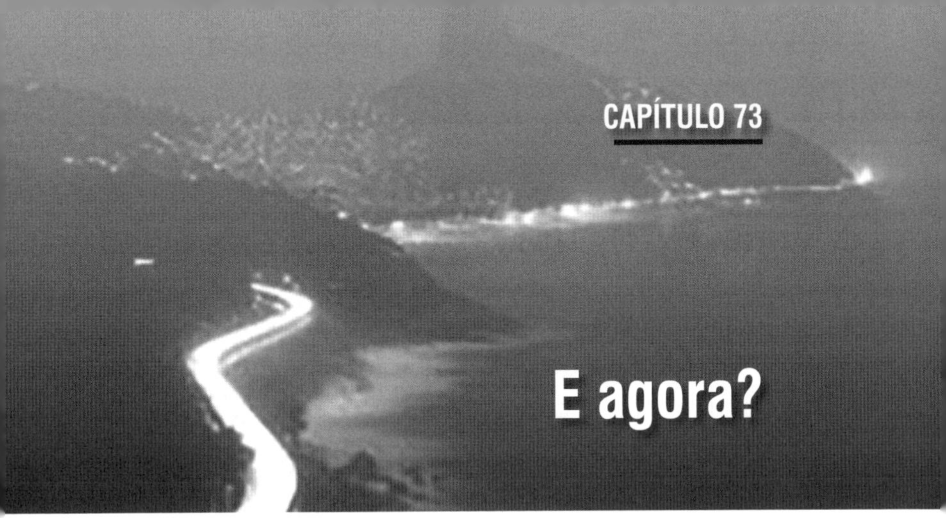

CAPÍTULO 73

E agora?

Eu vivia num sono profundo, mas um dia despertei. Quando despertei, eu vi um mundo sem rancor, vi pessoas agradecendo muito e reclamando pouco. Gente espalhando amor e paz, pessoas verdadeiramente engajadas com a sustentabilidade do planeta, preocupadas com a água dos rios, dos mares, com o ar e com a terra do planeta. Nenhuma criança trabalhando, apenas brincando e estudando. Vi também a solidariedade acontecer de verdade, olhares mais generosos para com o próximo. Vi a imprensa divulgando informações realmente importantes, de caráter informativo, com transparência e sem distorcer a realidade. Ninguém tinha medo. As pessoas não tinham raiva nem ódio no coração. Armas? Pra quê? Tinham confiança umas nas outras. Havia brilho nos olhares e não sangue. Esse último, só corria nas veias. Havia muita tolerância pras diferenças, muita paz, muita compreensão e ninguém tinha preconceito racial, sexual, religioso ou de qualquer outra natureza. Eu vi um mundo mais justo, sem violência e sem criminalidade. Vi gente mais compreensiva. Os encontros eram reais, olho no olho. Cidades com mais mobilidade, menos trânsito e menos terno e gravata. Gente sem fome, que tinha o que comer todos os dias, o que vestir e onde morar com dignidade. Vi mais otimismo e mais união entre os povos. Um mundo sem problemas de saneamento básico, de saúde ou de educação. Vi mais igualdade. Um mundo sem corrupção e sem guerras. Pessoas trabalhando felizes. Um mundo com amor em forma de música, de bonecas e bonecos de pano e em forma de corrida. Amor em qualquer forma.

Um mundo cheio de Brunos, de Albuquerques, de Delatorres e de Monteiros de Barros que salvam vidas

E de repente, percebi que esse mundo novo era um velho conhecido meu. Tudo era uma questão de perspectiva. De escolha. E era esse lugar que eu tinha escolhido para viver depois que despertei. É dessa forma que quero honrar a vida que me foi dada de volta. Tudo aconteceu como precisava ter acontecido. Afinal, nada é por acaso. E sobre a Humanidade... Que nada! Ela não está perdida coisa nenhuma.

Parece complexo, mas é simples: o fim não é necessariamente o fim. Ele também pode ser um (re)começo. E o começo? Pode ser o fim. Pense nisso.

Somos nós que construímos o mundo em que queremos viver. Nós criamos oportunidades nas nossas vidas. Somos nós que fazemos as escolhas, e que podemos mudar o mundo e traçar nossos próprios caminhos. Não são os outros. É você mesmo! Você é o agente principal das mudanças que quer na sua vida e no mundo.

E você? Está vivendo a sua vida de forma a transformar o mundo num lugar ainda melhor para todos? Qual a sua contribuição nisso tudo? O que está deixando de legado, como está fazendo sua vida e a dos outros valerem a pena? Que marcas você está deixando por aí? Experimente se posicionar na frente de um espelho e se faça essas perguntas. Ouça as suas respostas. Mude se for preciso: termine o que precisa ser terminado e inicie o que precisa ser iniciado.

O que você faria de diferente se perdesse a sua vida de repente e ganhasse uma vida novinha de presente?

Ah... E quando será a próxima corrida?

* * *

Não me lembro exatamente como nem quando, acabei descobrindo um outro texto que minha mãe tinha escrito quando estava na faculdade. O texto se chama "Retalhos da Vida".

Acabo de entender o mistério da trindade, porque o meu ser se desdobra no cumprimento da lei, em mim se acende a chama da vida que provoquei. Por isso peço, me escuta... Filho, não te assustes, prometo te mostrar as coisas de mansinho e te ofereço este espaço, o único que possuo – meu útero – e te peço perdão por te mostrar tão cedo o que é limitação. Mas não te conformas com este espaço não! Dilata-o e chegará a hora em que tu mesmo me pedirás para expulsá-lo. Vem filho... e não aceites nunca o mundo que te ofereço. Questione! Pergunte! Se pergunte! Discorde! Repete em cada momento da tua vida a mesma decisão que te fará nascer, rompendo a bolsa, forçando a passagem, chorando quando as coisas te parecerem difíceis ou não entenderes. Tenhas a expressão do teu pensamento nas tuas atitudes e não busques coerência nem explicações nos outros, nada existe fora de ti mesmo – nada tem sentido se não participas. Tu serás o autor da tua própria vida, somos retalhos de cada homem que viveu, somos ao mesmo tempo fundação e cumeeira. Não sei ainda quem és, isso não importa. Não quero viver das certezas que imbecilizam, da busca das pseudosseguranças que achatam os homens e os reduzem a números... Preciso aprender a não ditar normas, não fazer citações – quero só amar, servir, compreender... Teu nascimento será o meu batismo e nada mais quero saber, quero só aprender contigo. Vem filho e ensina-me a viver"

* * *